全国高职高专院校药学类与食品药品类专业"十三五"规划教材

U0741392

药学综合知识与技能

（供药学、药品经营与管理、药品服务与管理专业使用）

主　编　葛淑兰　黄　欣

副主编　舟启文　肖　兰　康　浩

编　者　（以姓氏笔画为序）

舟启文（重庆医药高等专科学校）

李德知（湖南食品药品职业学院）

杨　季（天津生物工程职业技术学院）

肖　兰（长沙卫生职业学院）

袁　超（山东医学高等专科学校）

高爱平（漱玉平民大药房连锁股份有限公司商学院）

黄　欣［山东第一医科大学第一附属医院（山东省千佛山医院）］

康　浩（安徽中医药高等专科学校）

葛淑兰（山东医学高等专科学校）

蒋　鸣（江苏医药职业学院）

中国健康传媒集团

中国医药科技出版社

内 容 提 要

　　本教材为"全国高职高专院校药学类与食品药品类专业'十三五'规划教材"之一。本教材紧密结合新时代行业要求和社会用人需求，与国家执业药师资格考试大纲相对接，内容主要包括绪论、药品调剂、用药咨询与健康教育、用药安全、常见病症的自我药疗与用药指导、常见疾病的药物治疗与用药指导、临床常见药物中毒与解救、药品管理、家庭常用医疗器械的选购及使用指导。本教材为书网融合教材，即纸质教材有机融合电子教材、教学配套资源（PPT、视频、图片等）、题库系统、数字化教学服务（在线教学、在线作业、在线考试）。

　　本教材主要供高职高专药学、药品经营与管理、药品服务与管理专业师生教学使用，也可供药品生产技术、药物制剂技术专业师生使用。

图书在版编目（CIP）数据

　　药学综合知识与技能／葛淑兰，黄欣主编 . —北京：中国医药科技出版社，2019.7（2024.10重印）

　　全国高职高专院校药学类与食品药品类专业"十三五"规划教材

　　ISBN 978 - 7 - 5214 - 1008 - 2

　　Ⅰ. ①药…　Ⅱ. ①葛…②黄…　Ⅲ. ①药物学—高等职业教育—教材　Ⅳ. ①R9

　　中国版本图书馆 CIP 数据核字（2019）第 126675 号

美术编辑　陈君杞
版式设计　诚达誉高

出版　**中国健康传媒集团** | 中国医药科技出版社
地址　北京市海淀区文慧园北路甲 22 号
邮编　100082
电话　发行：010 - 62227427　邮购：010 - 62236938
网址　www.cmstp.com
规格　889×1194mm ¹⁄₁₆
印张　15¾
字数　388 千字
版次　2019 年 7 月第 1 版
印次　2024 年 10 月第 8 次印刷
印刷　北京印刷集团有限责任公司
经销　全国各地新华书店
书号　ISBN 978 - 7 - 5214 - 1008 - 2
定价　**42.00** 元

获取新书信息、投稿、为图书纠错，请扫码联系我们。

数字化教材编委会

主　编　葛淑兰　黄　欣
副主编　冉启文　肖　兰　康　浩
编　者　（以姓氏笔画为序）
　　　　冉启文（重庆医药高等专科学校）
　　　　刘凤喜［山东第一医科大学第一附属医院（山东省千佛山医院）］
　　　　闫海英［山东第一医科大学第一附属医院（山东省千佛山医院）］
　　　　李德知（湖南食品药品职业学院）
　　　　杨　季（天津生物工程职业技术学院）
　　　　肖　兰（长沙卫生职业学院）
　　　　赵　霞［山东第一医科大学第一附属医院（山东省千佛山医院）］
　　　　袁　超（山东医学高等专科学校）
　　　　顾卫平［山东第一医科大学第一附属医院（山东省千佛山医院）］
　　　　高爱平（漱玉平民大药房连锁股份有限公司商学院）
　　　　黄　欣［山东第一医科大学第一附属医院（山东省千佛山医院）］
　　　　康　浩（安徽中医药高等专科学校）
　　　　葛淑兰（山东医学高等专科学校）
　　　　蒋　鸣（江苏医药职业学院）
　　　　韩　毅［山东第一医科大学第一附属医院（山东省千佛山医院）］

出 版 说 明

全国高职高专院校药学类与食品药品类专业"十三五"规划教材（第三轮规划教材），是在教育部、国家药品监督管理局领导下，在全国食品药品职业教育教学指导委员会和全国卫生职业教育教学指导委员会专家的指导下，在全国高职高专院校药学类与食品药品类专业"十三五"规划教材建设指导委员会的支持下，在 2013 年修订出版"全国医药高等职业教育药学类规划教材"（第二轮规划教材）（共 40 门教材，其中 24 门为教育部"十二五"国家规划教材）的基础上，根据高等职业教育教改新精神和《普通高等学校高等职业教育（专科）专业目录（2015 年）》（以下简称《专业目录（2015 年）》）的新要求，组织全国 80 余所高职高专院校及相关单位和企业 1000 余名教学与实践经验丰富的专家、教师悉心编撰而成。

本套教材于 2017 年出版 57 种，2018 年根据新修订的《高等职业教育药学专业教学标准》，启动增补了 10 种教材的编写工作，分别为《临床医学概论》《药学综合知识与技能》《药品流通与营销》《医学基础》《基础化学》《药物制剂技术专业综合技能训练（技能鉴定）》《药物分析技术技能综合实训》《药学服务综合实训》《生物制药技术专业综合技能训练（技能鉴定）》《中药制剂技术与设备养护综合实训》，目前本套教材共计 67 种。主要供全国高职高专院校药学类、药品制造类、食品药品管理类、食品类及其相关专业师生使用，也可供医药卫生行业从业人员继续教育和培训使用。

本套教材定位清晰，特点鲜明，主要体现在如下几个方面。

1. 坚持职教改革精神，科学规划准确定位

编写教材，坚持现代职教改革方向，体现高职教育特色，根据《专业目录（2015 年）》要求，以培养目标为依据，以岗位需求为导向，以学生就业创业能力培养为核心，以培养满足岗位需求、教学需求和社会需求的高素质技能型人才为根本，并做到衔接中职相应专业、接续本科相关专业。科学规划、准确定位教材。

2. 体现行业准入要求，注重学生持续发展

紧密结合最新版《中国药典》、国家执业药师资格考试、GSP（2016 年）、《中华人民共和国职业分类大典》（2015 年版）等标准要求，按照行业用人要求，以职业资格准入为指导，做到教考、课证融合。同时注重职业素质教育和培养可持续发展能力，满足培养应用型、复合型、技能型人才的要求，为学生持续发展奠定扎实基础。

3. 遵循教材编写规律，强化实践技能训练

遵循"三基、五性、三特定"的教材编写规律。准确把握教材理论知识的深浅度，做到理论知识"必需、够用"为度；坚持与时俱进，重视吸收新知识、新技术、新方法；注重实践技能训

练，将实验实训类内容与主干教材贯穿一起。

4. 注重教材科学架构，有机衔接前后内容

科学设计教材内容，既体现专业课程的培养目标与任务要求，又符合教学规律、循序渐进。使相关教材之间有机衔接，坚持上游课程教材为下游服务，专业课教材内容与学生就业岗位的知识和能力要求相对接。

5. 工学结合产教对接，优化编者组建团队

专业技能课教材，吸纳具有丰富实践经验的医疗、食品药品监管与质量检测单位及食品药品生产与经营企业人员参与编写，保证教材内容与岗位实际密切衔接。

6. 创新教材编写形式，设计模块便教易学

在保持教材主体内容基础上，设计了"案例导入""案例讨论""课堂互动""拓展阅读""岗位对接"等编写模块。通过"案例导入"或"案例讨论"模块，列举在专业岗位或现实生活中常见的问题，引导学生讨论与思考，提升教材的可读性，提高学生的学习兴趣和联系实际的能力。

7. 纸质数字教材同步，多媒融合增值服务

本套教材全部为书网融合教材，即纸质教材与数字教材、配套教学资源、题库系统，数字化教学服务有机融合。通过"一书一码"的强关联，为读者提供全免费增值服务。按教材封底的提示激活教材后，读者可通过 PC、手机阅读电子教材和配套课程资源，并可在线进行同步练习，实时反馈答案和解析。其中后增补的 10 个品种，读者可以直接扫描书中二维码（"扫码学一学"，轻松学习 PPT 课件；扫码"看一看"，即刻浏览微课、视频等教学资源；"扫码练一练"，随时做题检测学习效果），阅读与教材内容关联的课程资源，从而丰富学习体验，使学习更便捷。教师可通过 PC 在线创建课程，与学生互动，开展在线课程内容定制、布置和批改作业、在线组织考试、讨论与答疑等教学活动，学生通过 PC、手机均可实现在线作业、在线考试，提升学习效率，使教与学更轻松。此外，平台尚有数据分析、教学诊断等功能，可为教学研究与管理提供技术和数据支撑。

8. 教材大纲配套开发，方便教师开展教学

依据教改精神和行业要求，在科学、准确定位各门课程之后，研究起草了各门课程的《教学大纲》（《课程标准》），并以此为依据编写相应教材，使教材与《教学大纲》相配套。同时，有利于教师参考《教学大纲》开展教学。

编写出版本套高质量教材，得到了全国食品药品职业教育教学指导委员会和全国卫生职业教育教学指导委员会有关专家和全国各有关院校领导与编者的大力支持，在此一并表示衷心感谢。出版发行本套教材，希望受到广大师生欢迎，并在教学中积极使用本套教材和提出宝贵意见，以便修订完善，共同打造精品教材，为促进我国高职高专院校药学类与食品药品类相关专业教育教学改革和人才培养作出积极贡献。

中国医药科技出版社

2019 年 5 月

2

教材目录

序号	书名	主编	序号	书名	主编
1	高等数学（第2版）	方媛璐 孙永霞	36	实用发酵工程技术	臧学丽 胡莉娟
2	医药数理统计*（第3版）	高祖新 刘更新	37	生物制药工艺技术	陈梁军
3	计算机基础（第2版）	叶青 刘中军	38	生物药物检测技术	杨元娟
4	文献检索	章新友	39	医药市场营销实务*（第3版）	甘湘宁 周凤莲
5	医药英语（第2版）	崔成红 李正亚	40	实用医药商务礼仪（第3版）	张丽 位汶军
6	公共关系实务	李朝霞 李占文	41	药店经营与管理（第2版）	梁春贤 俞双燕
7	医药应用文写作（第2版）	廖楚珍 梁建青	42	医药伦理学	周鸿艳 郝军燕
8	大学生就业创业指导	贾强 包有或	43	医药商品学*（第2版）	王雁群
9	大学生心理健康	徐贤淑	44	制药过程原理与设备*（第2版）	姜爱霞 吴建明
10	人体解剖生理学*（第3版）	唐晓伟 唐省三	45	中医学基础（第2版）	周少林 宋诚挚
11	无机化学（第3版）	蔡自由 叶国华	46	中药学（第3版）	陈信云 黄丽平
12	有机化学（第3版）	张雪昀 宋海南	47	实用方剂与中成药	赵宝林 陆鸿奎
13	分析化学*（第3版）	冉启文 黄月君	48	中药调剂技术*（第2版）	黄欣碧 傅红
14	生物化学*（第3版）	毕见州 何文胜	49	中药药剂学（第2版）	易东阳 刘蓉
15	药用微生物学基础（第3版）	陈明琪	50	中药制剂检测技术*（第2版）	卓菊 宋金玉
16	病原生物与免疫学	甘晓玲 刘文辉	51	中药鉴定技术*（第3版）	姚荣林 刘耀武
17	天然药物学	祖炬雄 李本俊	52	中药炮制技术（第3版）	陈秀瑗 吕桂凤
18	药学服务实务	陈地龙 张庆	53	中药药膳技术	梁军 许慧艳
19	天然药物化学（第3版）	张雷红 杨红	54	化学基础与分析技术	林珍 潘志斌
20	药物化学*（第3版）	刘文娟 李群力	55	食品化学	马丽杰
21	药理学*（第3版）	张虹 秦红兵	56	公共营养学	周建军 詹杰
22	临床药物治疗学	方士英 赵文	57	食品理化分析技术	胡雪琴
23	药剂学	朱照静 张荷兰	58	临床医学概论	赵冰
24	仪器分析技术*（第2版）	毛金银 杜学勤	59	药学综合知识与技能	葛淑兰 黄欣
25	药物分析*（第3版）	欧阳卉 唐倩	60	药品流通与营销	黄素臻 武卫红
26	药品储存与养护技术（第3版）	秦泽平 张万隆	61	医学基础	梁碧涛
27	GMP实务教程*（第3版）	何思煌 罗文华	62	基础化学	张雪昀 董会钰 俞晨秀
28	GSP实用教程（第2版）	丛淑芹 丁静			
29	药事管理与法规*（第3版）	沈力 吴美香	63	药物制剂技术专业综合技能训练（技能鉴定）	李忠文
30	实用药物学基础	邱利芝 邓庆华			
31	药物制剂技术*（第3版）	胡英 王晓娟	64	药物分析技术技能综合实训	欧阳卉 王启海
32	药物检测技术	王文洁 张亚红	65	药学服务综合实训	张庆 曹红
33	药物制剂辅料与包装材料	关志宇	66	生物制药技术专业综合技能训练（技能鉴定）	王玉亭 李艳萍
34	药物制剂设备（第2版）	杨宗发 董天梅			
35	化工制图技术	朱金艳	67	中药制剂技术与设备养护综合实训	颜仁梁 周在富

*为"十二五"职业教育国家规划教材。

建设指导委员会

主 任 委 员　姚文兵（中国药科大学）

常务副主任委员　（以姓氏笔画为序）

　　　　　　　　王利华（天津生物工程职业技术学院）

　　　　　　　　王潮临（广西卫生职业技术学院）

　　　　　　　　龙敏南（福建生物工程职业技术学院）

　　　　　　　　冯连贵（重庆医药高等专科学校）

　　　　　　　　乔学斌（江苏医药职业学院）

　　　　　　　　刘更新（廊坊卫生职业学院）

　　　　　　　　刘柏炎（益阳医学高等专科学校）

　　　　　　　　李爱玲（山东药品食品职业学院）

　　　　　　　　吴少祯（中国健康传媒集团）

　　　　　　　　张立祥（山东中医药高等专科学校）

　　　　　　　　张彦文（天津医学高等专科学校）

　　　　　　　　张震云（山西药科职业学院）

　　　　　　　　陈地龙（重庆三峡医药高等专科学校）

　　　　　　　　郑彦云（广东食品药品职业学院）

　　　　　　　　柴锡庆（河北化工医药职业技术学院）

　　　　　　　　喻友军（长沙卫生职业学院）

副 主 任 委 员　（以姓氏笔画为序）

　　　　　　　　马　波（安徽中医药高等专科学校）

　　　　　　　　王润霞（安徽医学高等专科学校）

　　　　　　　　方士英（皖西卫生职业学院）

　　　　　　　　甘湘宁（湖南食品药品职业学院）

　　　　　　　　朱照静（重庆医药高等专科学校）

　　　　　　　　刘　伟（长春医学高等专科学校）

　　　　　　　　刘晓松（天津生物工程职业技术学院）

　　　　　　　　许莉勇（浙江医药高等专科学校）

　　　　　　　　李榆梅（天津生物工程职业技术学院）

　　　　　　　　张雪昀（湖南食品药品职业学院）

　　　　　　　　陈国忠（江苏医药职业学院）

罗晓清（苏州卫生职业技术学院）

周建军（重庆三峡医药高等专科学校）

昝雪峰（楚雄医药高等专科学校）

袁　龙（江苏省徐州医药高等职业学校）

贾　强（山东药品食品职业学院）

郭积燕（北京卫生职业学院）

曹庆旭（黔东南民族职业技术学院）

葛　虹（广东食品药品职业学院）

谭　工（重庆三峡医药高等专科学校）

潘树枫（辽宁医药职业学院）

委　　员（以姓氏笔画为序）

王　宁（江苏医药职业学院）

王广珠（山东药品食品职业学院）

王仙芝（山西药科职业学院）

王海东（马应龙药业集团研究院）

韦　超（广西卫生职业技术学院）

向　敏（苏州卫生职业技术学院）

邬瑞斌（中国药科大学）

刘书华（黔东南民族职业技术学院）

许建新（曲靖医学高等专科学校）

孙　莹（长春医学高等专科学校）

李群力（金华职业技术学院）

杨　鑫（长春医学高等专科学校）

杨元娟（重庆医药高等专科学校）

杨先振（楚雄医药高等专科学校）

肖　兰（长沙卫生职业学院）

吴　勇（黔东南民族职业技术学院）

吴海侠（广东食品药品职业学院）

邹隆琼（重庆三峡云海药业股份有限公司）

沈　力（重庆三峡医药高等专科学校）

宋海南（安徽医学高等专科学校）

张　海（四川联成迅康医药股份有限公司）

张　建（天津生物工程职业技术学院）

张春强（长沙卫生职业学院）

张炳盛（山东中医药高等专科学校）

张健泓（广东食品药品职业学院）

范继业（河北化工医药职业技术学院）

明广奇（中国药科大学高等职业技术学院）

罗兴洪（先声药业集团政策事务部）

罗跃娥（天津医学高等专科学校）

郝晶晶（北京卫生职业学院）

贾　平（益阳医学高等专科学校）

徐宣富（江苏恒瑞医药股份有限公司）

黄丽平（安徽中医药高等专科学校）

黄家利（中国药科大学高等职业技术学院）

崔山风（浙江医药高等专科学校）

潘志斌（福建生物工程职业技术学院）

　　本教材是"全国高职高专院校药学类与食品药品类专业'十三五'规划教材"之一。根据专业培养目标和主要就业方向及职业能力要求，按照本套教材编写指导思想和原则要求，结合课程教学大纲，由来自全国9所高职高专院校、医疗机构和药品经营企业从事教学和药学服务一线工作教师、学者精心编写而成。

　　本教材以"三基（基本理论、基本知识、基本技能）、五性（思想性、科学性、启发性、先进性、实用性）、三特定（特定目标、特定对象、特定限制）"为编写原则，依据最新修订的《高等职业学校药学专业教学标准》，与相关课程内容有机衔接，精心设计和整体优化教材内容，对接国家执业药师资格考试大纲和全国卫生专业技术考试（药学）大纲等职业资格标准，力求做到"教考""理实"密切融合。

　　本教材主要内容包括绪论、药品调剂、用药咨询与健康教育、用药安全、常见病症的自我药疗与用药指导、常见疾病的药物治疗、家庭常用医疗器械的选购及使用指导等内容。用药指导、常见药物中毒与解救、药品管理等主要为学生毕业后到医院药房、社会药店从事药品调剂、合理用药指导、用药咨询和健康教育等药学技术服务工作奠定理论基础和技能。

　　本教材每章正文前设"学习目标"以指导教与学；每章设"案例导入"模块以引导学生思考，提高学生学习兴趣和理论联系实际的能力；穿插的"拓展阅读"模块可增加教材的可读性和信息量；"岗位对接""重点小结""目标检测"等内容便于学生及时复习巩固，实现"教、学、练"一体化。同时本教材为书网融合教材，即纸质教材有机融合电子教材、教学配套资源（PPT、微课、视频、图片等）、题库系统、数字化教学服务（在线教学、在线作业、在线考试）。

　　本教材可供高职高专药学、药品经营与管理、药品服务与管理专业教学使用，也可作为药品生产技术、药物制剂技术专业教材，同时也可作为药学工作者学习、培训及药士、药师及执业药师资格考试的参考用书。

　　本教材由葛淑兰、黄欣担任主编，负责全书的统稿和审定工作。本教材共分为九章，具体编写分工为：葛淑兰（第一章、第六章第一节、实训一）、黄欣（第二章、第六章第二节）、冉启文（第八章、实训六）、肖兰（第二章、第三章、实训二、实训三）、康浩（第五章第五节～第十节，）、袁超（第四章、第六章第三节）、高爱平（第五章第一节、第二节、第九章）、李德知（第五章第三节、第四节、第六章第四节、实训四）、蒋鸣（第六章第五节、第六节、实训五）、杨季（第七章）。

　　本教材在编写过程中，得到了编者所在单位的大力支持，袁超老师同时兼任秘书工作，在此一并表示衷心的感谢。限于编者水平和编写时间仓促，内容不当和疏漏之处在所难免，恳请广大读者提出宝贵意见，以便进一步修订完善。

编　者
2019 年 6 月

目录
CONTENTS

第五章
常见病症的自我
药疗与用药指导

第一章

绪　论

扫码"学一学"

学习目标

知识要求　**1. 掌握**　药学综合知识与技能的内容与任务、药学服务的内涵、药学服务的对象以及药学服务的工作内容及能力要求。

　　　　　　2. 熟悉　药学服务的特点、意义、执业药师职业道德准则的基本要求。

　　　　　　3. 了解　药学服务的最新进展与发展方向。

技能要求　1. 明确学习本课程的知识、能力和素质等基本要求。

　　　　　　2. 学会运用所学知识开展药学服务工作。

案例导入

案例： 在某大型连锁药店大厅内，某个周日上午 10 点钟，顾客和患者络绎不绝，处方药柜台前，一名药师正熟练地按照处方调配完左氧氟沙星片，并给患者交代用药注意事项，在慢病服务中心区，一位老年高血压患者询问药师吃了卡托普利片后近期不停地干咳影响了睡眠该怎么办？在非处方药开架区，一名 60 岁女性骨质疏松患者想补钙治疗，问药师服用维生素 D 还需要补骨化三醇吗？在医疗器械区，一名药师正在给糖尿病患者家属介绍如何正确地使用血糖仪监测血糖。

讨论： 1. 假如你是一名药师，上述问题该如何解答？

　　　　2. 药师应具备哪些知识、技能和职业素养才能为患者进行合理用药指导和做好药学服务工作？

第一节　药学综合知识与技能的内容与任务

药学综合知识与技能课程是高职高专药学类专业的一门综合性课程和专业核心课程，它是医学基础课程、药学专业课程与毕业实习之间重要的桥梁课程。本课程是在临床医学概要、药物化学、药理学、药剂学、药事管理与法规和药物治疗学等课程基础上开设的，与以上课程联系密切，但深度不如上述各专门课程，包含内容更广泛，主要涉及医院药房、社会药店和相关医药企业等药学服务岗位业务规范所需要的药学、医学等专业综合知识与实践技能，同时为学生可持续发展以及参加执业药师资格考试奠定坚实基础，更强调内容的实用性。

药学综合知识与技能课程涵盖"药学实践与用药安全"和"自我药疗与药物治疗"两

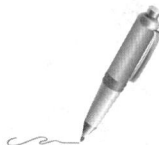

大部分内容，主要包括药品调剂、用药咨询与健康教育、用药安全、常见病症的自我药疗与用药指导、常见疾病的药物治疗和用药指导、常见药物中毒与解救和药品管理等药学服务实践工作所需的综合知识与技能。

本课程的主要任务是培养学生掌握用药指导和药学服务工作的基本知识和技能，能运用所具备的知识和技能胜任处方调剂、非处方药的问病荐药、指导患者合理用药、提供药物信息咨询和开展健康教育等药学技术服务工作。

药学综合知识与技能是伴随着现代药学发展和药学服务实践而逐渐地发展起来的。现代药学的发展历程主要经历了从传统的以药品供应为中心的阶段，到现代的参与临床用药实践、促进临床合理用药为主的临床药学阶段，再到更高层次的以患者为中心、改善患者生命质量的药学服务阶段。

随着健康中国建设的推进和医药卫生体制改革的不断深化，人民群众对美好生活的需要和更高质量健康服务的需求越来越高。药学服务作为健康服务体系的重要组成部分，在保证患者用药安全、促进合理用药、维护人民群众健康中，发挥着重要作用，这对药学服务从业人员的综合知识、实践技能和职业道德提出了更高的要求。

进入新时代，药学服务要主动适应健康服务的新需求，不断加强药师队伍建设，加快药学服务模式转变，加快药学服务转型，推进"互联网＋药学服务"健康发展，不断提升药学服务能力和水平，探索构建适应人民群众需求的药学服务体系，加快实现药学服务的高质量发展。

为了适应药学服务工作对药学技术技能人才培养的新要求，2019 年新修订的全国高等职业学校药学专业教学标准首次将药学综合知识与技能课程设置为药学类专业的专业核心课程，同时该课程也是国家执业药师资格考试和全国卫生专业技术资格（药士、药师）考试的主要科目之一。

第二节　药学服务概述

一、药学服务的内涵、特点与意义

（一）药学服务的内涵

药学服务（Pharmaceutical care）是指药师应用药学专业知识和技能向公众（包括医护人员、患者及家属）提供直接的、负责任的、与用药相关的服务，以期提高药物治疗的安全、有效、经济和适宜性，从而改善和提高人类生活质量。

"药学服务"一词起源于20世纪70年代，其主要理念就是为药物使用负责，与传统的药品调配工作有很大的区别，这一思想超越了临床药学依然只关注药物的局限，药学服务与药学保健、药学监护、药疗服务、药师照护、药师关怀等内涵是一致的。

药学服务不是临床药学的代名词，而是在成功开展临床药学活动基础上进一步发展起来的一个全新的服务模式。参与临床药学工作的药师仍然处于被动角色，在药学服务中药师主动参与药物治疗，当住院病人出院后，药学服务仍在继续，实施者由医院药师转变为社区药师。临床药学工作主要由临床药师实施，而药学服务则是全体药师的职责，强调全体药师的集体参与，药学人员的分工协作，以公众的健康和生活质量为最终目标。

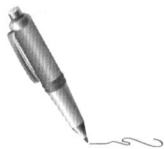

药学服务是药师为维护患者乃至公众健康进行的专业服务，是在完成传统的处方调剂、药品检验、药品供应之上的一种更高层次的临床实践，即必须在患者的药物治疗全程中实施并获得效果，涵盖了患者用药相关的全部需求，包括选药、用药、疗效跟踪、用药方案与剂量调整、不良反应规避、疾病防治和公众健康教育等。药学服务是一种理念和模式，而非特定专业内容，是以人为本专业行为的总和。

（二）药学服务的特点

药学服务是药师为维护患者乃至公众健康进行的专业服务，具有以下几个基本特点：

1. 与药物治疗有关 药学服务要求药师不仅要提供合格的药品，更重要的是关注疾病的合理治疗，要对疾病治疗过程进行决策，包括药品的选择、剂量的确定、给药方法的优化、治疗效果的评估等，同时还包括提供人文关怀，以实现安全、有效、经济的药物治疗。

2. 主动地实施服务 药学服务强调对患者健康的关注和责任，尽管不需要对病人提供实际照顾，但药师应对服务对象实施发自内心、负责的服务，不同于既往被动的按处方发药的服务方式，它包含的是药师对患者的关怀和责任，其服务应涉及全社会所有用药的患者，包括住院、门诊、社区和家庭患者。

3. 药学服务预期目标明确 包括预防疾病、治愈疾病、消除或减轻症状、阻止或延缓病程、减少不良反应、提高公众生活质量，这些目标正是医护人员和公众所期望的，也是医疗卫生保健的最终目标。

4. 关注生活质量 把药物治疗与改善病人生活质量联系起来，体现了对药物治疗本质认识的深化，药学服务具有很强的社会属性，药物不再仅用于防治疾病，更应以改善病人生活质量为目标。

（三）药学服务的意义

（1）协助临床医护人员制订适宜的药物治疗方案，指导患者正确用药，对治疗过程进行监测，提高用药有效性和依从性，减少不良反应，改善和提高患者生活质量。

（2）开展健康教育，促进公众采取健康生活方式，合理饮食，适量运动，科学保健，积极预防疾病，减少和降低疾病的发病率、复发率、并发症和死亡率，提高公众的健康生活水平。

（3）通过对药物的利用研究与评价，检测药物临床使用情况，为卫生健康及医保政策调整提供技术支持，合理配置医药卫生资源。

（4）改善医疗机构和零售药店的用药管理，增强其核心竞争力。

（5）促进药师工作职能的转变，对患者提供安全有效的药物治疗，赢得社会的尊重与认可，从而提高药师的自身价值。

二、药学服务的对象

药学服务的对象是广大公众，包括患者及其家属、医护人员和卫生工作者、药品消费者和健康人群。药学服务的重要的人群包括以下内容。

（1）用药周期长的慢性病患者，或需长期或终生用药者。

（2）患有多种疾病，病情和用药复杂，需同时合并应用多种药品者。

（3）特殊人群，如特殊体质者、肝肾功能不全者、过敏体质者、小儿、老年人、妊娠及哺乳期妇女、血液透析者、听障、视障人士等。

（4）药物治疗效果不佳，需要重新选择药品或调整用药方案、剂量、方法者。

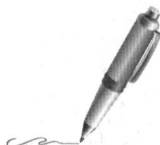

（5）用药后易出现明显的药品不良反应者。

（6）使用特殊剂型、特殊给药途径者。

（7）使用安全范围小、个体差异大、治疗窗窄的药物需做监测者。

另外，医师在为患者制定给药方案及护士在临床给药时，针对药物的配伍、组方、注射剂溶媒的选择、溶解和稀释浓度、滴注速度、不良反应、禁忌证、药物相互作用等各种问题，均需得到药师的帮助。

三、药学服务的工作内容与能力要求

（一）药学服务的工作内容

药学服务是一种实践，主要内容涵盖与患者用药相关的全部需求，涉及医院、药店、社区、家庭等服务场所，具体服务内容包括处方调剂、静脉药物配置、参与临床药物治疗、个体化药物治疗、处方点评、药学信息服务、用药咨询与健康教育、药物利用研究和评价等，随着药学服务的深入，药学干预、药物治疗管理服务和药物重整等是未来药学服务发展的新方向。

1. 处方调剂　调剂是药学技术人员直接面向患者的最基本工作，是联系和沟通医、药、患之间最重要的纽带。根据医师处方或医嘱进行药品调配，包括处方的审核、调配、复核、发药及用药交代，使患者获得合格、正确的药品，并掌握正确的用法、用量及用药注意事项，从而提高患者用药的有效性与依从性。随着药师工作的转型，调剂工作正从"具体操作经验服务型"向"药学知识技术服务型"方向转变。

2. 静脉药物配置（PIVAS）　静脉药物配置是指在符合国际标准并依据药物特性设计的操作环境下，经过药师审核的处方由受过专门培训的药学技术人员严格按照标准操作程序进行全静脉营养、细胞毒性药物和抗生素等静脉药物的配置，为临床提供优质的药品和药学服务。

3. 参与临床药物治疗　药师运用药物知识和专业特长、最新药物信息和药物监测手段，结合临床实际，参与患者用药全过程，与临床医护人员有机结合，以患者为中心，结合病因、病情、病程、实验室检查指标，制订适宜的药物治疗方案，指导患者正确用药，对治疗过程进行监测，提高用药有效性和依从性，减少不良反应，以获得最佳的治疗效果和承受最低的治疗风险。

4. 药学信息服务　药学信息服务（DIS）是所有涉及药学信息的活动。药师进行药学信息收集、保管、整理、评价、传递、提供和利用等工作，特别是收集整理国内外药物治疗方面的研究进展和经验总结，包括各类药物的不良反应、合理用药、药物相互作用、药物疗效、药物研究和评价信息等，使患者用药更安全、有效、合理。

5. 个体化药物治疗　个体化药物治疗是在药物动力学原理指导下，应用现代先进的药物监测、药物基因组学分析技术等进行的药物治疗。

治疗药物监测（TDM）是根据患者的具体情况，监测患者用药全过程，分析药物代谢动力学参数，药师与临床医师一起制定和调整合理的个体化用药方案，是药物治疗发展的必然趋势，也是药师参与临床药物治疗、提供药学服务的重要方式和途径。

药物基因组学是以药物效应及安全性为目标，研究各种基因突变与药效及安全性的关系。通过基因组学开展相关研究，为患者或者特定人群寻找合适的药物，选择适宜的剂量，以提高药物的有效性，避免不良反应的发生。

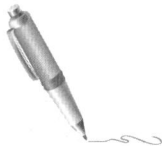

6. 处方点评 处方点评是根据《处方管理办法》等相关法规和技术规范，对处方书写的规范性（格式、完整性）及药物临床使用的适宜性（用药适应证、药物选择、给药途径、用法用量、药物相互作用、配伍禁忌等）进行评价，发现存在或潜在的问题，制定并实施干预和改进措施，促进临床药物合理应用的过程。

7. 用药咨询与健康教育 药学人员应主动向患者介绍药品用法、用量、药品不良反应和用药注意事项，正确、耐心解答患者用药的各种困惑，提高用药的依从性，对患者出院带药进行用药教育，以实现全程化药学服务的目的。

对公众进行健康教育也是药学服务的一项重要内容，药师在为患者疾病提供药物治疗的同时，还要为患者和社区居民健康提供服务，开展健康知识讲座、提供科普教育材料、开展药学咨询、讲授自我保健知识等。药师开展健康教育重点是宣传合理用药的基本常识，普及合理用药的理念和基本知识，提高用药的依从性，促使公众自觉地采纳有益于健康的行为和生活方式，消除或减轻影响健康的危险因素，预防疾病、促进健康和提高生命质量。

拓展阅读

药学服务的新进展——药学干预、药物重整、药物治疗管理

药学干预是依据相关法规和技术规范对医师处方的规范性（前记、正文、后记和完整性）进行逐项检查和对处方的适宜性进行审查和抽样评价，对长期药物治疗方案的合理性进行干预，对处方的适宜性、安全性、经济性进行干预，对药物的用量、用法、疗程、不良反应、禁忌证、有害的药物相互作用和配伍禁忌等进行监控。对发现的问题与医师沟通，及时调整用药方案。

药物重整是指在患者入院、转科和出院时，药师通过核对新开的医嘱和已有的医嘱，比较患者的整体用药情况，包括处方药、非处方药等与医嘱是否一致，减少药疗偏差，保障患者用药安全，实现药物治疗的准确性和连续性，减少临床用药差错和药品不良反应，节约医疗成本。

药物治疗管理（MTM）是指通过药师提供的药学服务，达到优化药物治疗和提高患者治疗结局的效果。即通过重整患者的医嘱或药疗方案，评估药物治疗的有效性、安全性和经济性，核查患者的用药依从性。MTM 的核心内容是药师在医师的协作下面向患者提供专业化服务，以优化药品治疗效果、减少药物不良事件的发生、降低药物治疗的费用。

（二）药学服务的能力要求

药学服务是高度专业化的服务过程，要求药师以合理用药为核心，以提高患者生命质量为目的。药师作为团队成员之一服务于患者，必须用自己独有的知识和技能来保证药物使用获得满意的结果。同时药师还可以从社会和公众的利益出发，从成本－效益角度提供服务，保证药物治疗安全，降低医药费用。

一个优秀的药师不仅要有广博的专业知识、精湛的专业技能，还要有良好的职业道德和较强的人际沟通交流能力。

1. 职业道德 药师职业道德规范是药师在从事药学服务中处理与患者、同事和社会之间关系时需要遵守的行为规范和职业准则。保证药品质量、保障患者用药安全、维护人民

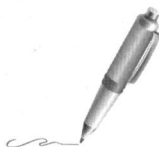

身体健康和用药的合法权益是药师的天职。

药师自身要做到爱岗敬业、精益求精、认真负责、保证质量、诚实信用、团结协作、不为名利、廉洁正直；药师对患者和社会要做到保证药品的质量，提供合格药品，要关爱患者、热忱服务、一视同仁、平等对待、尊重人格、保护隐私；对药学职业的责任是药师的行为要能给药学职业带来信任和荣誉，促进药学事业的发展，绝不从事任何可能败坏职业荣誉的行为。

拓展阅读

中国执业药师职业道德准则

一、救死扶伤，不辱使命

执业药师应当将患者及公众的身体健康和生命安全放在首位，以我们的专业知识、技能和良知，尽心、尽职、尽责为患者及公众提供药品和药学服务。

二、尊重患者，平等相待

执业药师应当尊重患者或消费者的价值观、知情权、自主权、隐私权，对待患者或消费者应不分年龄、性别、民族、信仰、职业、地位、贫富，一视同仁。

三、依法执业，质量第一

执业药师应当遵守药品管理法律、法规，恪守职业道德，依法独立执业，确保药品质量和药学服务质量，科学指导用药，保证公众用药安全、有效、经济、适当。

四、进德修业，珍视声誉

执业药师应当不断学习新知识、新技术，加强道德修养，提高专业水平和执业能力；知荣明耻，正直清廉，自觉抵制不道德行为和违法行为，努力维护职业声誉。

五、尊重同仁，密切协作

执业药师应当与同仁和医护人员相互理解，相互信任，以诚相待，密切配合，建立和谐的工作关系，共同为药学事业的发展和人类的健康奉献力量。

---

2. 专业知识 提供药学服务的人员必须具有医药学专业背景，具备扎实的药学专业知识、临床医学基础知识以及开展药学服务工作的实践经验和能力，并具备药学服务相关的药事管理与法规知识。

人体解剖学、生理学、生物化学、病原生物与免疫学基础、临床医学概要等知识是从事医药专业工作的基础，药理学、药剂学、药物化学、药物分析、临床药物治疗学、药事管理与法规、天然药物学等是所有药师的必备理论基础，不同岗位的药师所要求熟练掌握的知识有所不同，具备扎实的药学专业知识是执业药师最重要的本领。

3. 专业技能 药师的基本技能是指完成优化患者治疗结果、开展合理用药所需要的工作技能，包括审核处方、调配处方、发药与用药教育、药品管理、药物咨询、药品不良反应监测和药物治疗方案的优化等工作的能力。

（1）调剂技能。处方调剂是药师依据医师的处方或者医嘱，调配发放药品并进行用药交代，回答患者咨询的服务过程。调剂是药师的基本工作，也是药师的最基本技能。审核处方是对处方的规范性、适宜性和合理性进行审核，它是衡量和考察一个药师专业水平的重要指标。在社会药店，执业药师还可根据患者的不同病情，在不违反法律法规的前提下

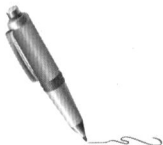

向患者介绍提供同类药品中不同品种药品的功效和特点，对患者选购非处方药提供用药指导或提出寻求医师治疗的建议。

（2）咨询与用药教育技能。用药咨询及患者用药教育是药师重要的药学服务技能。用药咨询是药师应用所掌握的药学知识和药品信息，承接患者、医护人员和公众对药物治疗和合理用药的咨询服务。咨询方式有用药指导、电话咨询、书信咨询、网络咨询、短信咨询、微信咨询等线上线下的多种形式，药师可通过不同方式向公众提供正确用药的常识，进行患者用药指导，促进用药安全。

用药教育要用患者能听得懂并愿意遵照执行的语言来进行解释，或者使用辅助工具如演示视频、给药装置、宣教材料等，以提高用药的依从性。

（3）药品管理技能。保障药品供应是医院药学部门和社会药店最基本的职能之一，药品进入医院或药店需要经过采购、验收入库、贮存养护、出库发放、陈列摆放等步骤，在各环节中药师需要依法依规，遵照一定的工作流程和要求对药品进行管理，以保证采购、贮存和发出的药品质量合格，特别是对需要特殊注意的药品实行特殊管理，根据《药品管理法》规定，国家对麻醉药品、精神药品、医疗用毒性药品、放射性药品，实行特殊管理。

（4）药物警戒技能。药品的风险可来自不良事件、用药错误和药品质量缺陷，主要有三种类型：一是药品不良反应，即合格药品在正常用法用量下出现的与用药目的无关的有害反应；二是合格药品使用错误（如超剂量中毒、用错药和不合理用药等）导致的损害；三是由于药品质量缺陷（如假药、劣药等）导致的损害。从药品的研发到使用的整个过程中，风险无处不在，要通过采取一定的措施控制、降低和规避风险，建立起药品不良反应监测和报告制度，及时发现、正确认识药品不良反应，保证不良反应信息呈报渠道畅通和准确，减少药源性疾病的发生，使药品安全性得到最大的保障。药师有防范药品风险的意识，就可降低不良事件带来的潜在风险。

（5）沟通技能。沟通是建立、维持并增进药师与患者专业性关系的途径，随着社会的发展，沟通技能已成为当今药师开展药学服务的基本技能。

药师与患者之间良好的沟通是建立和保持药患关系、审核药物相关问题、执行治疗方案、监测药物疗效以及开展患者健康教育的基础。通过沟通，药师的耐心、科学、专业的回答问题能使患者获得有关的用药指导，有利于提高用药的依从性、安全性和有效性，减少药品不良反应和不良事件的发生，有利于疾病的治疗和患者的康复。药师通过与患者的沟通交流可获取患者的用药感受、问题和用药规律。

药师与患者沟通要注意沟通的技巧，学会聆听，尽量使用通俗易懂的语言，注意避免使用专业术语，谈话时尽量使用短句和开放式的提问方式。与患者交谈时，要注意观察对方的表情变化，从中判断其对问题的理解和接受程度。与患者的谈话时间不宜过长，一次性提供的信息也不宜过多，可以准备一些宣传资料发给患者，方便患者阅读。对特殊人群要特别关注，老年人听力、视力和记忆力减退，用药依从性差，沟通过程中应反复交代药品的用法用量和禁忌证直至老年患者能完全明白为止。

（6）药历书写技能。药历是药师为参与药物治疗和实施药学服务为患者建立的用药档案。药历源于病历但又不同于病历，药历是由药师填写，客观记录患者的用药方案、用药经过、药效表现、不良反应、治疗药物监测、各种医学实验室检查数据、药师对药物治疗的建设性意见、用药指导和对患者的健康教育等内容，可作为药师掌握用药情况的资料。

药历是药师进行规范化药学服务的具体体现，是药师以药物治疗为中心，发现、分析

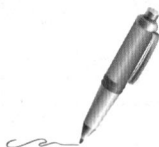

和解决药物相关问题的技术档案，是医院开展个体化药物治疗的重要依据。药历书写要按规定格式和要求进行，内容完整、客观真实、清晰易懂。

（7）投诉与应对能力。在药学服务过程中，会经常遇到接待和处理患者投诉等棘手问题，在某种程度上属于危机事件，需要及时处理。调研表明，多数患者投诉是对药师的服务态度不满意，也有反映药品质量、数量问题以及药品不良反应和药品价格等问题。特别是在医院门诊药房和社会药店的药师，直接面对患者，要耐心细致地为患者提供药学服务，尽量避免不必要的纷争发生。对患者投诉处理要具体情况具体分析，妥善处理，及时化解纠纷。

（8）自主学习能力。提供药学服务是药师的主要工作，随着医药卫生与健康事业的发展，各类新药不断上市，以患者为中心的药学服务模式日益深化，公众对药学服务的需求逐步提高，对药师的知识、能力和综合素质提出了更高的要求，因此药师要增强自主学习能力，不断更新知识，提高业务水平，逐步成长为一名优秀药师，为公众健康提供优质的专业服务。

四、执业药师与药学服务

执业药师是指经全国统一考试合格，取得《中华人民共和国执业药师资格证书》，并经注册登记，在药品生产、经营、使用单位中执业的药学技术人员。

据统计，截至 2018 年 12 月底，全国执业药师注册人数为 46.8 万人，平均每万人口执业药师人数为 3.4 人，其中在社会药房的执业药师占注册总数的 89.4%。执业药师活跃在药品使用的第一线，是一支不可忽视的开展药学服务的主要力量。

药品经营企业特别是药品零售企业（社会药店）是直接面对消费者提供药品和药学服务的药品流通终端环节，其经营条件、环境和药学服务质量的优劣，与人民群众的健康息息相关。在社会药店工作的药师已逐步成为公众最容易接近和接触的基层健康服务人员，需要为公众提供整体性、持续性和便利性的优质药学服务和健康支持，对药师的相关专业知识、药学服务实践技能和人际沟通技能要求更高。因此，全面提升执业药师的整体素质和服务技能，发挥好执业药师在社会管理、公共服务和健康指导方面的专业价值与专业优势，已经成为当务之急。

在医院药房中，药师是实施药学服务的主体，药师应通过用药指导、审核处方和用药咨询等药学服务工作，在减少医疗差错、增进病患用药质量方面提供更多专业保障。药师可参与到制定危急重症、疑难杂症治疗方案、慢性病长期照护、住院患者用药历史追踪、药物配伍禁忌审查建议、提供医护人员药物相关咨询、病患用药指导与咨询、静脉药物配置等工作中。

药学服务是药学事业发展的一个里程碑，是社会发展的必然，也是提高公众健康和生活质量的需要。药师应顺应这种发展趋势，适应社会需求，在卫生健康领域中发挥自己的专业特长。

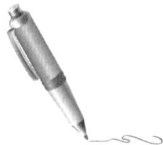

拓展阅读

《执业药师业务规范》 简介

为规范执业药师的业务行为，践行优良药学服务，保障公众合理用药，倡导行业自律，由国家食品药品监督管理总局执业药师资格认证中心、中国药学会等共同参与制定了《执业药师业务规范》，自2017年1月1日起施行。该规范是指执业药师在运用药学等相关专业知识和技能从事业务活动时，应当遵守的行为准则和践行优良药学服务的技术指南。

本规范明确了执业药师的业务活动，包括处方调剂、用药指导、药物治疗管理、药品不良反应监测、健康宣教等，强调了执业药师在慢性疾病管理中的作用和角色，明确了执业药师应当遵纪守法、爱岗敬业、遵从伦理、服务健康、自觉学习、提升能力，以达到规范的基本要求。

第三节 药学综合知识与技能的学习要求

药学综合知识与技能是药学类专业一门重要的专业核心课程，学好本课程有助于提高学生应用药学专业知识解决实际问题的能力，提升药学服务水平，也可为药师资格考试打下坚实的基础。根据专业培养目标和培养规格要求，药学类（药学、药品经营与管理、药品服务与管理）专业的学生学习本课程的基本要求如下。

一、知识要求

（1）掌握处方调剂、常见病症的药物治疗及用药指导、特殊人群的用药指导以及药物临床使用安全等知识。

（2）熟悉常见病症的临床表现、药学服务与药物咨询、临床常见药物中毒与解救、静脉药物集中调配、药品管理、药品临床应用评价等方面知识。

（3）了解常用医学检查指标的意义及其临床意义；药物信息服务及医疗器械等知识。

二、能力要求

（1）掌握处方调剂、常见病症的问病荐药及用药指导等药学服务基本技能，能够在医疗机构和社会药房等熟练开展处方调剂、非处方药销售及用药指导等基本药学技术服务工作。

（2）初步具备用药咨询服务能力、静脉药物集中调配能力、药品管理、药学监护、个体化给药方案制定、不良反应监测与报告能力和健康教育能力等。

三、素质要求

（1）树立"以患者为中心"的药学服务理念，具有药品质量观念和合理用药、安全用药的责任意识。

（2）具有严谨细致、踏实认真的工作作风，养成爱岗敬业、对人民健康高度负责的工作态度。

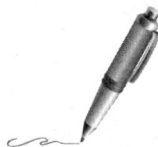

（3）遵纪守法、诚实守信的职业操守，实事求是、行为举止文明的职业习惯。

（4）具有良好的沟通交流能力和团结协作精神。

（5）具有务实上进和开拓创新精神，养成自觉学习、不断探索学习新知识的良好习惯。

药学综合知识与技能是一门强调应用、注重实践的课程，教学中要及时复习巩固所学相关课程的专业知识，不断创新教学方法和教学形式，积极探索项目教学、案例教学、工作过程导向等教学模式，组织学生深入医疗机构药房和社会药店等药学实践一线进行跟岗见习和顶岗实习，注重培养理论联系实际、分析解决问题的能力和良好的药学服务意识。建议本课程安排总学时为50～60学时，其中理论授课40学时左右，实验实训10～20学时。

岗位对接

本任务是药学类、药品经营与管理、药品服务与管理专业学生必须掌握的内容，为成为一名合格的药学服务人员奠定坚实的基础。

本任务对应岗位包括西药药师、药品销售、医药购销员等岗位的相关工种。

上述从事药学服务及药品销售相关所有岗位的从业人员均需要掌握药学综合知识与技能的内容与任务、药学服务的内涵、药学服务的重点人群、药学服务的工作内容和能力要求，学会运用所学知识开展药学服务工作。

重点小结

1. 药学综合知识与技能包括药品调剂、用药安全、用药咨询与健康教育、自我药疗与药物治疗、药物中毒与解救和药品管理等内容，主要任务是培养学生能完成处方调剂、非处方药的问病荐药、指导患者合理用药、提供药物信息咨询和开展健康教育等药学技术服务工作。

2. 药学服务是一项系统持续的工作，包括：选药、用药、疗效跟踪、用药方案与剂量调整、不良反应规避、疾病防治及公众健康教育等全过程的服务。

目标检测

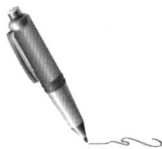

扫码"练一练"

一、单项选择题

1. 关于药学服务的对象，最佳选择是

    A. 患者、医务人员、广大公众   B. 护士

    C. 医生   D. 患者

    E. 患者家属

2. 下列不属于药学服务工作内容的是

    A. 处方调剂   B. 静脉药物配置

    C. 健康教育   D. 新药研究开发

    E. 药学信息服务

3. 从事药学服务的药师必须具备的专业技能不包括

A. 调剂技能
B. 咨询与用药教育技能
C. 药物警戒技能
D. 药品管理技能
E. 诊断疾病技能

4. 对从事药学服务的药师的职业道德的要求中，最重要的是

A. 尊重患者隐私

B. 遵守社会伦理规范

C. 有良好的人文道德素养

D. 以对药品质量负责、保证公众用药安全有效为基本准则

E. 尽力为患者提供专业、真实、准确的信息

5. 药师在与患者进行沟通的过程中，切忌的事项是

A. 认真聆听

B. 使用通俗易懂的语言

C. 尽量使用专业术语

D. 可提供一些宣传资料

E. 一次性提供的信息不宜过多

二、多项选择题

1. 属于药学技术服务工作范畴的有

A. 处方调剂
B. 非处方药的问病荐药
C. 指导患者合理用药
D. 提供药物信息咨询
E. 开展健康教育

2. 下列哪些原因可导致出现药品风险

A. 药品的不良反应
B. 超剂量使用合格药品引起药品中毒
C. 不合理用药
D. 服用过期药品
E. 用药错误

三、思考题

案例：患者，男，44 岁，10 年驾龄，因感冒连续服用了三天速效感冒胶囊，之后驾车出差途中，头晕犯困，意识模糊，紧急刹车才避免了一场交通事故，事后第二天来医院咨询药师，今后驾车期间要尽量避免服用哪些药物？

1. 模拟药师对患者进行安全合理用药指导。

2. 如何通过广泛宣传，让广大司机了解"药驾"的危害？

（葛淑兰）

实训一　医院药房和社会药店社会服务情况调研

一、实训目的

1. 通过实地调研，熟悉目前医院药房和社会药店开展药学服务的现状。

2. 培养学生树立药学服务意识，加深对药学服务的内涵、服务对象、药学服务的工作内容等内容的理解。

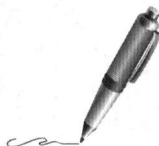

3. 了解开展药学服务工作对药学综合知识和技能的要求。

二、实训场所和准备

1. 二级及以上医院门诊药房、病房药房、静配中心等科室、社区卫生服务中心、零售连锁药店。

2. 制定调研方案，设计调研及访谈提纲，选择调研对象。

三、实训步骤

1. 组织学生分组到各级医院及药店开展药学服务情况实地调研。

2. 根据调研计划，完成调研工作，分组讨论，撰写调研报告，由教师进行归纳总结。

四、思考题

1. 目前医院药房和社会药店开展药学服务工作的内容有哪些？还存在哪些问题？

2. 从事药学服务的药学技术人员应掌握的综合知识和技能包括哪些方面？

（葛淑兰）

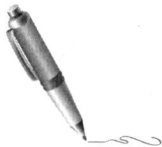

第二章

药品调剂

学习目标

知识要求　**1. 掌握**　处方结构及审核内容、静脉用药调配过程中药物配伍变化。

　　　　　2. 熟悉　处方概念和种类、常用处方缩写、处方调配操作规程、给药剂量和浓度计算、肠外营养和危害药品的配制及使用注意事项。

　　　　　3. 了解　静脉用药集中调配质量管理规范基本要求、静脉用药集中调配操作要点。

技能要求　1. 能进行处方审核，完成处方调剂。

　　　　　2. 能完成常用的药学计算。

　　　　　3. 能辅助进行静脉用药集中调配工作。

案例导入

案例：

```
                       ****** 医院              普通
                       门 诊 处 方 笺
  编号：****************        门诊号：******     费别：******
  科别：******                 门诊号：******     收费时间：******
  姓名：李**            性别： 男              年龄： 56岁
  临床诊断：糖尿病        过敏史：磺胺类过敏      日期：******
  ─────────────────────────────────────────
  Rp

     二甲双胍片              0.5*20片   1.0   po  tid

     格列齐特缓释片          60mg*30片  30mg  po  bid

     强力枇杷露              100ml*1瓶  15ml  po  tid



  ─────────────────────────────────────────
  医师******          药价******          审核******
  调配******          核对******          发药******
```

讨论：请按规范审核该处方。

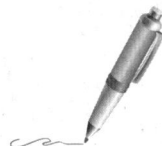

第一节　处方调剂

一、处方的概念、结构和种类

（一）处方概念

处方是指由注册的执业医师和执业助理医师（以下简称医师）在诊疗活动中为患者开具的、由取得药学专业技术职务任职资格的药学专业技术人员（以下简称药师）审核、调配、核对，并作为患者用药凭证的医疗文书。处方包括医疗机构病区用药医嘱单。

处方是患者用药、药品调剂的重要书面文件，具有法律性、技术性、经济性。

（二）处方结构

处方由前记、正文、后记三部分组成（参见"案例导入"中的处方样式）。

1. 前记　包括医疗机构名称、费别、患者姓名、性别、年龄、门诊或住院病历号，科别或病区和床位号、临床诊断、开具日期等，并可添列特殊要求的项目。麻醉药品和第一类精神药品处方还应当包括患者身份证明编号、代办人姓名及其身份证明编号。

2. 正文　以 Rp 或 R（拉丁文 Recipe "请取"的缩写）标示，分列药品名称、剂型、规格、数量、用法用量。

3. 后记　包括医师签名或加盖专用签章、药品金额以及审核、调配、核对、发药药师签名或加盖专用签章。

（三）处方种类

处方通常分为五种，包括普通处方、急诊处方、儿科处方、麻醉药品和第一类精神药品处方、第二类精神药品处方，根据处方种类不同，其右上角通常标注"普通""急诊""儿科""麻、精一"和"精二"字样。普通处方的印刷用纸为白色；急诊处方印刷用纸为淡黄色，右上角标注"急诊"；儿科处方印刷用纸为淡绿色，右上角标注"儿科"；麻醉药品和第一类精神药品处方印刷用纸为淡红色，右上角标注"麻、精一"；第二类精神药品处方印刷用纸为白色，右上角标注"精二"。普通处方、急诊处方、儿科处方保存期限为 1 年，医疗用毒性药品、第二类精神药品处方保存期限为 2 年，麻醉药品和第一类精神药品处方保存期限为 3 年。

二、处方审核

处方审核是指药学专业技术人员运用专业知识与实践技能，根据相关法律法规、规章制度与技术规范等，对医师在诊疗活动中为患者开具的处方，进行合法性、规范性和适宜性审核，并做出是否同意调配发药决定的药学技术服务。审核的处方包括纸质处方、电子处方和医疗机构病区用药医嘱单。

药师是处方审核工作的第一责任人。药师应当对处方各项内容进行逐一审核。所有处方均应当经审核通过后方可进入划价收费和调配环节，未经审核通过的处方不得收费和调配。

（一）处方审核依据和流程

1. 依据　国家药品管理相关法律法规和规范性文件，临床诊疗规范、指南，临床路径，药品说明书，国家处方集等。

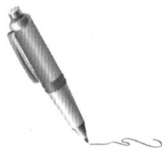

2. 流程

（1）药师接收待审核处方，对处方进行合法性、规范性、适宜性审核。

（2）若经审核判定为合理处方，药师在纸质处方上手写签名（或加盖专用印章）、在电子处方上进行电子签名，然后进入收费和调配环节。

（3）若经审核判定为不合理处方，由药师负责联系处方医师，请其确认或重新开具处方，并再次进入处方审核流程。

（二）处方审核内容

1. 处方合法性 处方审核首先要确定处方的合法性。

（1）处方开具人必须取得医师资格，并执业注册。

（2）处方开具时，处方医师必须在执业地点取得处方权。

（3）开具麻醉药品、第一类精神药品、医疗用毒性药品、放射性药品、抗菌药物等药品处方时，必须具有相应处方权。

（4）处方医师的签名式样与医院药学部门保留的样式应当一致，防止代签或漏签。

2. 处方规范性

（1）审核处方前记、正文、后记是否填写清楚、正确、完整，处方书写是否符合下列处方规则：

1）处方必须符合规定的标准和格式，每张处方仅限于一名患者的用药。

2）处方字迹清楚，不得涂改；如需修改，须在修改处签名并注明修改日期。

3）患者一般情况填写清晰、完整，除特殊情况外，应注明临床诊断，并与病历记载相一致。

4）患者年龄应当填写实足年龄，新生儿、婴幼儿写日、月龄，必要时要注明体重。

5）药品名称应当使用经药品监督管理部门批准并公布的药品通用名称、新活性化合物的专利药品名称和复方制剂药品名称，或使用由原卫生部公布的药品习惯名称；医院制剂应当使用药品监督管理部门正式批准的名称；药品剂量、规格、用法、用量准确清楚，药品用法可用规范的中文、英文、拉丁文或者缩写体书写，但不得使用"遵医嘱"、"自用"等含糊不清字句。

6）药品剂量与数量用阿拉伯数字书写，剂量应当使用法定剂量单位。片剂、丸剂、胶囊剂、颗粒剂分别以片、丸、粒、袋为单位；溶液剂以支、瓶为单位；软膏及乳膏剂以支、盒为单位；注射剂以支、瓶为单位，应当注明含量；中药饮片以剂为单位。

7）中药饮片、中药注射剂要单独开具处方。

8）开具西药、中成药处方，每一种药品应当另起一行，每张处方不得超过5种药品。

9）中药饮片处方的书写，一般应当按照"君、臣、佐、使"的顺序排列；调剂、煎煮的特殊要求注明在药品右上方，并加括号，如布包、先煎、后下等；对饮片的产地、炮制有特殊要求的，应当在药品名称之前写明。

10）药品用法用量应当按照药品说明书规定的常规用法用量使用，特殊情况需要超剂量使用时，应当注明原因并再次签名。

11）开具处方后的空白处划一斜线，以示处方完毕。

12）处方一般不得超过7日用量；急诊处方一般不得超过3日用量；处方用量延长，应当注明理由。抗菌药物（抗结核药除外）及特殊管理药品不宜延长处方量。

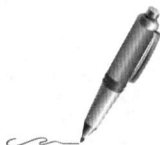

13）抗菌药物、麻醉药品、精神药品、医疗用毒性药品、放射性药品、易制毒化学品等的使用应当严格执行国家有关规定。

（2）药品通用名。

药品通用名是中国药品通用名称（CADN，China Approved Drug Names）的简称，是由国家药典委员会负责组织制定并报国家药品监督管理局备案的法定名称，是同一种成分或相同配方组成的药品在中国境内的通用名称，具有强制性和约束性。上市流通的药品的标签、说明书或包装上必须使用药品通用名称。

（3）处方缩写词。

表 2-1 常用处方缩写词及其含义

英文缩写	中文含义	英文缩写	中文含义	英文缩写	中文含义
Aa	各、各个	ivgtt.	静脉滴注	q4h.	每 4 小时
Ac	餐前	iv.	静脉注射	qd.	每日
Ad.	加	g	克	qh.	每小时
Add.	加至	kg	千克	qid.	每日 4 次
am.	上午	mg	毫克	qn.	每晚
Amp	安瓿剂	μg	微克	qod.	隔日一次
bid.	每日 2 次	ml	毫升	qs	适量
Caps	胶囊剂	OD.	右眼	Rp.	取
Co.	复方的	OL.	左眼	Sig. 或 s.	用法
gtt.	滴、滴剂	OS.	左眼	Sol.	溶液剂
H.	皮下的	OTC	非处方药	sos.	需要时
hs.	临睡时	OU.	双眼	St.	立即
Ih.	皮下注射	pc.	餐后	Syr.	糖浆剂
im.	肌肉注射	pm.	下午	Tab.	片剂
Inj.	注射剂	po.	口服	tid.	每日 3 次
IU	国际单位	prn	必要时	U	单位

3. 处方适宜性

（1）处方用药与诊断是否相符。

例：患者诊断为高血压，处方中开具了氟轻松软膏，处方审核结果为不合理。患者诊断为 2 型糖尿病，处方中开具了调脂药阿托伐他汀钙，该处方审核结果为合理，这是因为糖尿病的并发症之一为大血管病变（表现为动脉粥样硬化，可致心肌梗死或脑梗死），为了预防糖尿病大血管病变，需使用他汀类调脂药强化降脂。

（2）规定必须做皮试的药品，是否注明过敏试验及结果的判定。

例：开具青霉素类药物包括阿莫西林、氨苄西林、哌拉西林等药物时，处方上需有青霉素皮试结果且为"阴性"，否则处方审核不合理。

（3）处方剂量、用法是否正确。

例：70mg 阿仑膦酸钠片用法用量为每周口服一片，10mg 阿仑膦酸钠片用法用量为每天口服一片，审核处方时应注意，同一种药品其不同规格、不同剂型其适应证、用药频率会有不同。

（4）选用剂型与给药途径是否适宜。

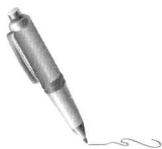

例：庆大霉素注射剂雾化给药或口服给药，属于给药途径不合理。

（5）是否有重复给药和有临床意义的相互作用。

例：氨氯地平和硝苯地平不能联合用于降压，这属于相同药理作用机制的药物的重复给药；亚胺培南不能与丙戊酸钠同时应用，前者会使后者的血药浓度大幅度降低，导致患者癫痫发作。

（6）是否存在配伍禁忌。

例：注射用头孢曲松不能用含钙的溶媒如复方氯化钠（也称林格氏液，其内含有钙离子）溶解或与含钙的溶液同时使用，否则容易在血管内生成沉淀引起严重后果。

（7）是否有用药禁忌。儿童、老年人、孕妇及哺乳期妇女、脏器功能不全患者用药是否有禁忌使用的药物，患者用药是否有食物及药物过敏史禁忌证、诊断禁忌证、疾病史禁忌证与性别禁忌证。

例：孕妇选择降压药时避免使用血管紧张素转换酶抑制剂，12 岁以下儿童及哺乳期妇女禁用含可待因的药物，磺胺过敏的患者禁用塞来昔布。

（8）溶媒的选择、用法用量是否适宜，静脉输注的药品给药速度是否适宜。

例：奥沙利铂只能用葡萄糖溶液稀释，不能用含盐的溶媒稀释。

（9）饮片的名称、炮制品选用是否正确，煎法、用法、脚注等是否完整、准确。

（10）是否存在其他用药不适宜情况。

4. 特殊管理药品处方的审核

对于麻醉药品、毒性药品、精神药品、权限管制的抗菌药物等的处方，应审核处方医师是否具有该权限。麻醉药品、精神药品应使用右上角标注有"麻、精一"和"精二"字样的专用处方开具。对麻醉药品和第一类精神药品的处方量有严格的限制（如下表）。

表 2 - 2　麻醉药品和第一类、第二类精神药品处方量

| 患者类别 | 麻醉药品和第一类精神药品 | | | 第二类精神药品 | 需要特别管制药品 |
	注射剂	缓控释制剂	其他剂型		
门（急）诊一般患者	1 次常用量	≤7 日常用量	≤3 日常用量	≤7 日常用量，如延长应注明理由	哌甲酯用于治疗儿童多动症时，≤15 日常用量；盐酸哌替啶处方为 1 次常用量，限医疗机构内使用；盐酸二氢埃托啡处方为 1 次常用量，限二级以上医院内使用
门（急）诊癌症疼痛患者和中、重度慢性疼痛患者	≤3 常用量	≤15 日常用量	≤7 日常用量		
住院患者	处方应当逐日开具，每张处方为 1 日常用量				

（三）审核结果及结果处理

处方审核结果分为合理处方和不合理处方。不合理处方包括不规范处方、用药不适宜处方及超常处方。

1. 不规范处方　处方开具不符合处方规范的，应当判定为不规范处方。

2. 不适宜处方　有下列情况之一的，应当判定为用药不适宜处方。

（1）适应证不适宜的。

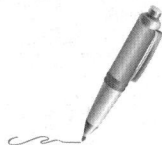

（2）遴选的药品不适宜的。

（3）药品剂型或给药途径不适宜的。

（4）无正当理由不首选国家基本药物的。

（5）用法、用量不适宜的。

（6）联合用药不适宜的。

（7）重复给药的。

（8）有配伍禁忌或者不良相互作用的。

（9）其他用药不适宜情况的。

3. 超常处方 有下列情况之一的，应当判定为超常处方。

（1）无适应证用药。

（2）无正当理由开具高价药的。

（3）无正当理由超说明书用药的。

（4）无正当理由为同一患者同时开具 2 种以上药理作用相同药物的。

审核结果的处理：经药师审核后，认为存在用药不适宜时，应当告知处方医师，建议其修改或者重新开具处方；药师发现不合理用药，处方医师不同意修改时，药师应当做好记录并纳入处方点评；药师发现严重不合理用药或者用药错误时，应当拒绝调配，及时告知处方医师并记录，按照有关规定报告。

三、处方调剂

药师应当按照处方调剂操作规程调剂处方药品，处方调剂操作规程如下。

1. 收方 接收纸质处方或电子传递处方。

2. 审核 审核处方的合法性、规范性、适宜性。

3. 调配 处方审核合格后方能进行调配，调配处方时应遵循以下内容：

（1）仔细阅读处方，严格按照"四查十对"要求进行调配：查处方，对科别、姓名、年龄；查药品，对药名、剂型、规格、数量；查配伍禁忌，对药品性状、用量用法；查用药合理性，对临床诊断。调配药品时，按处方中药品名称顺序从上到下依次调配。

（2）应特别注意 LASA（Look Alike Sound Alike，看似听似）药品的正确调配。

LASA 药品在调配时容易出现错误，需认真核对，看似药品如不同规格软袋装的氯化钠溶液、同一厂家不同规格的系列药品（诺和灵系列胰岛素制剂、优泌林系列胰岛素制剂）、同一厂家或不同厂家包装相似的药品（降钙素针剂和鼻喷剂），听似药品包括商品名/通用名发音相似的药品如凝血酶和血凝酶等。

（3）麻醉药品和第一类精神药品处方调配后应按年月日逐日编制序号并进行专册登记。

（4）按顺序调配好处方上的所有药品后，调配人员应在处方上签名或加盖专用签章，以示处方调配完成，避免发生差错。

4. 核对 调配处方必须进行核对，逐一核对药品与处方的相符性，检查规格、剂型、数量等并签字，发现调配错误，将药品退回调配人员，及时更正。对处方所列药品不得擅自更改或者代用。

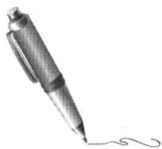

5. 发药与用药交代

（1）患者身份识别：以患者姓名、就诊卡或发票等至少2个信息确认患者，必要时询问患者年龄、就诊科室、临床诊断等，以有效识别患者。

（2）用药交代：按照医嘱或药品说明书向患者交代每种药品的用法用量、用药注意事项、不良反应、储存条件等，必要时粘贴个体化用药方法标签，注明患者姓名和药品名称、用法用量、储存条件等。特别注意的是，用法用量等书写要清楚、规范，防止患者解读错误，导致用药错误，影响患者用药安全。

例：对于特殊剂型如泡腾片、分散片、肠溶制剂等以及需要冷藏保存的药品，需特别说明和交代，对于LASA药品要特别说明，以防患者用错药。

（3）较复杂的用药交代，可请患者（家属）至用药咨询处进行详细交代，必要时为患者提供较为详尽的用药指导材料。

（4）确认患者（家属）已清楚如何用药：可采用让患者（家属）复述的办法确认患者（家属）已记住药师交代的内容。

重点小结

处方由前记、正文、后记三部分组成，处方分为普通处方、急诊处方、儿科处方、麻醉药品和第一类精神药品处方、第二类精神药品处方。药师是处方审核工作的第一责任人，处方审核内容包括合法性、规范性和适宜性审核，处方审核通过后方能进行调配，处方调配要严格执行"四查十对"制度，发药前要进行核对，发药时需进行用药交代。

目标检测

一、单项选择题

1. 根据《处方管理办法》规定，诊断为食道癌的门诊患者开具吗啡缓释片时，每张处方不超过

    A. 一日常用量　　　　　　　　B. 三日常用量　　　　　　　　C. 七日常用量

    D. 十五日常用量　　　　　　　E. 一月常用量

2. 根据《处方管理办法》规定，诊断为泌尿结石的门诊患者开具盐酸哌替啶注射液时，每张处方不超过

    A. 一日常用量　　　　　　　　B. 三日常用量　　　　　　　　C. 七日常用量

    D. 一次常用量　　　　　　　　E. 一月常用量

3. 盐酸二氢埃托啡处方仅限于哪级以上医院内使用

    A. 一级以上　　　　　　　　　B. 二级以上　　　　　　　　　C. 仅为三级

    D. 全部合法的医疗机构　　　　E. 任何医疗机构

4. 处方缩写词prn含义

    A. 必要时　　　B. 临睡时　　　C. 需要时　　　D. 立即　　　E. 睡前

5. 处方缩写词含义为"隔日一次"的是

    A. bid　　　B. tid　　　C. qid　　　D. qod　　　E. qd

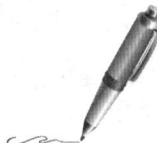

6. 以下情形为不适宜处方的是

    A. 门诊处方超 7 日用量未注明理由

    B. 处方修改未签名

    C. 西药与中成药分别开具

    D. 一张处方开具 6 种药

    E. 重复用药无适应证

二、多项选择题

1. 处方调剂"四查十对"内容包括

    A. 查处方，对科别、姓名、年龄

    B. 查药品，对药名、剂型、规格、数量

    C. 查配伍禁忌，对药品性状、用量用法

    D. 查用药合理性，对临床诊断

    E. 查姓名，对发票

2. 处方调剂操作规程包括

    A. 审核   B. 制剂   C. 调配   D. 核对   E. 发药

3. 根据审核结果，不合理处方分为

    A. 不规范处方   B. 不适宜处方   C. 超常处方   D. 普通处方   E. 麻醉处方

4. 以下情形属于不规范处方的有

    A. 门诊普通处方超 7 日用量未注明理由

    B. 未注明临床诊断

    C. 注射用青霉素钠用药频次 qd

    D. 为自己开具降压药硝苯地平

    E. 新生儿写日龄

5. 以下情形属于不适宜处方的有

    A. 注射用阿奇霉素 0.25g 溶于 100ml0.9% 氯化钠注射液中

    B. 硝酸甘油片口服

    C. 注射用头孢曲松钠溶于复方氯化钠注射液中

    D. 严重肝肾功能不全选用曲美他嗪

    E. 阿司匹林肠溶片空腹服用

6. 以下情形属于不适宜处方的有

    A. 阿司匹林肠溶片掰开服用

    B. 阿司匹林肠溶片与硫酸氢氯吡格雷片联用

    C. 阿莫西林胶囊与双歧三联活菌片联用

    D. 阿米卡星注射液与注射用青霉素同瓶输注

    E. 美罗培南与丙戊酸钠联用

7. LASA 药品是指

    A. 多规格药品   B. 多剂型药品   C. 看似药品   D. 听似药品   E. 高警示药品

8. 以下情形属于不合理处方的有

    A. 泌尿感染 16 岁应用左氧氟沙星

    B. 中期妊娠应用胰岛素注射液

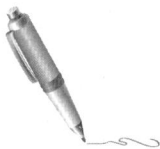

C. 咳嗽 16 岁应用磷酸可待因口服液

D. 中期妊娠应用硝苯地平控释片

E. 青霉素过敏患者开具阿莫西林

9. 下列情况应当判定为超常处方

A. 无适应证用药   B. 适应证不适宜

C. 无正当理由超说明书用药

D. 无正当理由为同一患者同时开具 2 种以上药理作用相同药物

E. 进修医生开具的处方

三、思考题

请对下列处方进行调剂（简述处方审核、调配、发药操作流程）。

<table>
<tr><td colspan="3">****** 医院</td><td>普通</td></tr>
<tr><td colspan="4">门 诊 处 方 笺</td></tr>
<tr><td colspan="2">编号：******</td><td colspan="2"></td></tr>
<tr><td>科别：******</td><td>门诊号：******</td><td colspan="2">费别：******</td></tr>
<tr><td>姓名：张**</td><td>性别：女</td><td colspan="2">收费时间：******</td></tr>
<tr><td>临床诊断：骨质疏松</td><td></td><td>年龄：62岁</td><td></td></tr>
<tr><td colspan="4">过敏史：</td></tr>
<tr><td colspan="4">Rp</td></tr>
<tr><td colspan="2">阿仑膦酸钠片</td><td colspan="2">70mg*4片
70mg po qw</td></tr>
<tr><td>医师******
调配******</td><td>药价******
核对******</td><td colspan="2">审核******
发药******</td></tr>
</table>

第二节　药学计算

案例导入

案例：将 0.5g 注射用盐酸万古霉素加至 100ml0.9% 氯化钠注射液中，要求该液体至少滴注 1h，已知输液器的滴系数为 15，则万古霉素溶液每分钟最多滴多少滴？

一、给药剂量的计算

重量单位有五级：千克（kg）、克（g）、毫克（mg）、微克（μg）和纳克（ng）

容量单位有三级：升（L）、毫升（ml）、微升（μl）

（一）药品规格与剂量单位换算

例：阿奇霉素片（五日疗程），首日服用 500mg，第二到五日每日一次口服用 250mg。阿奇霉素每片的规格是 0.25g。

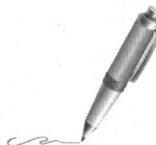

按其之间的关系换算即：250mg = 0.25g、500mg = 0.5g，因此给药剂量为首日服 2 片，第二到五日每日一次口服，每次 1 片。

（二）由药物的总量计算某一组分的量

例：1500ml 的生理盐水中含 Na^+ 多少克？

已知氯化钠的分子量58.45，钠的分子量23，1500ml 生理盐水中含氯化钠的量为 0.9% × 1500 = 13.5g，计算 Na^+ 的含量：13.5g × 23/58.45 = 5.31g

（三）滴速的计算

输液时间（min）= 要输入的液体总量（ml）× 滴系数/每分钟的滴数

注：滴系数即每毫升溶液所需要的滴数。每毫升溶液所需要的滴数为该输液器的滴系数，滴系数一般记录在输液器外包装上。我国临床常用的输液器滴系数有 10，15，20 滴/ml 三种型号。

例：左氧氟沙星氯化钠注射液（可乐必妥），规格：0.5g：100ml，要求每瓶 100ml 滴注时间不得少于 1h，需调整滴速为每分钟多少滴？

解：已知输液器的滴系数为 15

则每分钟滴数是 100 × 15/60 = 25，即每分钟滴数最多为 25 滴。

二、浓度的计算

（一）百分比浓度计算

1. 百分浓度种类 包括重量比重量百分浓度、重量比体积百分浓度、体积比体积百分浓度，分别以符号%（g/g）、%（g/ml）、%（ml/ml）表示。

2. 百分浓度换算

%（g/ml）= %（g/g）× d（溶液密度）

%（g/ml）= %（ml/ml）× d（溶质密度）

%（g/g）× d（溶液密度）= %（ml/ml）× d（溶质密度）

（二）高浓度向低浓度稀释

$C_{浓} × V_{浓} = C_{稀} × V_{稀}$

例：配制 75% 乙醇 1000ml，现有 95% 乙醇，应如何配制？

解：需用 95% 乙醇的体积 = 75% × 1000/95% = 789.5ml，再加入水 210.5ml（1000 - 789.5），混匀。

（三）两种浓度混合的换算

例：需用 10% 葡萄糖注射液 1000ml，现仅有 50% 和 5% 浓度的葡萄糖注射液，如何配制？

设：需 50% 葡萄糖注射液 $x$ml，则需 5% 葡萄糖注射液（1000 - x）ml。

得公式：50%x + 5% × （1000 - x）= 10% × 1000

则 x = 111ml，即：配制 10% 葡萄糖注射液 1000ml 需取 50% 葡萄糖注射液 111ml，5% 葡萄糖注射液 889ml。

（四）摩尔浓度的换算

1. 不用密度（d）进行换算

摩尔浓度（mol/L）= %（g/ml）× 10/摩尔质量

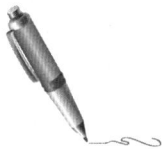

2. 需用密度（d）进行换算

摩尔浓度（mol/L）＝％（g/g）×d×10/摩尔质量

（五）等渗浓度的计算

等渗溶液系指与血浆渗透压相等的溶液（如0.9%氯化钠溶液），正常人血浆总渗透浓度为298mmol/L。临床上规定：渗透浓度在280～310mmol/L为等渗溶液。许多静脉注射溶液需要调节成等渗溶液。常用渗透压调节的方法有：冰点降低数据法和氯化钠等渗当量法。

1. 冰点降低数据法

任何溶液其冰点降低到－0.52℃，即与血浆等渗。将药液调整为等渗需加入等渗调节剂的用量可用下式计算：

$$W = (0.52 - a) / b$$

式中，W——配制等渗溶液需加入的等渗调节剂的百分含量（％，g/ml）；a——药物溶液的冰点下降度数（℃）；b——用于调节的等渗剂1%溶液的冰点下降度数（℃），若用氯化钠为等渗调节剂，则$b = 0.58$。

2. 氯化钠等渗当量法

氯化钠等渗当量系指与1g药物成等渗的氯化钠质量，用E表示，可用下式计算：

$$X = 0.9\%V - EW$$

式中，X——药物溶液中需加入等渗调节剂的量（g）；V——欲配制药物溶液的体积（ml）；E——1g药物的氯化钠等渗当量；W——溶液中药物的量（g）。

三、抗生素及维生素计量单位的换算

（一）抗生素效价与质量的换算

1. 抗生素理论效价 系指抗生素纯品的质量与效价单位的折算比率，多以其有效部分的1μg作为1IU（国际单位），如链霉素、红霉素等以纯游离碱1μg作为1IU；少数抗生素则以其某一特定1μg的盐或一定重量作为1IU，青霉素G钠盐以0.6μg为1IU；青霉素G钾盐以0.6329μg为1IU；硫酸依替米星以1μg为1IU。

2. 抗生素原料含量的标示 是指抗生素原料在实际生产中混有极少的但质量标准许可的杂质。如乳糖酸红霉素的理论效价是1mg为672IU，《中华人民共和国药典》规定1mg效价不得少于610IU，即产品的效价在610～672IU之间，需在调配中进行换算。

（二）维生素类药常用单位与质量的换算

1. 维生素A 常以视黄醇当量（RE）表示，《中国药典临床用药须知》规定，食物中的维生素A含量用视黄醇当量（RE）表示，1U维生素A＝0.3μg维生素A＝0.3RE。WHO早年规定，1U维生素A相当于RE 0.344μg。

2. 维生素D 每40000U＝1mg，即每400U＝10μg。

3. 维生素E 以生育酚当量来表示，《中国药典临床用药须知》规定，维生素E 1U相当于：1mg dl－α生育酚酰醋酸，相当于0.7mg dl－α生育酚，相当于0.8mg d－α生育酚酰醋酸。

四、肠外营养的能量配比计算

肠外营养物质的组成主要为糖、脂肪、氨基酸、电解质、维生素和微量元素。一般成人热量需求为24～32kcal/kg·d，应根据患者的体重计算营养配方。1g葡萄糖、脂肪、氮

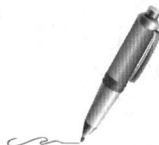

分别提供 4kcal、9kcal、4kcal 热量。

糖、脂肪、氨基酸能量配比计算如下。

1. 热氮比 热量和氮之比一般为 150kcal：1g N；当创伤应激严重时，应增加氮的供给，甚至可调整为 100kcal：1g N，以满足代谢支持的需要。

2. 糖脂比 一般 70% 的非蛋白能量（NPC）由葡萄糖提供，而 30% 由脂肪乳剂提供。当创伤等应激时，血糖浓度增高，机体对糖利用下降，而脂肪廓清加快，可适当增加脂肪的供给而相对减少葡萄糖的用量，两者可各提供 50% 的能量。

拓展阅读

药物用量计算

1. 儿童用药剂量调整

美罗培南药品说明书"用法用量"项

成人：给药剂量和时间间隔应根据感染类型和严重程度及患者具体情况而定，肺炎、尿路感染，每次 0.5g，每 8 小时一次；腹膜炎、败血症，每次 1g，每 8 小时一次；脑膜炎，每次 2g，每 8 小时一次。

儿童剂量：对于 3 个月至 12 岁的儿童，根据所患感染的类型和严重程度、致病菌的敏感程度及患者状况，推荐剂量为每次 10～20mg/kg，每 8 小时一次。

肾功能减退成人剂量：

肌酐清除率 26～50ml/min，给予 1 个单位剂量，每 12 小时一次

肌酐清除率 10～25ml/min，给予 1/2 个单位剂量，每 12 小时一次

肌酐清除率 <10ml/min，给予 1/2 个单位剂量，每 24 小时一次

患儿，女，9 个月，体重 15kg，支气管肺炎，医生开具美罗培南注射剂，请根据美罗培南药品说明书中的用法用量为该患儿制订剂量方案。

2. 肾功能减退患者用药剂量调整

患者，男，肾功能减退（肌酐清除率 20ml/min），诊断为肺炎，医生开具美罗培南注射剂，请根据美罗培南药品说明书中的用法用量为该患者制订剂量方案。

重点小结

给药剂量的计算主要包括药品规格与剂量单位的换算、由药物的总量计算某一组分的量和滴速的计算。

浓度的计算主要包括百分比浓度的计算、高浓度向低浓度稀释、两种浓度混和的换算、摩尔浓度的换算和等渗浓度的计算。

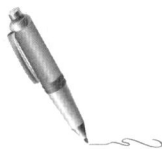

第三节　静脉用药调配

扫码"学一学"

案例导入

案例：某患者需禁食禁水，其肠外营养的配方如下。

30% 中长链脂肪乳注射液 250ml

8.5% 复方氨基酸注射液 750ml

10% 葡萄糖注射液 1500ml

50% 葡萄糖注射液 150ml

10% 氯化钠注射液 60ml

脂溶性维生素注射液 10ml

注射用水溶性维生素 1 支

甘油磷酸钠注射液 10ml

多种微量元素注射液 10ml

25% 硫酸镁注射液 10ml

10% 葡萄糖酸钙注射液 10ml

10% 氯化钾注射液 30ml

谷氨酰胺 100ml

讨论：该肠外营养配方如何调配？调配过程中需注意哪些问题？

扫码"看一看"

一、静脉用药集中调配质量管理规范

静脉用药集中调配，是指医疗机构药学部门根据医师处方或用药医嘱，经药师进行适宜性审核，由药学专业技术人员按照无菌操作要求，在洁净环境下对静脉用药物进行加药混合调配，使其成为可供临床直接静脉输注使用的成品输液操作过程。原卫生部办公厅印发的《静脉用药物集中调配质量管理规范》明确了静脉用药集中调配过程要求。

（一）审核处方或用药医嘱

负责处方或用药医嘱审核的药师逐一审核患者静脉输液处方或医嘱，确认其正确性、合理性与完整性。对处方或用药医嘱存在错误的，应当及时与处方医师沟通，请其调整并签名。因病情需要的超剂量等特殊用药，医师应当再次签名确认。对用药错误或者不能保证成品输液质量的处方或医嘱应当拒绝调配。

（二）贴签摆药与核对

1. 摆药前　药师应当仔细阅读、核查输液标签是否准确、完整，如有错误或不全，应当告知审方药师校对纠正。按输液标签所列药品顺序摆药，按其性质、不同用药时间，分批次将药品放置于不同颜色的容器内；按病区、按药物性质不同放置于不同的混合调配区内。

2. 摆药时　需检查药品的品名、剂量、规格等是否符合标签内容，同时应当注意药品

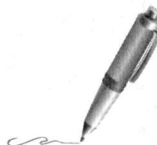

的完好性及有效期，并签名或者盖签章。每日完成摆药后，应当及时对摆药准备室短缺的药品进行补充，并应当校对，补充的药品应当在专门区域拆除外包装，同时要核对药品的有效期、生产批号等；补充药品时，应当注意药品有效期，按先进先用、近期先用的原则；对氯化钾注射液等高危药品应当有特殊标识和固定位置。

3. 摆药核对 将输液标签整齐地贴在输液袋（瓶）上，但不得将原始标签覆盖；药师摆药应当双人核对，并签名或盖签章。

（三）静脉用药混合调配

1. 调配操作前准备 在调配操作前 30min，按操作规程启动洁净间和层流工作台净化系统，并确认其处于正常工作状态，操作间室温控制于 18~26℃、湿度 40%~65%、室内外压差符合规定，操作人员记录并签名；接班工作人员应当先阅读交接班记录，对有关问题应当及时处理；按更衣操作规程，进入洁净区操作间，首先用蘸有 75% 乙醇的无纺布从上到下、从内到外擦拭层流洁净台内部的各个部位。将摆好药品容器的药车推至层流洁净操作台附近相应的位置。调配药学技术人员应当按输液标签核对药品名称、规格、数量、有效期等的准确性和药品完好性，确认无误后，进入加药混合调配操作程序。

2. 调配操作程序 ①选用适宜的一次性注射器，拆除外包装，旋转针头连接注射器，确保针尖斜面与注射器刻度处于同一方向，将注射器垂直放置于层流洁净台的内侧；②用 75% 乙醇消毒输液袋（瓶）的加药处，放置于层流洁净台的中央区域；③除去西林瓶盖，用 75% 乙醇消毒安瓿瓶颈或西林瓶胶塞，并在层流洁净台侧壁打开安瓿，应当避免朝向高效过滤器方向打开，以防药液喷溅到高效过滤器上；④抽取药液时，注射器针尖斜面应当朝上，紧靠安瓿瓶颈口抽取药液，然后注入输液袋（瓶）中，轻轻摇匀；⑤溶解粉针剂，用注射器抽取适量静脉注射用溶媒，注入于粉针剂的西林瓶内，必要时可轻轻摇动（或置震荡器上）助溶，全部溶解混匀后，用同一注射器抽出药液，注入输液袋（瓶）内，轻轻摇匀；⑥调配结束后，再次核对输液标签与所用药品名称、规格、用量，准确无误后，调配操作人员在输液标签上签名或者盖签章，标注调配时间，并将调配好的成品输液和空西林瓶、安瓿与备份输液标签及其他相关信息一并放入筐内，以供检查者核对；⑦通过传递窗将成品输液送至成品核对区，进入成品核对包装程序；⑧每完成一组输液调配操作后，应当立即清场，用蘸有 75% 乙醇的无纺布擦拭台面，除去残留药液，不得留有与下批输液调配无关的药物、余液、用过的注射器和其他物品。

（四）成品输液的核对、包装与发放

检查输液袋（瓶）有无裂纹，输液应无沉淀、变色、异物等；进行挤压试验，观察输液袋有无渗漏现象，尤其是加药处，经核对合格的成品输液，用适宜的塑料袋包装，按病区放置于密闭容器内，送药时间及数量记录于送药登记本。将密闭容器加锁或加封条，配送工人及时送至各病区。

二、危害药品和肠外营养液的配制

（一）危害药品配制和使用过程中应注意的问题

1. 危害药品 是指能产生职业暴露危险或者危害的药品，即具有遗传毒性、致癌性、致畸性，或对生育有损害作用以及在低剂量下可产生严重的器官或其他方面毒性的药品，包括肿瘤化疗药品和细胞毒药品。

2. 配制和使用过程中应注意的问题 ①危害药品贮存位置应贴警示标示，保持包装完

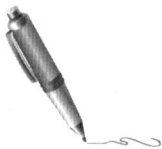

整并易于识别，防止造成意外污染；②危害药品调配应当重视操作者的职业防护，调配时应当拉下生物安全柜防护玻璃，前窗玻璃不可高于安全警戒线，以确保负压；③危害药品调配完成后，必须将留有危害药品的西林瓶、安瓿等单独置于适宜的包装中，与成品输液及备份输液标签一并送出，以供核查；④严格遵守给药规程，减少病区及人员的污染。

（二）肠外营养液的配制

1. 临床营养支持的意义、重要性和进展　肠外营养（Total Parenteral Nutrtion，TPN）是由碳水化合物、脂肪乳剂、氨基酸、维生素、电解质及微量元素等各种营养成分按一定的比例，混合于特定的配液袋中，通过静脉途径提供患者每日所需的能量及各种营养物质，维持机体正常代谢，改善其营养状况。临床营养支持是危重患者综合治疗的重要组成部分，危重患者易并发营养障碍或营养不良，从而使免疫功能进一步下降，加重或诱发感染，甚至导致死亡。营养支持目的已从维持氮平衡，发展到维护细胞代谢、维持组织器官的结构与功能、调理代谢紊乱、调节免疫功能。在肠内肠外营养液中加入特殊营养物质，如谷氨酰胺、ω－3 多不饱和脂肪酸等，可获得特殊的治疗效果。

2. 配制和使用过程中应注意的问题

（1）配制过程中应注意的问题。肠外营养液的配制要特别注意各组分的混合顺序：①将微量元素和电解质加入到氨基酸溶液中。②将磷酸盐制剂加入葡萄糖液内。③将上述两液转入 3L 静脉营养输液袋中，如需要，可将另外数量的氨基酸和葡萄糖在此步骤中加入。④将水溶性维生素和脂溶性维生素混合后加入脂肪乳内。⑤将脂肪乳、维生素混合液转入静脉营养输液袋中。⑥轻轻摇动静脉营养输液袋使之混合均匀，排气，备用。

其他需注意的问题：①在最终混合前氨基酸可被加入到脂肪乳液或葡萄糖液中，以保证氨基酸对乳剂的保护作用，避免乳剂破裂。②电解质不能直接加入脂肪乳剂中。一般控制一价阳离子浓度 $<150mmol/L$，Mg^{2+} 浓度 $<3.4mmol/L$，Ca^{2+} 浓度 $<1.7mmol/L$。③注意钙剂和磷酸盐应分别在不同的溶液中稀释，以免发生磷酸钙沉淀。④加入液体总量应 $\geqslant$ 1.5L，混合液中葡萄糖的最终浓度为 $0\sim23\%$，有利于混合液的稳定。⑤混合液中一般不再加入其他药物，除非已有资料报道或验证过。⑥现配现用，最好在 24h 内输完，最多不超过 48h。如不立即使用，应将混合物置于冰箱 4℃ 保存。⑦配好的输液袋标签上应注明配方组成、床号、姓名及配制时间。

（2）使用过程中应注意的问题　①采用同一条通路输注肠外营养液和其他治疗药物时，中间应用基液冲洗过渡；②输注速度：应在 18～20h 内输完；③输注时不能在 Y 型管中加入其他药物，以免发生配伍禁忌；④使用 PVC 袋时应避光。

三、药物配伍变化

（一）溶剂性质改变引起配伍禁忌

某些含有非水溶剂的制剂与输液配伍，由于溶剂组成的改变使药物析出。如氯霉素注射液溶剂主要为丙二醇，若用水性输液稀释，浓度高于 0.25% 时，会出现氯霉素沉淀。

（二）pH 变化引起药物沉淀

注射液 pH 是一个重要因素，在不适当的 pH 下，有些药物会产生沉淀。如 5% 硫喷妥钠 10ml 加入 5% 葡萄糖注射液 500ml 中，由于 pH 下降产生沉淀；磺胺嘧啶钠与葡萄糖注射液会析出磺胺嘧啶结晶。

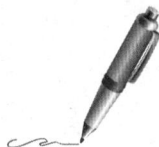

（三）配伍引起氧化还原反应

有些药物本身是氧化剂，能与另一些具有还原性的药物发生氧化还原反应。如维生素 K 是一种弱氧化剂，若与具有还原性的维生素 C 配伍，维生素 C 被氧化破坏失去活性。

（四）混合顺序引起变化

有些药物混合时可先稀释再混合，则不会析出沉淀。如氨茶碱与烟酸混合，应先将氨茶碱稀释，再混合。

（五）其他配伍变化

直接反应生成难溶性螯合物，如头孢菌素类与 Ca^{2+}、Mg^{2+} 等形成难溶性螯合物，四环素与钙剂（亚铁、铝、镁制剂）形成不溶性螯合物；与某些离子接触导致药物效价下降，如氨苄西林钠及青霉素 G 遇乳酸根离子发生水解加速；药物配制或输注时间过长致其发生聚合反应失效，如氨苄西林浓的水溶液在贮存过程中能发生聚合反应。

拓展阅读

PIVAS 的起源与发展

20 世纪 60 年代末，静脉药物配置中心（pharmacy intravenous admixture services，PIVAS）开始在世界各地兴起。1963 年，世界上第一个 PIVAS 在美国俄亥俄州立大学附属医院成立。至 2000 年，西方发达国家的教学医院均建有 PIVAS，美国 100% 的非营利性医院建有 PIVAS。1999 年，上海市静安区中心医院建成全国第一个 PIVAS，2000 年~2003 年，全国掀起了建造 PIVAS 的第一个高潮，2006 年底，全国有超过 200 个不同规模的 PIVAS 落成。2010 年 4 月 20 日国家卫生部发布《静脉用药集中调配质量管理规范》，肠外营养液和危害药品静脉用药应当实行集中调配与供应。截至 2015 年初已约有 1100 所医疗机构建立 PIVAS，已投入使用和正在筹建的 PIVAS 数量逐年增加，PIVAS 的运营与管理也更加规范，从而更好地保障病人用药安全。

岗位对接

本任务是药学类、药品经营与管理、药品服务与管理专业学生必须掌握的内容，为成为合格的药学服务人员奠定坚实的基础。

本任务对应的岗位包括药士、药师、执业药师、医药商品购销员、药品调剂岗位的相关工种。

上述从事药学服务及药品调剂相关所有岗位的从业人员均需掌握处方审核的主要内容、处方调剂和临床用药调配的规程和质管要求，熟悉药学计算的公式，学会运用医药学知识实施处方调剂、用药调配工作。

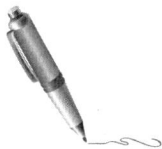

重点小结

静脉用药集中调配操作要点：①审核处方或用药医嘱，确认其正确性、合理性与完整性；②贴签摆药与核对，按输液标签所列药品顺序摆药，摆药时需检查药品的品名、剂量、规格等是否符合标签内容，同时应当注意药品的完好性及有效期；③静脉用药混合调配，包括调配前启动净化系统，调配人员按输液标签进行核对，按照无菌操作原则进行混合调配，并进行双人核对；④成品输液的核对、包装与发放，检查输液袋（瓶）有无裂纹，输液应无沉淀、变色、异物等，再次核对用药医嘱的适宜性、输液种类及规格的相符性，经核对合格的成品输液，用适宜的塑料袋包装，危害药品的外包装上要有醒目的标记，按病区分装。

肠外营养液的配制要特别注意各组分的混合顺序以及其他影响肠外营养液稳定性的因素，使用过程中，输液前后注意应用基液冲洗过渡，应在 18～20 小时内输完，输注时不能在 Y 型管中加入其他药物，以免发生配伍禁忌。

药物配伍变化的类型主要有溶剂性质改变引起配伍禁忌、pH 变化引起药物沉淀、配伍引起氧化还原反应以及混合顺序引起配伍变化等，临床应用时应注意避免不恰当的配伍，保证相容性。

目标检测

一、单项选择题

1. 维生素 K 注射液与维生素 C 注射液配伍，结构可被破坏，发生以上配伍变化的原因是

　A. 溶剂性质改变　　　　　　B. pH 变化

　C. 发生氧化还原反应　　　　D. 混合顺序改变

　E. 发生螯合反应

2. 下列关于肠外营养液的说法错误的是

　A. 配制时钙剂和磷酸盐应分别在不同的溶液中稀释，以免产生沉淀

　B. 现配现用，最好在 24h 内输完

　C. 电解质不能直接加入脂肪乳剂中

　D. 输注时可以在 Y 型管中加入其他药物

　E. 使用 PVC 袋时应避光

3. 地西泮（安定）注射液与 5% 葡萄糖输液配伍时，析出沉淀的原因是

　A. pH 改变　　　　　　　　B. 溶剂组成改变

　C. 离子作用　　　　　　　　D. 直接反应

　E. 盐析作用

4. 常见药物制剂的化学配伍变化是

　A. 溶解度改变　　　　　　　B. 液化

　C. 粒径变化　　　　　　　　D. 变色

　E. 潮解

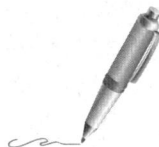

二、多项选择题

1. 关于静脉用药集中调配的操作要点下列说法正确的是

   A. 审核处方或用药医嘱，确认其正确性、合理性与完整性

   B. 摆药时需检查药品的品名、剂量、规格等是否符合标签内容，同时应当注意药品的完好性及有效期

   C. 补充药品时，应当注意药品有效期，按先进先用、近期先用的原则，对氯化钾注射液等高危药品应有固定位置并贴警示标识

   D. 调配前 30 分钟，按操作规程启动洁净间和层流工作台净化系统，并确认其处于正常工作状态

   E. 按照无菌操作原则进行混合调配，并进行双人核对，签名或盖签章

2. 常见药物制剂的配伍变化有

   A. 溶剂性质改变引起配伍变化   B. pH 改变引起药物变化

   C. 混合顺序引起变化   D. 直接反应生成难溶性螯合物

   E. 配伍引起氧化还原反应

3. 下列配伍变化发生的原因正确的是

   A. 氯霉素注射液溶剂主要为丙二醇，若用水性输液稀释，浓度高于 0.25% 时，会出现氯霉素沉淀，原因是溶剂性质改变

   B. 磺胺嘧啶钠与葡萄糖注射液会析出磺胺嘧啶结晶，原因是 pH 改变

   C. 维生素 K 是一种弱氧化剂，若与还原剂维生素 C 配伍，则结构可被破坏，原因是发生氧化还原反应

   D. 四环素与钙剂（亚铁、铝、镁制剂）形成不溶性螯合物，原因是发生直接反应

   E. 氨苄西林浓的水溶液在贮存过程中能发生聚合反应，原因是溶剂性质改变

4. 下列关于肠外营养液的说法正确的是

   A. 配制时钙剂和磷酸盐应分别在不同的溶液中稀释，以免产生沉淀

   B. 现配现用，最好在 24h 内输完

   C. 电解质不能直接加入脂肪乳剂中

   D. 输注时可以在 Y 型管中加入其他药物

   E. 使用 PVC 袋时应避光

5. 有关肠外营养液的配制说法正确的是

   A. 将微量元素和电解质加入到氨基酸溶液中。

   B. 将磷酸盐制剂加入葡萄糖液内。

   C. 电解质不能直接加入脂肪乳剂中。

   D. 注意钙剂和磷酸盐应分别在不同的溶液中稀释，以免发生磷酸钙沉淀。

   E. 混合液中一般不再加入其他药物，除非已有资料报道或验证过。

三、思考题

某需禁食禁水患者肠外营养的配方如下：50% 葡萄糖注射液 250ml，5% 葡萄糖氯化钠注射液 500ml，结构脂肪乳注射液（C6~24）250ml，复方氨基酸注射液（20AA）500ml，10% 氯化钾注射液 35ml，10% 葡萄糖酸钙注射液 10ml，注射用水溶性维生素（水乐维他）半支，脂溶性维生素注射液（维他利匹特）10ml，甘油磷酸钠注射液（格利福斯）10ml，多种微量元素注射液（安达美）10ml。

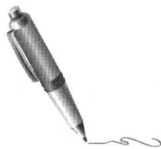

问题：以上肠外营养配方中糖、脂肪、氮的配比是否适宜？请简述配制中的混合顺序。

（黄　欣）

实训二　处方调剂综合实训

一、实训目的

1. 熟悉处方调剂的流程，能正确调配处方；
2. 掌握处方审核、四查十对的内容，能科学地进行用药交代；
3. 能识别药品包装信息，检查药品外观质量。

二、实训原理

1. 处方调剂的程序是审核处方、调配药品、分装药品、书写药袋或粘贴标签、核查处方、药品、向患者交付处方药品、进行用药交代与指导。基本内容应包括：药品名称及数量；用药原因；用药剂量，日服次数或间隔时间、疗程，药品常见的不良反应，贮存条件及药品有效期。

2. 药师调剂处方时必须做到"四查十对"：查处方，对科别、姓名、年龄；查药品，对药名、剂型、规格、数量；查配伍禁忌，对药品性状、用法用量；查用药合理性，对临床诊断。

3. 药师应当对处方的合法性进行审查，包括处方来源、医师执业资格、处方类别。药师应当对处方的规范性进行审查，逐项认真检查处方前记、正文和后记是否完整，书写或印制是否清晰，处方是否有效，医师签字或签章与备案字样是否一致等。药师应当对处方用药适宜性进行审核，内容包括：规定必须皮试的药品是否注明过敏试验及结果的判定；处方用药与临床诊断的相符性；剂量、用法和疗程的正确性；选用剂型与给药途径的合理性；是否有重复给药现象；是否有潜在临床意义的药物相互作用、配伍禁忌和妊娠禁忌等情况。

三、实训器材

模拟处方 10 张、相关药品 40 种、分装袋、用药指导标签、药篮

四、操作步骤

1. 随机抽取处方，审核处方（从合法性、规范性、用药适宜性三方面审核），签字。
2. 对照处方调配药品，仔细查看药品名称、剂型、规格、数量，放入药篮，签字。
3. 需分装药品，将药品装入分装袋内，注意不能污染药品，写分装袋标签（药品名称、剂型、规格、数量）。
4. 核对药品，检查药品包装，查看外观质量、有效期、贮存要求、用法用量，签字。
5. 选一种药品写用药方法标签，标识患者姓名、药品名称、剂型、规格、数量、用法用量、储存条件、服用注意事项（如餐前、餐后、睡前、驾车司机不宜服用等）。
6. 查看药品说明书，设计用药交代内容。
7. 实施四查十对（查处方、药品）。
8. 模拟实施发药交代、用药指导（药品名称、数量，用法用量、用药时间，用药原因，

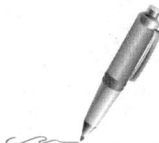

贮存条件和有效期,用药注意事项或禁忌或不良反应),签字。

处方范例:

XX 医学院附属医院　　(普通)

费别:自费	医保卡号:XX	门诊号:4382937	日期:XX.XX.XX
姓名:XX	性别:女	年龄:26	科室:妇产科

临床诊断:妊娠

Rp:　　　右旋糖酐铁分散片　　250mg＊36　×2盒

　　　　　Sig　　250mg　　　p.o.　　　q.d.

　　　　　叶酸片　0.4mg＊100×24粒

　　　　　Sig　　0.4mg　　　p.o.　　　q.d.

　　　　　以下为空白

医师:XX	药品金额:XX	审核:
调配:	核对:	发药:

五、思考题

1. 处方审核的主要内容是什么?

2. 用药交代、指导的主要内容是什么?

3. 处方调剂的操作规程是什么?

(肖　兰)

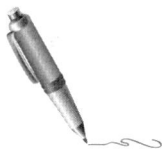

第三章

用药咨询与健康教育

学习目标

知识要求　**1. 掌握**　常用药品服用时间和特殊提示及剂型使用的用药指导。
　　　　　2. 熟悉　医师、护士、公众、患者用药咨询的内容。
　　　　　3. 了解　药物信息咨询服务、疾病管理与健康教育。
技能要求　1. 具备指导药品服用时间、剂型使用、特殊提示的技术。
　　　　　2. 能运用医药学信息、知识提供用药咨询、开展健康教育。

案例导入

案例：患者，女，42岁，不爱运动，工作压力大，有家族心血管疾病史，因体检查出高血压，来医院就诊，经进一步动态血压监测，多次测血压，确诊为原发性高血压。医生处方给药为：苯磺酸左旋氨氯地平片、每日1次，每次口服1片（2.5mg），琥珀酸美托洛尔缓释片、每日1次，每次口服1片（47.5mg）。

讨论：1. 根据医师处方，如何进行用药指导？
　　　　2. 根据病人情况，如何开展健康教育？

第一节　药物信息咨询服务

一、概述

　　药物信息咨询服务，是药学服务的重要内容，也是药师必须具备的工作基本技能；其核心是以循证药学的理念为临床提供高质量、高效率的用药相关信息，帮助解决患者的实际问题；包括为一个患者提供有关药物使用的信息服务，或为一类患者的用药治疗提供信息服务，如医院处方集的制定。

二、临床常用药物信息咨询资料

　　药师提供药物信息咨询服务，主要信息资源包括期刊（如中国药学杂志）发表的原创性论著、医药图书（如工具书、教科书、手册），在线数据库（如中国医院数字图书馆）、药学应用软件（如 PASS 合理用药信息监测系统）、临床实践指南、系统评价或综述性文章、专业网站（如国家药品监督管理局网站）等。临床常用药物信息咨询资料见表 3-1。

扫码"学一学"

扫码"看一看"

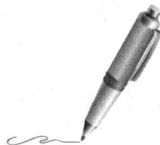

表 3 - 1　　临床常用药物信息咨询资料

临床常用资料	特点
药品说明书	载明药品安全性、有效性等重要信息的法定文件
药品不良反应	常用药品所致不良反应、药品不良反应事件和药源性疾病的临床表现和防治
国家基本药物处方集	指导国家基本药物的合理使用
中华人民共和国药典临床用药须知	具有较高的实用性、权威性和学术性
新编药物学	常用药品的性状、药理作用及应用用法、注意事项
最新450种中西药物注射剂配伍禁忌应用检索表	简洁明了、色彩标记，检索便捷、清晰
药物相互作用的分析与处理	已确认有临床意义的药物相互作用机制和处理意见
妊娠期和哺乳期用药	明确收录药物的危险等级和相关临床文献
临床治疗指南	为医生提供医疗诊断和治疗的详细方案，实用方便

三、药物信息咨询服务流程

（一）了解问询人和问询问题的背景信息

为避免检索工作的浪费和错误答案给问询者的误导，准确获得问询人的一般资料和问询问题的背景信息非常重要。了解以下信息有助于问题的解答：问询者的姓名、住址和联系方式；问询者的工作背景（如专业、工作单位或部门）、职业、职称和职务；已查询过的信息资源；问题是针对具体患者还是学术型的；患者的诊断和其他用药；得到答复的紧迫性等。

（二）对问题进行确定并归类

确定咨询问题并将问题进行归类，常见的问题类型有：特殊剂型的使用方法、药品漏服或补服、药品的不良反应、用药剂量、适应证与禁忌证、联合用药的药物相互作用、哺乳或妊娠妇女的用药、注射药物的配伍、替代治疗、血药浓度监测与剂量调整、药代动力学等。

（三）确定检索方法，查阅文献

在查阅文献之前，首先应确定采用手工检索或计算机检索等有效的方法，以节省时间、提高答案的准确性。

（四）文献的评价、分析和整理

对文献中的信息必须进行客观、合理的分析评价，进行真伪和可靠性的鉴别，去伪存真之后再挑出有专业证据的高质量信息进行整理。

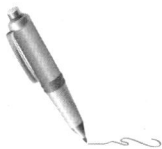

拓展阅读

药物信息的分类、特点、评价标准（表3-2）

表3-2　药物信息的分类、特点、评价标准

信息名称	涵盖信息资源	特点	评价标准
一级信息	期刊发表的原创性论著	新、有具体细节、可自我评价、量大费时	前言、材料与方法、结果、讨论部分的质量
二级信息	引文、摘要、索引服务	方便筛选，不够全面、不够新，可能错	收载杂志数量、出版种类更新情况、索引的完备
三级信息	图书、应用软件、实践指南、系统评价或综述性文章	全面详实、内容广泛，不是最新的	作者的权威性，内容是否新？有无文献支持？有无差错？
互联网信息	政府、专业组织和协会网站搜索引擎的信息	方便获取 质量良莠不齐	信息权威性、补充性、合理性、归因性、新颖和诚信

（五）形成答案并告知问询者

根据文献信息形成答案，并以文字或口头形式告知问询者。

（六）随访并建立档案

通过随访，可以了解信息咨询的工作效果。建立档案则是为了今后的总结和完善。

第二节　用药咨询

用药咨询是药师应用所掌握的药学知识（如药效学、药动学知识）和药品信息（如药品不良反应信息），承接公众对药物治疗和合理用药的咨询服务，对保证临床合理用药有着重要意义。根据药物咨询对象的不同，可以将其分为患者、医师、护士和公众的用药咨询。

一、患者用药咨询

由于医药知识专业性非常强，绝大多数患者是不可能掌握较全面的医学或药学知识的，因此药师应利用自己掌握的专业知识指导患者用药，最大限度地提高患者的药物治疗效果，提高用药的依从性，保证用药安全、有效。

（一）咨询方式

药师对于患者用药咨询的服务方式分主动方式和被动方式两种。主动方式主要是指医院药师、药房药师应当主动向患者讲授安全用药知识，向患者发放一些合理用药宣传材料或通过网络向公众宣传促进健康的小知识。药师日常承接的咨询内容以被动咨询居多。患者常常采用面对面或电话、网络、来信等询问方式。由于患者的情况各异，涉及专业角度也不同，希望了解问题的深度也各不相同。因此，药师在接受咨询时需尽量了解全面的信

扫码"学一学"

扫码"看一看"

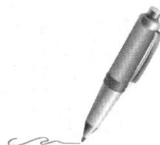

息，应问清患者希望咨询的问题，并通过提问的方式了解患者更多的背景资料，以判断患者既往用药是否正确，存在的问题，再告之正确的用药信息。

（二）咨询内容

患者向药师咨询的内容包括：①药品名称：通用名、商品名、别名。②适应证：药品适应证是否与患者病情相对应。③用药方法：口服药品的正确服用方法、服用时间和用药前的特殊提示；栓剂、滴眼剂、气雾剂等剂型的使用方法；缓释制剂、控释制剂、肠溶制剂等特殊剂型的用法；如何避免漏服药物以及漏服后的补救方法。④用药剂量：首次剂量、维持剂量；每日用药次数、间隔；疗程。⑤服药后预计疗效及起效时间、维持时间。⑥药品的不良反应与药物相互作用。⑦是否有替代药物或其他疗法。⑧药品的鉴定辨识、贮存和有效期。⑨药品价格、报销情况，是否进入医疗保险报销目录等。

案例1：患儿，13岁，诊断为流行性感冒，处方奥司他韦颗粒"每次75 mg，每日2次"。家长咨询该药有什么不良反应？

案例2：某哮喘患者，医生处方给药丙酸氟替卡松吸入气雾剂，咨询该药的使用方法。

（三）主动咨询情况

在以下情况，药师应主动向患者提供咨询。

（1）患者同时使用2种或2种以上含同一成分的药品时；或合并用药较多时。

（2）患者用药后出现不良反应时；或患者有既往不良反应史。

（3）患者依从性不好时；或患者认为疗效不理想时或剂量不足以有效时。

（4）因患者病情需要，处方中药品超适应证、剂量超过规定剂量时（需医师双签字确认）。处方中药品用法、用量与说明书不一致时。

（5）与患者正在使用的药物中有配伍禁忌或配伍不当时（如有明显配伍禁忌时应第一时间联系该医师以避免纠纷的发生）。

（6）患者使用需要进行血药浓度监测（TDM）药品时。

（7）患者使用近期说明书有修改（如商品名、适应证、禁忌证、剂量、有效期、贮存条件、药品不良反应）的药品时。

（8）患者使用近期发现严重或罕见的不良反应药品时。

（9）使用麻醉药品、精神药品的患者；或应用特殊药物（抗生素、抗真菌药、抗凝血药、抗肿瘤药、双膦酸盐、镇静催眠药、抗精神病药等）、特殊剂型（缓控释制剂、透皮制剂、吸入制剂）者。

（10）使用有多种适应证或用法用量复杂的药品时。

（11）患者使用重新分装的药品，但包装的标识物不清晰时。

（12）患者使用需特殊贮存条件的药品，或使用临近有效期药品时。

（四）咨询注意事项

（1）不同患者对信息的要求及解释上存在种族、文化背景、性别及年龄的差异，药师向患者提供咨询时要针对性地使用适宜的方式、方法，并注意尊重患者的个人意愿。如向老年咨询患者做解释时语速宜慢，多用些文字、图片形式以方便他们理解和记忆。对于女性咨询患者，要问询是否已经怀孕或有否准备怀孕的打算，是否正在哺乳，提醒注意相关用药安全问题。对于有肝、肾功能不全咨询患者，要告知疾病状况会影响药物的代谢和排泄，易致药品不良反应的发生和中毒，注意用药剂量问题。

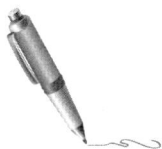

（2）对于一般患者的咨询，要以容易理解的医学术语来解释；尽量使用描述性语言以便患者能正确理解，可采取口头与书面解释方式并用。尽量不用带数字的术语来表示。

（3）对特殊患者尽量提供书面解释材料，如：第一次用药的患者；使用地高辛、茶碱等治疗窗窄的药物的患者；用药依从性不好的患者。

（4）尊重患者的意愿，保护患者的隐私：不得泄露咨询档案等患者的信息资料，尤其不能用于商业目的。

（5）能当场解答就当场解答，不能当场答复的，不要冒失回答，要问清对方何时需要答复，进一步查询相关资料后尽快予以正确答复。

（6）咨询位置应明确、显而易见，宜紧临门诊药房或设在药店大堂的明显处，目的是方便患者向药师咨询与用药相关的问题。咨询环境应舒适，并相对安静，较少受外界干扰。对某些特殊患者应单设一个比较隐蔽的咨询环境，以便为特殊患者（如妇产科、泌尿科、皮肤性病科患者）咨询，使患者放心、大胆地提出问题。

二、医师用药咨询

医师的用药咨询问题侧重于药物资讯、处方用药禁忌和患者用药必须查询的问题，包括国内外新药动态、新药临床评价、药物的药效学与药动学、治疗方案和药品选择、药物相互作用、基因和肝药酶对药物代谢的影响、妊娠及哺乳期妇女或肝肾功能不全者禁用药品、药品不良反应、药物与化学品的中毒鉴别与解救等信息。为提高药物治疗效果、降低药物治疗风险，药师主要从以下 6 个方面向医师提供用药咨询服务。

（一）新药信息

为使医师在临床上有更多的治疗选择，药师应提供市场上新药和新剂型的信息，包括新药的作用机制、作用靶位、药效学/药动学指标、临床评价等信息。

（二）合理用药信息

包括抗菌药物合理使用信息、特殊人群剂量调整信息、小儿用药警示信息。

（三）治疗药物监测信息

对地高辛、氨基糖苷类抗生素、抗癫痫药、免疫抑制剂（环孢素、吗替麦考酚酯）等药物，药师通过提供血药浓度监测信息，帮助医师调整患者用药剂量，保证临床用药的安全有效。

（四）药品不良反应（ADR）信息

药师应搜寻国内外有关 ADR 的最新进展和报道，关注药品不良事件、新药上市后被召回或撤市的案例，提供给临床医师。如阿昔洛韦可致急性肾衰竭、肾功能异常及肾小管损害。长时间、大剂量应用头孢菌素类等抗生素引起牙龈出血、手术创面渗血等反应，与抗凝药合用可致大出血，合用时应监测凝血功能和出血；长期应用头孢菌素类药物可致肠道菌群改变，造成维生素 K（凝血酶辅酶）和 B 缺乏，因此须注意适当补充维生素 K、B；抗震颤麻痹新药培高利特导致心脏瓣膜病。

（五）药物禁忌证信息

药师应提示医师防范患者有禁忌证的用药情况，如加替沙星对糖尿病患者可能增加患者出现低血糖或高血糖症状的隐患，并影响肾功能，糖尿病患者禁用。

（六）药物相互作用信息

药物相互作用是指病人同时服用两种或两种以上药物后所产生的复合效应，可使药效

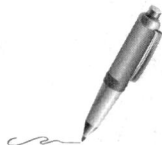

加强或副作用减轻，也可使药效减弱或出现不应有的毒副作用。药师提供药物相互作用信息，有利于临床医师在进行联合用药时，注意合理选择，以达到最好的疗效和最少的药品不良反应。如氟喹诺酮类药培氟沙星等可致跟腱炎症，如联合应用糖皮质激素则更危险，严重者可致跟腱断裂。

三、护士用药咨询

护士的药物相关工作是执行医嘱，实施药物治疗（注射给药和口服用药），因此他们用药咨询主要是获得有关口服药的剂量、用法，注射剂配制溶剂、稀释容积与浓度、静滴速度、输液药物的稳定性和配伍禁忌等信息。临床常见护士用药咨询问题见表3-3。

表3-3 临床常见护士用药咨询问题

临床常见护士用药咨询问题	案例—答案
不宜选择氯化钠注射液溶解的药品	普拉睾酮、洛铂、两性霉素B、氟罗沙星、红霉素
不宜选择葡萄糖注射液溶解的药品	青霉素、阿昔洛韦、瑞替普酶、依托泊苷
药物的稀释容积与浓度	氯化钾静脉滴注的浓度一般不超过0.2%~0.4%
药物的滴注速度	林可霉素、环丙沙星、氟康唑等静脉滴注时间应控制在1h以上
药物的配伍禁忌	毛花苷与氨茶碱、氢化可的松等配伍可出现浑浊变色、活性降低
输液药物的稳定性	硝普钠、对氨基水杨酸钠、尼莫地平、培氟沙星等遇光易变色

四、公众用药咨询

随着人民生活水平的提高，公众的自我保健意识也不断加强，人们更加注重日常保健和疾病预防，对轻微病症也常在药店自行购药进行自我药疗。公众用药咨询的问题集中在常见病治疗、减肥、补钙、补充营养素等方面，也包括药品的用法、适宜的给药时间、注意事项、禁忌证、不良反应及相互作用、药品的储存等方面的问题。

五、药品辅料、包材用药装置方面的咨询

药品的辅料、包材及特殊给药装置在药物成型、保持药物稳定性、提高生物利用度和保持药效等方面发挥了积极的作用，但这些材料不一定全部是惰性的，有可能对药物产生不好的影响。如有些外用制剂中的辅料丙二醇可引起接触性皮炎。有些难溶药物的注射液中含有大量丙二醇作为溶剂（如复合维生素、硝酸甘油、依托咪酯、地西泮、地高辛等），大剂量给药可产生乳酸中毒、溶血、血清高渗、中枢抑制；输注速度过快引起血栓性静脉炎、呼吸衰竭、低血压、癫痫发作。如紫杉醇注射液需使用非PVC材料的输液瓶和输液管给药，否则其活性成分易被PVC材料吸附而降低药效甚至失效。因此，药师应主动提供相关的咨询，以保证患者的用药安全性、有效性。

扫码"学一学"

第三节 用药指导

药师利用医药知识指导患者科学、合理用药，可优化药物治疗方案、减少药品不良反应发生的概率，提高用药的依从性、有效性和安全性。药师用药指导的内容通常包括用药时间、剂型使用方法、用药特殊提示等方面。

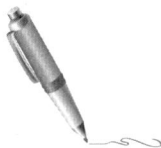

一、药品服用时间的指导

人体的生物钟规律是指在人体内调控某些生化、生理和行为现象有节奏地出现的生理机制。如胰岛素的分泌，清晨始升高，午后达高峰，凌晨跌至低谷。很多药物的作用和毒性、不良反应与人体的生物节律（生物钟）有着极其密切的关系。同等剂量的同一种药物可因给药时间不同，而产生不同的作用和疗效。药师根据时辰药理学，指导患者选择最适宜的服用药品时间，使给药时间与人体生理节律同步，可达到以下效果：①充分调动人体积极的免疫和抗病因素。②增强药物疗效，或提高药物的生物利用度；③减少和规避药品不良反应；④降低给药剂量和节约医药资源；⑤提高用药依从性。如夜间服用他汀类调脂药比白天更加有效，因为胆固醇主要在夜间合成。常用药品适宜的服用时间见表3-4。

扫码"看一看"

表3-4 常用药品适宜的服用时间

服用时间	药品类别	药品名称	原因
清晨	糖皮质激素	泼尼松、泼尼松龙、地塞米松	减少反馈抑制避免肾上腺皮质功能下降
	抗高血压药	氨氯地平、依那普利、索他洛尔	有效控制杓型高血压
餐前	胃黏膜保护药	磷酸铝、复方铝酸铋	可充分地附着于胃壁、形成一层保护屏障
	促胃动力药	甲氧氯普胺、多潘立酮、莫沙必利	加强胃肠蠕动，促进食物向下排空和消化
	降糖药	格列本脲、格列喹酮、罗格列酮	起效更快，血浆达峰浓度时间比餐中服用提早
	抗菌药物	氨苄西林、阿莫西林、克拉霉素	延缓药物吸收
餐中	降糖药	二甲双胍、阿卡波糖	减少不良反应和对胃肠道的刺激
	非甾体抗炎药	吡罗昔康、美洛昔康、奥沙普秦	减轻药物的刺激性，降低胃黏膜出血的概率
餐后	非甾体抗炎药	阿司匹林、对乙酰氨基酚、布洛芬	减少药物对胃肠道的刺激
	H_2受体阻断药	雷尼替丁、法莫替丁	药物的抗酸和缓冲作用时间长，治疗效果佳
睡前	催眠药	艾司唑仑、苯巴比妥、地西泮	患者服后安然入睡
	抗过敏药	苯海拉明、氯苯那敏、酮替芬	有困乏、嗜睡副作用，睡前服用较安全
	钙剂	碳酸钙	人血钙后半夜最低，可得到更好的利用，减少食物影响

二、药物剂型的使用指导

不同的剂型，使用各有其注意事项。正确使用剂型，能促使药物更好地发挥疗效。因此药师应重视剂型的使用指导。下面介绍一些特殊剂型的使用注意事项。

（一）泡腾片

泡腾片应用时宜注意：①口服泡腾片一般宜用100~150ml凉开水或温水浸泡，可待完全溶解或气泡消失后再饮用；②严禁直接服用或口含；③幼儿不能自行服用；④药液中有

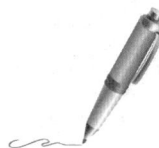

不溶物、沉淀、絮状物时不宜服用。

（二）舌下片

舌下片应用时宜注意：①应迅速把药片放于舌下；②为保证药物充分吸收，含服时间一般控制在5min左右；③不能用舌头在嘴中移动舌下片以加速其溶解，不能咀嚼或吞咽药物、吸烟、进食、嚼口香糖，不宜多说话；④含后30min内不宜吃东西或饮水。

（三）咀嚼片

咀嚼片服用时宜注意：①在口腔内的咀嚼时间宜充分，以免影响药物的作用；②咀嚼后可用少量温开水送服；③用于中和胃酸的药物咀嚼片，宜在餐后1～2h服用。

（四）滴眼剂

滴眼剂使用步骤：①清洁双手，头部后仰，眼向上望，将下眼睑轻轻拉开成一钩袋状；②从眼角侧将药液滴入眼袋内，一次1～2滴。为避免污染，滴药时滴管口应距眼睑2～3cm，勿触及眼睑或睫毛；③滴后轻轻闭眼1～2min；用药棉或纸巾擦拭流溢在眼外的药液。④为防止药液分流降低眼内局部药物浓度及经鼻泪管流入腔而引起不适，用手指轻轻按压眼内眦。使用注意事项：①同时使用2种药液，宜间隔10min；②若滴入阿托品等有毒性的药液，滴后用棉球压迫泪囊区2～3min，以免药液经流入泪囊和鼻腔，经黏膜吸收后引起中毒反应；③一般先滴右眼后滴左眼，以免用错药，如左眼病较轻，应先左后右，以免交叉感染；④如眼内分泌物过多，应先清理分泌物；⑤滴眼剂不宜多次打开使用，连续应用一个月不应再用。

（五）滴鼻剂

因鼻腔又深又窄，所以滴鼻时应头往后仰，适当吸气，使药液尽量达到较深部位。滴鼻剂使用方法：先呼气；头部向后仰依靠椅背，或仰卧于床上，肩部放一枕头，使头部后仰；瓶口对准鼻孔，不要接触到鼻黏膜；滴后保持仰位1min，后坐直。

（六）栓剂

1. 阴道栓应用时宜注意 ①洗净双手，除去栓剂外封物。用清水或水溶性润滑剂涂在栓剂的尖端部；②患者仰卧床上，双膝屈起并分开，利用置入器或戴手套，将栓剂尖端部向阴道口塞入，以向下、向前的方向轻轻推入阴道深处。然后合拢双腿，保持仰卧姿势约20min；③给药后1～2h内尽量不排尿，以免影响药效；④应于入睡前给药，以便药物充分吸收，月经期停用。

2. 直肠栓应用步骤 ①剥去栓剂外裹的铝箔或聚乙烯膜，在栓剂的顶端蘸少许液状石蜡、凡士林、植物油或润滑油；②患者侧卧位，小腿伸直，大腿向前屈曲，贴着腹部；儿童可趴伏在大人的腿上；③放松肛门，把栓剂的尖端插入肛门，用手指缓缓推进，深度距肛门口幼儿约2cm，成人约3cm，合拢双腿并保持侧卧姿势15min；④用药前先排便，用药后1～2h内尽量不解大便（刺激性泻药除外）。⑤在肛门外塞一点脱脂棉或纸巾，以防基质熔化漏出而污染衣被。

（七）吸入气雾剂

使用气雾剂时，宜按下列步骤进行：①将痰液咳出，口腔内的食物咽下；②用前将气雾剂摇匀；③将双唇紧贴近喷嘴，头稍微后倾，缓缓呼气尽量让肺部的气体排尽；④深呼吸、同时揿压气雾剂阀门，使舌头向下；⑤屏住呼吸10～15s，后用鼻子呼气；⑥使用含激素类制剂后用温水漱口。

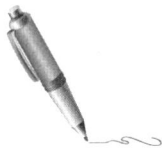

（八）透皮贴剂

透皮贴剂使用时宜注意：①用前将皮肤清洗干净，并稍稍晾干；②取出贴片，不要触及含药部位；③贴于皮肤上，按压边缘与皮肤贴紧；④不要贴敷于有破损、溃烂、渗出、红肿的皮肤部位；⑤不要贴在皮肤的皱褶处、四肢下端或紧身衣服底下。

三、服用药品的特殊提示

饮水、饮食、吸烟等均可能对药物疗效产生影响，因此药师在用药指导时还需就以上方面进行特殊提示。

（一）饮水对药物疗效的影响

有些药物服用时宜多饮水，有些药物服用时宜限制饮水，有些药物不宜用热水送服。常见药品饮水的要求见表3-5。

表3-5　常见药品饮水的要求

饮水要求	药品类别	药品名称	原因
多饮水	平喘药	茶碱、氨茶碱、胆茶碱	避免脱水所致口干、心悸、血容量过低
	利胆药	苯丙醇、羟甲香豆素、去氢胆酸	避免过度腹泻至脱水
	蛋白酶抑制剂	利托那韦、奈非那韦洛匹那韦	避免尿道结石或肾结石的发生
	抗痛风药	丙磺舒、别嘌醇、苯溴马隆	增加尿量、碱化尿液、防止尿酸沉积形成结石
	抗尿结石药	排石汤、排石冲剂	冲洗尿道、稀释尿液、减少尿盐沉淀的机会
	氟喹诺酮类药	诺氟沙星、环丙沙星、氧氟沙星	防止药物造成肾损伤
限制饮水	止咳药	止咳糖浆、甘草合剂	黏附于咽喉部起效，避免饮水将局部药物冲掉
	防心绞痛药	硝酸甘油、麝香保心丸	舌下含服、不可咽下、不需水送服
	抗利尿药	加压素、去氢加压素	避免引起水潴留或低钠血症及其并发症
	胃黏膜保护药	硫糖铝、果胶铋	服药后在胃中形成保护膜，避免保护层被水冲掉
不宜热水	助消化药	含消化酶的药	遇热失效
	活疫苗	脊髓灰质炎糖丸	遇热疫苗失活
	活菌类药	乳酶生、整肠生	遇热活菌被破坏

（二）饮食和吸烟对药物疗效的影响

1. 饮酒　酒的主要成分为乙醇，人饮酒后先兴奋，然后抑制中枢神经系统，并扩张血管、影响肝药酶代谢系统。某些药物也可延迟酒的分解与代谢。因此酒与药物的相互作用产生两个结果：降低疗效、增加不良反应发生率。如饮酒可降低别嘌醇抑制尿酸生成的效果。饮酒可使维生素 B_1、B_2、烟酸、地高辛的吸收明显减少。饮酒可降低患者对卡马西平的

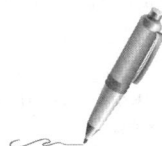

耐受性。饮酒增加药物不良反应发生率的情况较多。饮酒导致常见药物不良反应发生率增加的案例见表 3 - 6。

表 3 - 6　饮酒导致常见药物不良反应发生率增加的案例

常见药物	不良反应发生率增加表现
甲硝唑、头孢曲松、头孢哌酮、氯丙嗪	双硫仑样反应：面部潮红、头痛、眩晕、腹痛、恶心、呕吐、嗜睡
苯巴比妥、地西泮、利培酮、佐匹克隆	增强中枢抑制作用，出现嗜睡、昏迷
阿司匹林、吲哚美辛、布洛芬、阿西美辛	加重胃黏膜的刺激，增加发生胃溃疡或出血的危险
苯乙双胍、格列本脲、格列喹酮	易出现昏迷、休克、低血糖症状
普萘洛尔	促发心绞痛与心动过速，引起药物代谢加快
苯海拉明	增加对智能和运动的损害

2. 喝茶　茶叶中含有大量的鞣酸、咖啡因、儿茶酚、茶碱。鞣酸可对下列药物的疗效产生明显的影响：鞣酸能与药物中的多种金属离子如钙（乳酸钙）、铁（硫酸亚铁）、钴（氯化钴）、铝（氢氧化铝）结合而发生沉淀，从而影响药品的吸收。能与胃蛋白酶、乳酶生中的蛋白结合，使酶或益生菌失去活性。与大环内酯类抗生素相结合，影响抗菌活性。与生物碱（麻黄碱、可待因、奎宁），苷类（洋地黄、地高辛）相互结合而形成沉淀。

茶碱可降低阿司匹林的镇痛作用。咖啡因与催眠药（苯巴比妥、地西泮）的作用相拮抗。浓茶中的咖啡因和茶碱能兴奋中枢神经系统引起心率加快，加重心脏负担，失眠等，两者还能导致造成精神过度兴奋，血压上升。

3. 喝咖啡　咖啡中的成分是咖啡因，咖啡因易与人体内游离的钙结合，结合物随尿液排出体外，长期大量饮用咖啡易致缺钙，诱发骨质疏松症。咖啡可刺激胃液和胃酸的分泌，对有胃溃疡或胃酸过多的人不宜饮用。咖啡可兴奋中枢神经，可拮抗中枢镇静药、催眠药的作用，患有失眠、烦躁、高血压者不宜长期饮用。过量饮用咖啡，也会使抗感染药的血浆药物浓度降低。

4. 食醋　食醋的成分为醋酸，与碱性药（碳酸氢钠、碳酸钙、氢氧化铝、红霉素、胰酶）及中性药同服，可发生酸碱中和反应，使药物失效。磺胺药在酸性条件下溶解度降低，在尿道中形成磺胺结晶，导致尿闭和血尿，因此食醋不宜与磺胺药同服。服用氨基糖苷类抗生素（卡那霉素、奈替米星、阿米卡星）时宜使尿液呈碱性，因其对肾脏毒性大，碱性尿液可抑制解离，辅以多喝水可加快其排泄；食醋则加重其毒性作用。服用抗痛风药时不宜多食醋，宜同时服用碳酸氢钠，以减少其对胃肠的刺激和利于尿酸的排泄。

5. 食盐　食盐摄入过多可诱发高钠血症，促发心衰或高血压，导致尿量减少，使利尿药效果降低。

6. 葡萄柚汁　葡萄柚汁抑制肝药酶 CYP3A4 的活性，许多通过 CYP3A4 代谢的药物，与葡萄柚汁同服时可引起药物生物利用度增加（相当于大剂量服药）而产生明显的药物相互作用。如葡萄柚汁可升高环孢素、辛伐他汀、阿托伐汀、咪达唑仑、地西泮的 AUC 和 C_{max}。

7. 脂肪或蛋白质　灰黄霉素主要在十二指肠吸收，因高脂肪食物可促进胆汁的分泌，延缓胃排空的速度。故适当多食脂肪使口服灰黄霉素的吸收显著增加。适当多食脂肪性食

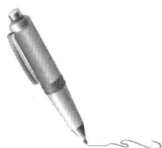

物，其有利于脂溶性维生素（维生素 A、D、E、K）药物的口服吸收，增进疗效。高蛋白食物在肠内产生大量氨基酸，阻碍左旋多巴的吸收，使药效降低。服用肾上腺皮质激素治疗类风湿性关节炎时，宜吃高蛋白食物，因为皮质激素可加速体内蛋白质的分解，并抑制蛋白质的合成。

8. 吸烟 烟草中含有大量的多环芳香烃类化合物，困扰诱导肝药酶，加速药物的代谢。如吸烟者服用镇静催眠药地西泮时，其血药浓度和疗效均减低。吸烟可促使儿茶酚胺释放，减少对胰岛素的吸收，拮抗胰岛素的内源性物质增加，降低胰岛素的作用。吸烟可使机体对麻醉药、镇痛药、镇静催眠药的敏感性降低，使药效变差，需加大剂量以维持疗效。

第四节　疾病管理与健康宣教

扫码"学一学"

一、帮助和促进患者自我管理

（一）教育患者健康的生活方式，减少疾病危险因素

健康的生活方式对慢性病的预防和管控非常重要。健康生活方式具体表现为：健康饮食、适量运动、不吸烟、不酗酒、保持心理平衡、充足的睡眠、讲究日常卫生等。健康的生活方式是预防和控制心脑血管疾病、恶性肿瘤、呼吸系统疾病、糖尿病等慢性病的基础；不健康的生活方式不仅会导致慢性病的发生，还会加剧慢性病患者的病情、影响治疗效果。对不同慢性病患者，应针对性进行健康教育。如应告知高血压患者低盐饮食，避免情绪较大波动，定期监测血压并评估靶器官损害程度；应告知糖尿病患者从饮食、运动上严格管理，戒烟限酒，监测血糖，控制血压、血脂水平，避免糖尿病并发症的发生；应告知骨质疏松的患者→在补钙治疗的同时需增加户外运动，多晒太阳，使钙能够有效沉积到骨骼上，同时要注意防跌倒。

拓展阅读

人体健康常用参数

1. 体重指数（BMI）＝体重（kg）/身高的平方（m²）；BMI <18.5 为体重过低，BMI18.5 ~23.9 为体重正常，BMI24 ~27.9 为超重，BMI≥28 为肥胖。

2. 肥胖的腰围标准：男性 >90cm，女性 >85 cm。

3. 正常血压 <140/90mmHg。

4. 血脂水平：低密度脂蛋白胆固醇 LDL－C <3.1mmol/L，甘油三酯 <1.7 mmol/L 或150mg/dl。

（二）教育患者科学用药，提高用药依从性

依从性是指患者按照医生的规定进行治疗、与医嘱一致的行为。依从性对患者的药物治疗成功与否具有重要的意义。若患者依从性差，不仅不能达到预期的用药目的和效果，还可能导致一些不良反应出现。患者依从性差的原因很多：如患者未真正理解医嘱，导致

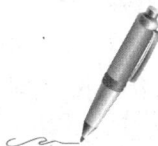

用药时间、剂量、方式错误；药物治疗方案过于复杂，在日常工作生活中不能完全执行；因药物起效慢或疗效不明显或发生不良反应，导致患者自行调整剂量、停药、换药；经济问题、药品包装质量或剂型、颜色、口味等也会影响患者的用药依从性。因此药师必须对患者进行用药教育，宣传药品知识，采取有效措施提高患者依从性。

可从简化治疗方案、改善服务态度、加强用药指导、改进药品包装等方面提高依从性。提高依从性的具体措施：①尽量简化用药方案，使用半衰期较长的药物或缓控释制剂。②尽量选择符合不同患者人群生理及心理特点的药物，如儿童及老年人避免选择过大的药片，儿童可选择味甜的药品。③尽量用通俗、简洁的言语向患者介绍各个药物的用法用量、注意事项，以及可能产生的不良反应。尤其对老年或耳聋、记忆力差的患者要有耐心，最好在药袋或药盒上写清楚，防止错服或误服。④告知患者药物的重要性，对于效果不易察觉或起效慢的药物，应特别提示患者需坚持服药。⑤告知患者如何鉴别严重不良反应，若发生不良反应、应采取的措施，如遇到一些自己不能判明的情况要及时联系医生，一定不能自作主张加量、换药或停药。⑥对于记忆力差的老年患者建议使用分时药盒，或建议家属、照料者监督其服药。

（三）指导患者使用分时药盒、进行用药记录

为避免患者用药依从性差对药效的影响，可以通过指导患者使用分时药盒、进行用药记录进行干预。分时药盒是将每天或每周的用药按早中晚顺序依次摆放在药盒内，可直观提示是否存在漏服情况。电子分时药盒还可设置服药提示铃声，进一步提高用药依从性。设计用药记录表，服药后及时进行标记，也可提高用药依从性。

二、避免物质滥用与成瘾

精神活性物质是指能影响精神活动的物质，包括违禁物质（如麻醉药品、精神药品等）及非违禁物质（如烟、酒精等）。由于精神活性物质的特殊神经毒性，能引起令人愉快的意识状态，而且会引起人出现对欣快感的强烈渴求，迫使人们无止境的追求使用该物质，导致非医疗目的自行反复、大量的使用，即"物质滥用"。精神活性物质滥用（简称为"物质滥用"）不仅造成个体的严重损害，而且会引发严重的公共卫生问题和社会问题。青少年时期很容易染上物质滥用习惯并成瘾，酗酒在50岁以上人群的物质滥用问题中最为主要。老年人受生理、心理、慢性疾病、社会等多方面因素影响也容易发生物质滥用，处方药使用不当是一个重要原因。如：老年人常见睡眠障碍及慢性疼痛，镇静催眠药物及镇痛药物的不适当使用会导致药物成瘾。

精神物质滥用的主要危害可分为4类：①对健康的长远影响，如酒精导致肝硬化及其他慢性疾病；②急性和短期的不良效应，如阿片类和酒精过量使用导致中毒；③不良社会后果导致的紧急社会问题，如人际关系的突然破裂或被捕；④导致长远社会问题，如不能工作或不能履行家庭义务。因此药师应通过以下工作发挥避免物质滥用与成瘾的作用：①严格执行对镇静催眠药物及镇痛药物的管制，不向无处方的患者发药，警惕频繁取该类药品的患者，明确诊断及用药目的，必要时应联系处方医生；②避免患者长期使用含有麻黄碱、可待因等精神药物的感冒药、止咳药水等药品；③关注使用镇静催眠药物的老年人，对于新发诊断睡眠障碍的患者，建议使用短效非苯二氮䓬类镇静药物，并且按需服用，尽量不使用地西泮等长效药物；④对已经发生药物滥用的患者，告知其危害性，建议患者接受治疗。

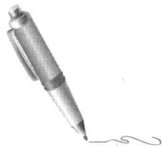

三、避免多重用药

老年人因患有多种疾病，常接受多种药物治疗，且除了医师处方外，老年人还常自行购买非处方药品、保健品和中草药使用，因此患者多重用药的问题普遍存在。多重用药可导致药物不良反应和相互作用增加、用药依从性降低、治疗费用增高等后果。老年患者的生理和病理因素决定了其多重用药的后果更严重，甚至增加死亡率。药师可参考老年人合理用药的辅助工具，如 Beers 标准，从以下几个方面尽量避免多重用药：①通过了解病情、用药史，权衡用药利弊，抓住多种疾病中的主要矛盾，舍弃辅助治疗药物或疗效不明显药物。②充分考虑药物相互作用及药物对疾病的影响，尤其注意肝药酶抑制剂和诱导剂及治疗窗较窄、危险系数较高的药物的相互作用，还要关注药物 – 食物、药物 – 保健品的相互作用。③避免重复用药，注意通过全面了解用药史、检索处方中药品通用名或查询复方制剂的药物成分等方式减少不必要的重复用药。④建立"用药列表"是多重用药的有效管理策略，药师通过询问并记录患者曾经及正在使用的药物种类、剂量、时间，可以清晰判断主要和辅助治疗药物、不适合老年患者服用药物、存在潜在危险性的药物相互作用。

四、疾病预防和保健

随着人民生活水平的提高，对待疾病的观念也逐渐从治疗转为预防，越来越多的人通过服用营养保健品来预防疾病。研究表明，在影响人类寿命的因素中，生活方式占60%，遗传因素占15%，社会因素占10%，医疗占8%，环境因素占7%，因此生活方式对于健康长寿起到了决定性作用。健康的生活方式包括合理的膳食、坚持不懈的运动、积极参与家务劳动和社会活动、保持良好的心情。

合理饮食是获取营养素最简单有效的途径，营养保健品、中草药制剂等膳食补充剂可弥补日常饮食中维生素、矿物质、氨基酸、酶等营养成分摄取的不足，发挥保健和预防疾病作用，但不能替代新鲜食物、更不能替代药物发挥治疗作用，且使用时需注意适合、适度原则。如复合维生素一般适合于饮食不规律者、孕妇、老年人和儿童，但应针对个体生理与病理状态的特殊需求选择成分恰当的产品。蛋白质、氨基酸类适合消化功能差、创伤及手术后患者，健康人群可通过饮食摄入充足的蛋白质，不需额外补充。

对有多种慢性疾病且需要长期药物治疗的患者不建议擅自添加多种膳食补充剂，尤其是老年人。如左甲状腺素钠为甲状腺功能减退患者的替代治疗药物，而如患者同服钙剂则会降低左甲状腺素钠的吸收，导致疗效降低。口服抗凝药华法林，可能与具有活血作用的中草药（如人参、丹参等）发生相互作用，导致药理作用增强，凝血时间延长，出血风险增加。

第五节　常用医学检查

临床常用医学检查包括血常规检查、尿常规检查、粪常规检查、肝功能检查、肾功能检查。医学检查指标为诊断疾病的主要依据，也是疾病治疗过程中需监控的指标。药师在提供用药指导、药物咨询等药学服务时，需掌握常用医学检查指标的正常值及临床意义（见附录），以利于对药物治疗方案、临床效应做出正确判断，从而提高疗效、减少不良反应发生率。

扫码"学一学"

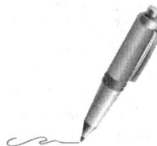

一、血常规检查

血常规检查包括有红细胞计数、血红蛋白、白细胞计数、白细胞分类计数及血小板计数、红细胞沉降率等。血常规中的许多项具体指标对机体内许多病理改变都有敏感反映，其中又以白细胞计数、红细胞计数、血红蛋白和血小板最具有诊断参考价值。同时，血常规检查还是观察治疗效果、用药或停药、继续治疗或停止治疗、疾病复发或痊愈的常用指标。

如红细胞病理性增多见于频繁呕吐、出汗过多、大面积烧伤、血液浓缩、慢性肺心病、肺气肿、高原病、肿瘤以及真性红细胞增多症等。血红蛋白是红细胞的主要组成部分，其增减的临床意义基本上与红细胞增减的意义相同，但血红蛋白能更好地反映贫血的程度，如轻度贫血患者血红蛋白含量大于90g/L且低于正常参考值的下限。

白细胞是机体抵抗病原微生物等异物入侵的重要防线。正常的外周血液中常见的白细胞有中性粒细胞、嗜酸性粒细胞、嗜碱性粒细胞、淋巴细胞和单核细胞。中性粒细胞在白细胞所占百分比高，它的数值增减是影响白细胞总数的关键。病理性中性粒细胞增高见于急性感染和化脓性炎症、中毒、白血病、严重的组织损伤、急性大出血等。白细胞分类计数是指对不同类型的白细胞分别计数并计算其百分比。嗜酸性粒细胞减少见于伤寒、副伤寒、大手术后、严重烧伤、长期用肾上腺皮质激素等。淋巴细胞减少多见于传染病的急性期、放射病、细胞免疫缺陷病、长期应用肾上腺皮质激素后或接触放射线等。

血小板计数增高见于急性出血和溶血后、急性化脓性感染、真性红细胞增多症、多发性骨髓瘤及某些恶性肿瘤的早期等。血小板计数减低常见于①骨髓造血功能受损，如再生障碍性贫血、急性白血病；②血小板破坏过多，如变态反应、脾功能亢进；③血小板消耗过多，如弥散性血管内凝血等。

二、尿常规检查

尿液检查的目的主要用于诊断泌尿系统疾病、血液和代谢系统疾病、毒物或药物引起的肾功能损害。尿液检查包括尿液酸碱度、尿比重、尿蛋白、尿隐血和尿沉渣管型、结晶及尿葡萄糖、尿酮体、尿胆红素、尿肌酐、尿尿酸、尿淀粉酶检查。

如：尿糖（阳性）多见于糖尿病、垂体和肾上腺疾病等。尿胆红素阳性多见于病毒性肝炎、肝硬化、酒精性肝炎、药物性肝损伤及化脓性胆管炎、胆囊结石、胆道肿瘤、胰腺肿瘤等所致的胆管狭窄等。尿沉渣白细胞增多见于泌尿系统感染、慢性肾盂肾炎、膀胱炎、前列腺炎等。

三、粪常规检查

粪便常规检查包括粪便的外观观察和粪隐血、粪胆原检查及粪便细胞显微镜检查。它对消化道疾病和肠道寄生虫病的诊断和治疗观察有重要意义。如：粪隐血阳性可见于消化道溃疡、肿瘤等。白细胞增多见于细菌性痢疾等肠道炎症。

四、肝功能检查

肝功能检查是通过各种生化试验方法检测与肝脏功能代谢有关的各项指标。肝功能检查主要包括丙氨酸氨基转移酶、天门冬氨酸氨基转移酶、γ—谷氨酰转肽酶、碱性磷酸酶、胆红素及总蛋白、白蛋白和球蛋白检查。

天门冬氨酸氨基转移酶的测定可反映肝细胞损伤程度，其值升高常见于传染性肝炎等

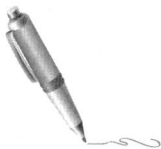

肝脏疾病、心肌梗死及皮肌炎、肾炎等其他疾病。

五、肾功能检查

变态反应、感染、肾血管病变、代谢异常、先天性疾病、全身循环和代谢性疾病、药物、毒素对肾脏的损害，均可影响肾功能。因此肾功能检查在临床疾病诊断和治疗上具有重要的意义。临床常用于检查肾功能的指标是血清尿素氮、血肌酐、尿酸等。如血清尿素氮降低见于中毒性肝炎、急性肝萎缩、类脂质肾病等。血肌酐增高主要见于急、慢性肾小球肾炎等肾脏疾病。

常用医学检查指标的正常参考范围及其临床意义详见教材附录。

岗位对接

本任务是药学类、药品经营与管理、药品服务与管理专业学生必须掌握的内容，为成为合格的药学服务人员奠定坚实的基础。

本任务对应的岗位包括药士、药师、执业药师、医药商品购销员、药品调剂岗位的相关工种。

上述从事药学服务及药品调剂、经营相关所有岗位的从业人员均需掌握用药指导内容和要求，熟悉医护人员、患者、公众的药物咨询问题，学会运用医药学知识、信息实施用药指导、药物咨询、健康教育工作。

重点小结

用药咨询是药师应用所掌握的药学知识和药品信息承接患者、医师、护士和公众对药物治疗和合理用药的咨询服务。药师应主动向患者讲授安全用药知识，发放合理用药宣传材料或宣传促进健康知识。药师指导患者科学、合理用药，可优化药物治疗方案、减少药品不良反应发生的概率，提高用药的依从性、有效性和安全性。用药指导的内容通常包括用药时间、剂型使用方法、特殊提示等方面。饮水、茶和咖啡、酒、吸烟及饮食中的盐、醋、脂肪、蛋白质等均可能对药物疗效产生影响。教育患者健康的生活方式，能减少疾病危险因素；教育患者科学用药，能提高用药依从性。通过健康教育，能避免患者多重用药、滥用药物，并能科学保健。

目标检测

扫码"练一练"

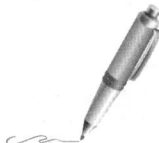

一、单项选择题

1. 患者向药师咨询的内容一般不包括

    A. 适应证　　　B. 用药方法　　　C. 用药剂量　　　D. 滴注速度　　　E. 不良反应

2. 药师应主动向患者提供咨询的情况一般不包括

    A. 患者使用需要进行血药浓度监测（TDM）药品时

    B. 患者用药后出现不良反应时；或患者有既往不良反应史

    C. 患者首次使用某药物时

    D. 患者使用近期说明书有修改的药品时

    E. 与患者正在使用的药物中有配伍禁忌或配伍不当时

3. 多晒太阳、防跌倒等教育，最适合于

    A. 糖尿病病人　　　　　　　　　B. 高血压病人

    C. 骨质疏松症病人　　　　　　　D. 焦虑症病人

    E. 消化性溃疡病人

4. 静脉途径给药，不宜选用氯化钠注射液溶解的药品是

    A. 氟罗沙星　　B. 头孢菌素　　C. 苯妥英钠　　D. 阿昔洛韦　　E. 青霉素类

5. 以下指导服用舌下片注意事项中，错误的是

    A. 给药宜迅速，将药片置于舌下

    B. 含服时间一般控制在 5 分钟左右

    C. 含服后 30 分钟内不宜吃东西或饮水

    D. 不要咀嚼或吞咽药物、不宜多说话

    E. 用舌头在嘴中移动药片可以加速其溶解

6. 在日常饮食因素中，对高血压患者用药疗效影响最大的是

    A. 饮茶　　　　B. 食盐　　　　C. 高糖　　　　D. 食醋　　　　E. 高蛋白

7. 应用利托那韦等蛋白酶抑制剂后，需要多饮水的主要机制是

    A. 减小对食管的刺激性

    B. 加快排泄，减小肾毒性

    C. 艾滋病患者伴血容量降低

    D. 防止形成尿道结石或肾结石

    E. 减轻胆汁过度分泌和腹泻等不良反应

8. 喝茶可降低多价金属离子、生物碱、苷类、胃蛋白酶、四环素类等药物的疗效，其机制主要是它们结合茶叶中的

    A. 茶碱　　　　B. 鞣酸　　　　C. 咖啡因　　　　D. 蛋白质　　　　E. 黏多糖

9. 服用甲硝唑、头孢曲松、氯丙嗪等应禁酒的主要原因是

    A. 易出现低血糖症状

    B. 加重胃肠黏膜的刺激

    C. 乙醇增强镇静药作用

    D. 干扰胆碱的合成而增加神经毒性

    E. 干扰乙醇氧化过程（抑制乙醇脱氢酶）

10. 作为多重用药的管理策略，"用药列表"的作用最可能见效的是

    A. 可判断治疗疾病的主要药物、辅助治疗药物，甚至是不必要的药物

    B. 有助于指出不适合患者使用的、相互作用存在潜在危险性的药物

    C. 有助于指出需特别监测、必要时应停服的药物

    D. 减少联合用药的药物种类

    E. 提高患者依从性

11. 下列药物中，适宜餐前服用的是

    A. 驱虫药　　　　　　　　B. 盐类泻药　　　　　　　　C. 抗抑郁药

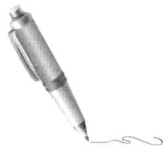

    D. 抗高血压药　　　　　　　E. 肾上腺皮质激素类

二、多项选择题

1. 属于药材辅料、包材、用药装置方面的咨询事例是

    A. 服用某胶囊剂后出现过敏反应

    B. 使用丙二醇作为辅料的外用制剂可引起接触性皮炎

    C. 紫杉醇注射液的活性成分易被 PVC 材料的输液器具所吸附

    D. 大剂量给予丙二醇作为溶剂的注射液，可产生乳酸中毒、溶血、中枢抑制等

    E. 输注含有大量丙二醇作为溶剂注射液，速度过快引起血栓性静脉炎、呼吸衰竭等

2. 服用咀嚼片的注意事项是

    A. 在口腔内的咀嚼时间宜充分

    B. 咀嚼后可用少量温开水送服

    C. 咀嚼时间一般控制在 5 分钟左右

    D. 置药片于舌根部，贴近咽喉黏膜

    E. 用于中和胃酸时，宜在餐后 1～2h 服用

三、思考题

    某患者，男，58 岁，经检查，确诊为原发性高血压，医生处方用药为硝苯地平控释片，请针对该慢性病老年患者，查找医学、药学知识，从用药指导、健康生活方式和用药教育两方面设计用药指导和健康教育内容。

（肖　兰）

实训三　用药咨询与健康教育综合实训

一、实训目的

1. 熟悉　用药咨询、健康教育的内容和相关要求；
2. 掌握　用药指导的内容和相关要求；
3. 能科学实施用药指导、正确回答用药咨询、开展健康教育。

二、实训原理

    1. 药师应用所掌握的药学知识（如药效学、药动学知识）和药品信息（如药品不良反应信息），承接公众对药物治疗和合理用药的咨询服务，对保证临床合理用药有着重要意义。

    2. 药师指导患者选择最适宜的服用药品时间，可增强药物疗效或提高药物的生物利用度，减少和规避药品不良反应。饮水、茶和咖啡、饮酒、吸烟及饮食中的盐、醋、脂肪蛋白质等均可能对药物疗效产生影响。药师指导患者正确使用剂型，能促使药物更好地发挥疗效。

    3. 健康教育能帮助和促进患者自我管理，减少疾病危险因素，提高用药依从性，避免药物滥用、多重用药。

三、实训器材

    医师、护士、公众、患者用药咨询问题 12 道，口服、皮肤用、口腔用、黏膜用、腔道

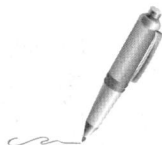

用等药品或特殊剂型药品 48 种。

四、操作步骤

1. 随机抽取医师、护士、公众、患者用药咨询问题 1 道，利用在线数据库、用药助手 APP、专业网站、药典、教材等资料，查找相关信息，形成答案，并以口头形式进行模拟告知。

如：医师用药咨询问题——妊娠高血压可以服用硝苯地平吗？

护士用药咨询问题——头孢硫脒能用葡萄糖注射液溶解配成注射液吗？

公众用药咨询问题——10 岁儿童春游后皮肤过敏，可服用什么药物？

患者用药咨询问题——口服二甲双胍可以饮酒吗？

2. 随机抽取 1 种口服药品、1 种其他给药途径或特殊剂型药品，查找用药时间、剂型使用、特殊提示等相关信息，设计用药指导内容，以口头形式进行模拟指导。

如：氧氟沙星胶囊、氯霉素滴眼液

3. 针对一名慢性病（高血压、糖尿病、高血脂、冠心病）老年患者，查找医学、药学知识，从健康生活方式、用药教育两方面设计健康教育内容，以口头形式进行模拟教育。

五、思考题

1. 用药咨询时应注意哪些事项？

2. 药师给患者提供用药指导、健康教育的目的是什么？

（肖　兰）

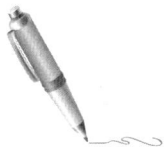

第四章

用药安全

知识要求　1. **掌握**　药物警戒的概念、不良反应的分类和特殊人群用药。
　　　　　2. **熟悉**　常见药源性疾病。
　　　　　3. **了解**　药品质量缺陷的识别。
技能要求　会进行药品不良反应上报，学会对特殊人群用药安全指导。

案例导入

案例：拜斯亭（西立伐他汀）于 1997 年上市，1999 年进入中国市场。自拜斯亭推入市场后，全世界 80 多个国家有超过 600 万患者使用该药，美国 FDA 收到 31 例因拜斯亭引起横纹肌溶解导致死亡的报告，全球共有 52 例因服用拜斯亭产生横纹肌溶解所致的死亡报告。据美国 FDA 资料记录，拜斯亭引起致死性横纹肌溶解反应显著多于已经上市的其他同类产品。2001 年 8 月从全球医药市场撤出。

讨论：1. 为什么这一严重不良反应没有在上市前的临床研究中发现？
　　　　2. 从这一不良反应事件中，我们可以得到什么启示？

第一节　药物警戒

　　在我们享受现代医药文明的成果即药物治疗带来医学进步的同时，亦面临着药物应用可能对人类带来的不同类型药源性伤害。一些国家的统计表明，药源性伤害致死发生率位列各类致死病因前 10 位内。可见，药源性伤害问题的严重性。

　　因此，我国实行了药品不良反应报告制度，规定药品生产企业、经营企业及医疗机构必须经常考察本单位所生产、经营、使用的药品质量、疗效和反应。发现可能与用药有关的严重不良反应，须及时报告，对已确认发生严重不良反应的药品，国家可采取停止生产、销售、使用的紧急控制措施。这些规定体现了国家对临床安全用药的高度关注。

一、概念

　　药物警戒（pharmacovigilance，PV）是与发现、评价、理解和预防不良反应或其他任何可能与药物有关问题的科学研究与活动。药物警戒专注上市药物在大范围内人群中使用的药物不良事件（adverse drug events，ADEs）或药物不良反应（adverse drug reactions，ADRs），药物警戒体系对临床 ADEs 的监测和评价，构成有效的药品管理体系及公共医药卫

扫码"学一学"

扫码"看一看"

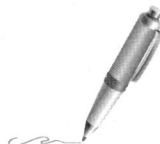

生工作的重要组成部分，成为当前医药界关注的焦点之一。建立可靠的药物警戒对所有国家实施公共卫生及合理、安全、经济、有效地用药，十分必要。

药物警戒不仅涉及药物的不良反应，还涉及与药物相关的其他问题。与该学科密切相关的内容还包括：不合格药品；用药错误；缺少药物功效报告；在科学数据缺乏的情况下扩大适应证用药；急、慢性中毒病例报告；药品致死率估计；药物滥用与误用；其他与化学药品或食品合并使用时的不良相互作用。

药物警戒对用药的各个方面具有重大意义：①提高医疗质量及与药品应用相关的安全性；②提高公众的健康及与药品应用相关的安全性；③有利于与药品的收益、危害、效果及风险的评估，鼓励新药安全、合理和更有效地使用；④促进对药物警戒的理解、教育和临床培训以及与公众的有效交流。

不论是药品上市前、上市后风险评估，还是发现药品使用环节的问题，发现和规避假、劣药品流入市场，药物警戒都在以上环节发挥了重要作用，促进安全用药。

二、药物警戒信号

国际医学科学组织委员会（CIOMS）工作组 2010 年发表的《药物警戒信号检测实用方面》报告中，将药物警戒信号定义为："来自于某个或多个来源（包括观察性和试验性）的报告信息，提示干预措施与某个或某类、不良或有利事件之间存在一种新的潜在的因果关系或某已知关联的新的方面，这样的信息被认为值得进一步验证。"

药物警戒信号来源主要包括以下三种：

（一）被动监测

这是一种自愿而有组织的报告系统，是由国家或地区设立的专门的药物不良反应监测中心，通过监测报告把大量分散的不良反应病例收集起来，再经加工、整理、因果关系评定后储存，并将不良反应信息及时反馈给监测报告单位以保障用药安全。目前，世界卫生组织国际药物监测合作中心的成员国大多采用这种方法。

自愿呈报系统的优点是监测覆盖面大、监测范围广、时间长、简单易行。药物上市后自然被加入被监测系统，没有时间限制。对于罕见药物不良反应的发现，自愿呈报是唯一可行的方式，也是发现任何新的、发生在特殊人群中的药物不良反应最经济的方式。因此，在药物不良反应监测中占有及其重要的地位，缺点是存在资料偏差和漏报现象。

（二）主动监测

主动监测会按照既定流程收集所有不良事件。因此就单个不良事件的报告而言，主动监测比被动监测更易得到广泛、深入的数据。定点监测和处方事件监测是两种常用的 ADR 主动监测方法。随着医疗机构信息化进程，有些医疗机构开始借助信息系统进行 ADR 信号的提取，从而实现快速预警功能。

（三）专业刊物发表的病例报道

WHO 编发的《Reaction Weekly》，国内的《药物不良反应杂志》等多种医药类期刊均有 ADR 报道。但由于病例报告数量有限，且发表的滞后性，使其在信号产生中的作用受到限制。

药物警戒信号通过评价后，可将事前检出的信号归类为：确认的信号（有明确的风险，有必要采取措施以降低风险）；尚不确定的信号（有潜在的风险，需要继续密切监测）；驳倒的信号（并不存在风险，目前不需采取措施）。

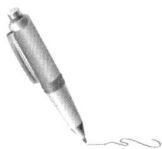

三、药物警戒的工作内容

药物警戒的工作内容包括：①早期发现未知（新的）严重不良反应和药物相互作用，提出新信号；②监测已知药品不良反应的变化趋势；③分析药品不良反应的风险因素和可能的机制；④对药物的风险、效益进行定量评估和分析；⑤将全部信息进行反馈，改进相关监督、管理、使用的法律、法规。

例如，2017 年 9 月 1 日，欧洲药品管理局的药品安全专家经过评估后，建议暂停销售对乙酰氨基酚缓释剂（该剂型中对乙酰氨基酚释放速度缓慢、释放时间长于常规速释剂型），其主要原因为对乙酰氨基酚的体内释放方式复杂，一旦发生用药过量可能给患者带来风险。

第二节　药品不良反应

扫码"学一学"

一、基本概念

世界卫生组织（WHO）对药品不良反应（aderverse drug reaction，ADR）的定义是：不良反应是指在预防、诊断、治疗疾病或者调节生理功能的过程中，人接受正常剂量的药物时出现的任何有伤害的和与用药目的无关的反应。这个定义排除了药物过量、药物滥用和治疗错误。

二、药品不良反应的分类

目前，WHO 将不良反应分为 A、B、C 三种类型。

（一）A 型不良反应

A 型不良反应又称剂量相关性不良反应，是由药物本身或其代谢物所致，是药物固有药理作用的增强和持续所导致。具有明显的剂量依赖性和可预见性，且与药物常规的药理作用密切相关，也可能由于药物不良相互作用所致，发生率高而致死率相对较低。例如，镇静催眠药引起的中枢抑制不良反应随剂量增加而加重。本类型不良反应发生的频率和强度与用药者的年龄、性别、机体的生理和病理状态都有很大关系。包括药物的副作用、毒性反应、首剂效应等，此外，继发反应、后遗效应也具有 A 型不良反应的特点，属于 A 型相关不良反应。

（二）B 型不良反应

B 型不良反应又称剂量不相关性不良反应，是由于药物性质的变化或者用药者的特异体质引起的。反应的性质通常与药物的常规药理作用无关，反应的强度和用药剂量无关，难以预见，发生率较低而致死率相对较高。这类不良反应由病人的敏感性增高所引起，表现为药物反应发生质的改变，可能是遗传药理学变异引起的，大多数具有遗传药理学基础的反应一般在病人接触药物后才能发现，因而难以在首次用药时预防这类不良反应发生。例如，先天性缺乏血浆假性胆碱酯酶的患者，在应用琥珀胆碱时容易出现严重骨骼肌松弛、呼吸抑制。本类型不良反应包括变态反应和特异质反应。

（三）C 型不良反应

目前发生机制尚不十分明确，大多是发生在长期用药之后，潜伏期长，且没有明确的时间联系，难以预测。例如，长期服用避孕药导致的乳腺癌、血管栓塞；孕期服用己烯雌

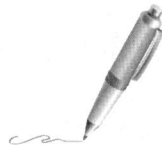

酚会导致子代女婴甚至是第三代女婴发生阴道腺癌。本类型的不良反应主要包括致畸、致癌、致突变。

三型不良反应的区别见表4-1。

表4-1　三型不良反应的区别

	A 型	B 型	C 型
剂量	有关	无关	有关
潜伏期	短	不定	长
重现性	能	能	不能
遗传性	无关	显著	可能
体质	无关	有关	可能有关
家族性	无关	显著	可能有关
种族性（民族性）	无关	有关	无关
毒理筛选	易	难	不定
预后	一般良好	不定	不定

三、药品不良反应的影响因素

药品不良反应的发生频率和强度与药物本身的性质、用药者的生理病理状态以及环境都有很大的关系，影响因素是非常复杂的。

（一）药物因素

1. 药物本身与治疗目的无关的药理作用　或者是放大延伸的药理作用会表现为不良反应。抗肿瘤细胞增殖药可干扰细胞增殖，但其作用不仅局限于肿瘤组织，也影响正常增殖组织，如骨髓、生殖系统等。长期使用糖皮质激素能使毛细血管变性出血，以致皮肤、黏膜出现淤斑，同时出现类肾上腺皮质功能亢进综合征。

2. 药物的相互作用　两种或者两种以上药物可以作用于同一效应器官，一些药物可影响另一些药物的吸收、分布、代谢、排泄等，从而产生疗效或毒性上的协同、相加或拮抗。如止泻药、抗胆碱药等可能延长某些药物在胃肠道内的滞留时间，增加药物的吸收而加重药物的不良反应。

药物相互作用往往是潜在的，即在一定条件下才发生，故从药效学方面判断有时并不十分容易。但是，公认的结果是并用品种数与药物相互作用或不良反应发生率呈正相关。据一项调查资料表明，2000例住院患者中，一日内用单种药者仅占1.7%，在整个住院期间，没有使用单种药的患者，平均每日合并使用药物达5种。另据报告，5种药物并用时不良反应的发生率为4.2%，6～10种药物并用时为7.4%，11～15种并用时增加为24.2%。

（二）患者因素

1. 年龄　不同年龄段的人群对药物反应性不同。小儿和老年人肝、肾功能低下，可延缓药物的代谢和排泄，因而氨基糖苷类抗生素更易产生严重的肾功能损害。

2. 性别　实验证明，性别对药物代谢和效应均有一定的影响。一般情况下女性对药物作用更为敏感，如氯霉素引起的再障，男女的发生率之比为1:13，保泰松引起的粒细胞缺乏症，男女的发生率之比为1:14。但也有相反的情况，不能一概而论，如药物性皮炎发病者中男性多于女性，其比率约为32:1。

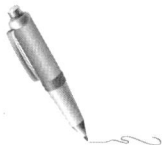

3. 个体差异 不同的个体对同一剂量的相同药物在反应强度和反应性质方面可有明显不同，这是正常的生物学差异现象。不同个体药物代谢速率相差很大，例如，口服相同剂量普萘洛尔血药浓度可相差 4～20 倍。

4. 病理状态 肝脏疾患可降低某些主要经肝脏代谢而消除的药物的代谢，引起血浆药物浓度升高，导致不良反应出现，例如，肝硬化时利多卡因的代谢出现障碍，血药浓度显著升高，引起严重的中枢神经系统毒性。肾脏疾患时可因降低主要经肾脏排泄的药物或活性代谢产物的清除，导致血浆药物浓度升高，引起不良反应。同时也可因肾脏疾患引起对药物的敏感性改变而产生不良反应。此外，还可因为药物本身加重肾脏的损伤而引起不良反应。例如，地高辛在有肾功能损伤的患者中使用常规剂量，将不可避免地产生很高的血药浓度而出现毒性反应；氨基糖苷类抗生素在肾脏疾病患者中如果不减少剂量，则有可能进一步损伤肾功能；呋喃妥因几乎无一例外地在治疗肾脏疾病患者时都会引起外周神经异常。

四、药品不良反应的监测

发生在 20 世纪 60 年代的反应停事件有力地促进了现代药品不良反应监测制度的建立，此后，各国政府高度重视上市后药品的安全问题，并从体系、法规、政策及信息交流等方面进行系统建议。目前，许多与药品安全有关的问题，大部分是通过现有的不良反应鉴别系统发现和预警的。药品不良反应鉴别已经成为药品安全监管不可缺少的重要内容。

（一）监测的目的与意义

不良反应监测可弥补药品上市前研究的不足，新药在上市前的临床试验通常只是在数百例患者中观察药物的疗效和不良反应，仅仅只是最常见的急性剂量依赖性不良反应可以发现，对于一些少见甚至罕见的不良反应只能在上市之后的监测中发现。

药物不良反应监测是发现药物新的和罕见不良反应及药源性疾病的主要方法。例如，抗精神病药氯氮平于 1975 年在芬兰上市，上市前仅有 200 例临床研究。上市后 6 个月内，芬兰国家药物监测中心从 3200 例用药者中发现 17 例发生严重的粒细胞缺乏症和中性粒细胞减少症。这样的例子说明上市后不良反应的监测在发现上市前的临床研究中不能发现的不良反应中的重要性，同时说明临床医生的自愿呈报不良反应在评价新药安全性中的重要作用。迄今没有任何方法可以预测这些不良反应，只有在临床应用中达到一定数量的病人才能被发现。

除此之外药品不良反应监测还可以减少 ADR 的危害、促进新药的研制开发及促进临床合理用药。

药物不良反应监测的方法包括自愿呈报系统、集中监测系统、记录联结和药物流行病学方法。

（二）因果关系评价

药物不良反应的发生是否与所用药物有关，怎样评价两者之间的相关性，这是确定药物不良反应的重要一环。因果关系评定的主要依据有：

1. 时间联系 确定不良反应是在用药期间发生的，还是在没有使用该药之前就已经存在。

2. 既往报道和评述 如果有，则有因果关系存在的可能性；如果没有，则要进行更详细的研究，确定是否属于新发生的或新发现的不良反应，并寻找发生的可能原因及药理学基础，以便解释和确定彼此之间的关系。

3. 发生事件后撤药的结果 不良反应一旦发生，常停药并施以对症治疗，如果停药后

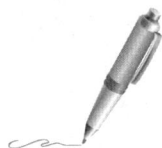

症状得到缓解或根除，则可认为二者间存在因果关系的可能性。

4. 不良反应症状消除 用药后再次出现如果用药再次出现相同症状，停药则再次消失，以前确定的因果关系被再次证实，则可认为二者间确实存在因果关系。如果再用药不出现以前的症状，则看是否能用现有的理论解释清，如果能，可以确定存在因果关系，如果不能，则怀疑或否定存在因果关系。

5. 是否有其他原因或混杂因素存在 详细询问病史和复述病历，寻找是否存在影响或干扰这种因果关系的其他因素，如饮食因素、环境因素等。在上述诸因素逐一确定后，则综合各种联系最后确定因果关系，完成报告。

根据以上标准，不良反应按因果关系的确定程度分为肯定、很可能、可能、可能无关、待评价、无法评价。药品不良反应因果关系评价见表4-2。

表4-2 药品不良反应因果关系评价表

	肯定	很可能	可能	可能无关	待评价	无法评价
与用药有合理的时间顺序	+	+	+	−	需要	评价
该药已知的反应类型	+	+	−	−	补充	的必
停药或减量，反应消失或减轻	+	+	±?	±?	材料	须资
再次给药，反应再次出现	+	?	?	?	才能	料无
是否可用疾病、合用药等解释	−	−	±?	±?	评价	法获
						得

+表示肯定；−表示否定；±表示难以肯定或否定；? 表示不明

（三）药物不良反应报告

我国药物不良反应监测报告系统由国家药品监督管理局主管。监测报告系统由国家药物不良反应检测中心和专家咨询委员会、省市级中心监测报告单位组成。

新药监测期内的国产药品应当报告该药品的所有不良反应；其他国产药品，报告新的和严重的不良反应。进口药品自首次获准进口之日起5年内，报告该进口药品的所有不良反应；满5年的，报告新的和严重的不良反应。

药物不良反应监测报告实行逐级定期报告制度。严重或罕见的药物不良反应必须随时报告，必要时可以越级报告。药品生产、经营、使用的单位和个人发现可疑的药物不良反应病例时，需进行详细记录、调查，并按要求填写报表，最迟不超过15个工作日。

我国目前医院报告药物不良反应，一般由医师或临床药师填写报告表，交临床药学室，该室对收集的报告进行整理、加工，对疑难病例由医院药物不良反应监测组分析评定，然后全部上报辖区药物不良反应监测中心和国家药物不良反应监测中心。国家中心将有关报告上报世界卫生组织药物监测合作中心。

ADR报告采用国家食品药品监督管理总局制定的统一格式，填写时应包括事件（不良反应）发生发展的完整过程，即不良反应表现、动态变化、持续时间、相关治疗和有关实验室检查结果，要能反映出事件的时间联系、病程进展、合并用药、既往病史、撤药和再次用药及其他混杂因素。报告表填写注意事项如下：

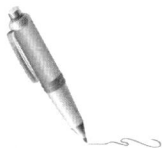

（1）患者及医疗机构的资料填写完整准确。

（2）怀疑药品：填写报告人认为可能与不良反应/事件发生有关的药品。

（3）用法用量：填写用药剂量和给药途径。例如：包括每次用药剂量、给药途径、每日给药次数，例如，5mg，口服，每日2次。如静脉给药，需注明静脉滴注、静脉推注或者"小壶"给药等。对于规定要缓慢静脉注射的药品应在报告表注明是否缓慢注射。

（4）用药起止时间是指同一剂量药品开始和停止使用的时间。如果用药过程中改变剂量应另行填写该剂量的用药起止时间，并予以注明。用药起止时间大于一年时，应按×年×月×日－×年×年×日格式填写；用药起止时间小于一年时，按×月×日－×月×日格式填写；如果使用某种药品不足一天，可填写用药持续时间。

（5）用药原因：填写使用该药品的具体原因，例如：患者既往高血压病史，此次因肺部感染而注射氨苄西林引起不良反应，用药原因栏应填"肺部感染"。

（6）并用药品：不良反应/事件发生时，患者同时使用的其他药品（不包括治疗不良事件的药品），而且报告人认为这些药品与不良反应/事件的发生无直接相关性。

（7）不良反应/事件名称：对明确为药源性疾病的填写疾病名称，不明确的填写ADR中最主要、最明显的症状。不良反应/事件名称的选取参考《WHO药品不良反应术语集》。

（8）不良反应过程描述：填写应体现出"3个时间、3个项目和2个尽可能"，3个时间：①不良反应发生的时间；②采取措施干预不良反应的时间；③不良反应终结的时间。3个项目：①第一次药品不良反应出现时的相关症状、体征和相关检查；②药品不良反应动态变化的相关症状、体征和相关检查；③发生药品不良反应后采取的干预措施结果。2个尽可能：①不良反应/事件的表现填写时要尽可能明确、具体；②与可疑不良反应/事件有关的辅助检查结果要尽可能明确填写。

表4-3 药品不良反应/事件报告表

药品不良反应/事件报告表								
新的□ 严重□ 一般□								
单位名称： 部门： 电话： 报告日期： 年 月 日								

患者姓名	性别：男□女□		出生日期： 年 月 日		民族	体重	联系方式	
原患疾病：				病历号/门诊号：				
既往药品不良反应/事件：不详□ 无□ 有□				家族药品不良反应/事件情况：有□ 无□ 不详□				
相关重要信息：吸烟史□ 饮酒史□ 妊娠期□ 肝病史□ 肾病史□ 过敏史□ 其他□								

	批准文号	商品名称	通用名称	生产厂家	批号	用法用量	用药起止时间	用药原因
怀疑药品								
并用药品								

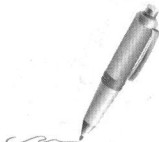

续表

不良反应/事件名称：		不良反应/事件发生时间：
不良反应/事件过程描述（包括血常规检测、肝肾功能、症状、生命体征、血气等）及处理情况：		
不良反应/事件的结果：痊愈□　好转□　未好转□　不详□　有后遗症□　死亡□		
停药或减量后反应/事件是否消失或减轻：□是□否□不明□未停药或未减量		
再次使用可疑药品是否再次出现同样反应/事件：□是□否□不明□未再使用		
对原患疾病的影响：□不明显　　□病程延长　　□病情加重　　□导致后遗症　　导致死亡□		
关联性评价	报告人：　肯定□　很可能□　可能□　可能无关□　待评价□　无法评价□　签名：	
	报告单位：肯定□　很可能□　可能□　可能无关□　待评价□　无法评价□　签名：	
报告人信息	联系电话： 电子邮件：	职业：□医生　□药师　□护士　□其他 签名：
备注：		

扫码"学一学"

第三节　药源性疾病

药源性疾病（drug-induced diseases，DID）：又称药物性疾病，简称"药物病"，为医源性疾病的主要组成部分，系指药物用于预防、诊断、治疗疾病过程中出现与用药有关的机体组织或器官发生功能性或器质性损害而出现各种临床症状与体征疾病。可诱发药源性疾病的药物包括很多种类，大量临床观察和研究资料证实，不仅有化学合成药、生物制品，也涉及植物药、中成药，而且很多是临床治疗的常用药物，如抗菌药、激素、解热镇痛药等。

药源性疾病与药物不良反应有密切的联系，又有不同的区别。药物不良反应特指药物在正常剂量和正常用法下出现的不良反应，在机体的反应程度和持续时间上呈现状况不一，多为一过性，也有时间较长和严重反应者。药源性疾病不仅包括药物正常用法用量的情况下所产生的不良反应，也包括因误用、超剂量应用、错用及应用不合理和药物中毒等情况所引发的疾病，一般呈现反应较严重而且持续时间较长，有些伴随终生。事实上，药源性疾病就是药物不良反应在一定条件下产生的后果。常见的药源性疾病包括药源性肝脏疾病、肾脏疾病和血液病等。

一、药源性肝脏疾病

根据统计报道，药源性损害的发生率为10%左右。大多数病例在发病初期有食欲不振、恶心、呕吐、全身倦怠、腹痛等现象。

易造成肝损害的药物有：抗菌药物：异烟肼、利福平、磺胺类、大环内酯类；非甾体抗炎药：对乙酰氨基酚、吡罗昔康、双氯芬酸、舒林酸；唑类抗真菌药：酮康唑、氟康唑、伊曲康唑；羟甲戊二酰辅酶 A 还原酶抑制剂（他汀类）：洛伐他汀、辛伐他汀、普伐他汀、氟伐他汀和阿托伐他汀都能导致肝酶升高或肝功能损伤；其他：沙坦类抗高血压药、拉贝洛尔、烟酸类、丙硫氧嘧啶、水杨酸类、乙醇、奎尼丁、甲基多巴等。

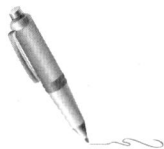

二、药源性肾脏疾病

急性肾功能衰竭中约 5% ~ 20% 是药物或化学药品引起。由于肾脏血流旺盛、肾血管床的内皮表面积大，因此特别容易受到药物损害。药物性肾脏损害的基本方式包括损害肾脏或影响其功能、免疫性肾损害、阻塞泌尿道而引起损害。

引起肾损害的常用药物如下。

抗生素：氨基糖苷类、多肽类、四环素类、头孢菌素类、青霉素类；氨基糖苷类不宜长期连续使用，对基础肾功能欠佳的患者更容易达到肾的中毒阈值。此类药物对肾的毒性程度依次为：庆大霉素 > 卡那霉素 > 链霉素。肾毒性表现为血尿氮，血清清除率上升，偶尔出现急性肾功能衰竭。庆大霉素与一代头孢菌素、克林霉素、呋塞米等药物并用时肾毒性增强。头孢类中，主要是一代头孢对肾的直接损害。

非甾体抗炎药：长期大量服用会出现慢性肾中毒。滥用含非那西丁镇痛药的病人中，间质性肾炎及肾乳头坏死及间肾炎较多见。另外有文献报告，吲哚美辛、保泰松、布洛芬、苯氧丙酸钙等前列腺素抑制剂也偶可导致肾功能衰竭。

磺胺类：可导致的肾损害有血管炎、尿路闭塞、肾小管坏死、间质性肾炎等。轻者可有血尿、蛋白尿等症状，重症可者可见无尿、尿毒症、肾衰，原因是在酸性尿中一些溶解度较低的磺药和乙酰化物则易于析出结晶。

此外，抗癌药物用于肾功能不正常者时易致肾损害。据有报告认为，甲氨蝶呤的肾毒性发生率为 15%。

三、药源性心脏病

药源性心脏疾病的发生率较高，而且有其严重性，不加注意可致猝死。药源性心脏疾病主要表现为心律失常、心功能抑制和心肌病等症状。

心律失常：洋地黄类强心苷中毒可引起各种心律失常。抗心律失常药几乎无一例外，都可引起心律失常。如奎尼丁、左旋多巴、氯贝丁酯、氟烷、地塞米松、呋塞米等也会引起心律失常，但少见。

心脏抑制：β受体拮抗剂药如普萘洛尔、阿普洛尔和氧烯洛尔等临床应用广泛，且较长时间用药。一般剂量时它们对心肌就有不同的程度的抑制作用。在那些只有依靠高浓度儿茶酚类来维持心脏功能的病人，如心肌病、心脏手术后和早期心力衰竭的病人，应用β受体拮抗剂容易诱发严重心力衰竭、心动过缓和血压下降，甚至心搏停止。普鲁卡因胺、奎尼丁和利多卡因等药物均能抑制心脏功能引起心力衰竭。

心肌病：拟交感类药物如肾上腺素、去甲肾上腺素、异丙肾上腺素、去氧肾上腺素大剂量给药均引起心肌病变，出现灶性坏死、炎性渗出和心包脏层出血。

抗精神病药如氯丙嗪、三环类抗抑郁药都可引起心肌病变，表现为急性心肌梗死、心肌炎、间歇性左束支传导阻滞、充血性心力衰竭等。碳酸锂也能引起严重心肌病，已见死亡报道。

抗癌药柔红霉素与多柔比星均能进入心肌细胞内产生毒性作用，引起心律失常、心肌病、血压下降和急性心力衰竭。

四、药源性血液病

血液成分和造血器官对药物的作用较敏感，能引起血液病的药物亦较多。据世界卫生组织的资料，药源性血液病占全部药源性疾病患者的 10%，其中以白细胞减少和粒细胞缺

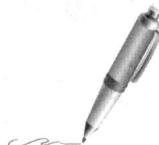

乏症发病率最高。有的药物可致多种血液病，不同的药物可通过不同机制致病，但一般不外乎免疫性和非免疫性两方面。前者与用药剂量无关，后者则与长期或大量用药有关。现将常见的药源性血液病概述如下。

再生障碍性贫血：能引起再生障碍性贫血的药物可多达数十种，较重的如氯霉素、链霉素、氨苄西林、磺胺类、阿司匹林、保泰松、吲哚美辛、苯妥英钠、乙酰唑胺、甲苯磺丁脲等。

白细胞减少症和粒细胞缺乏症：能引起白细胞减少或粒细胞缺乏的药物有保泰松、吲哚美辛、磺胺类、链霉素、氯霉素、利福平、氮芥、甲氨蝶呤、6 - 巯基嘌呤、氟尿嘧啶，环磷酰胺等。

血小板减少症：引起血小板减少的药物有阿司匹林、水杨酸钠、保泰松、吲哚美辛、噻嗪利尿剂，洋地黄、肝素等。

巨幼细胞贫血：引起巨幼细胞贫血的药物有苯妥英钠、环丝氨酸、6 - 巯基嘌呤、氟尿嘧啶、阿糖胞苷、环磷酰胺、保泰松、对氨基水杨酸、新霉素、乙胺嘧啶，甲氧苄啶等。

另外，过量应用肝素、双香豆素等抗凝药，导致凝血障碍性出血。水杨酸盐、吲哚美辛、保泰松等与香豆素类联用，亦可因抗凝作用增强而出血。大剂量应用链激酶或尿激酶等纤溶激活物，可因纤维蛋白溶解增强而致出血。长期应用一些抗癌药物、氯霉素、保泰松、氨基比林或放射性同位素（^{131}I）等可引起白血病。

五、药源性疾病的诊断与治疗

药源性疾病临床诊断的关键是要确定可疑药物与疾病之间的因果关系。被怀疑的药物常常与其他药物联合使用；发生的不良反应并非一种药物所独有，许多药物均可能引起；此外，ADR 与所患疾病的临床表现有时难以区分。受上述因素影响，确定可疑药物与疾病之间的关系有时十分困难。目前诊断药源性疾病主要是排除药物以外的因素基础上，参考病史、用药史（用药时间与发展时间的关系）、临床表现、流行病学调查、病理组织学检查及实验室检查。

药源性疾病的治疗原则是：①若怀疑药源性疾病是由药物引起的，但又不能确定为何种药物时，在条件许可的情况下，应停用一切药物，找出致病药物。这样做能及时终止致病药物继续损害机体，并且有助于临床诊断。②停药后临床症状减轻或缓解，常可提示该疾病为药源性。必要时可使用输液、利尿、导泻、洗胃、催吐及血液透析等办法，加速残留药物的排出。多数药源性疾病具有自限性，通常停药后不用进行特殊处理（症状严重时要进行对症治疗）。③如果引起药源性疾病的药物已经被确认，可以选用特异性拮抗剂。若为药物引起的变态反应，应告知患者禁用该药物。④根据患者具体情况，必须继续用药时，需权衡利弊，调整治疗方案，如延长间隔时间，减少给药剂量等，必要时进行治疗药物监测。

扫码"学一学"

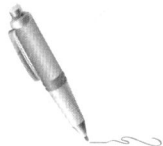

第四节　用药错误

用药安全是关乎人类健康民生的重要问题。用药错误（medication error）管理是用药安全的一个重要组成部分。用药错误是指药品在临床使用及管理全过程中出现的、任何可以防范的用药疏失，这些疏失可导致患者发生潜在的或直接的损害。调查发现，医疗失误中用药错误所占的比率在美国为 24.7%，英国为 22.2%。用药错误可发生于处方（医嘱）开具与传递；药品储存、调剂与分发；药品使用与监测；用药指导及药品管理、信息技术等多个环节。

药物不良反应（ADR）是指合格药品在正常用法用量下出现的与用药目的无关的有害反应。ADR 和用药错误同样会导致患者伤害，二者是药物不良事件（ADE）的重要组成部分。用药错误和 ADR 的区别在于，ADR 是药品的自然属性，一般而言，医务人员报告 ADR 无需承担相关责任，国家法规亦明确规定不得以 ADR 为理由提起医疗诉讼；而用药错误属于人为疏失，当事人常需承担一定的责任。

我国政府也高度重视用药安全，2011 年颁布的《医疗机构药事管理规定》中明确定义了用药错误，并提出医疗机构应当建立用药错误监测报告制度。2012 年颁发的《三级综合医疗机构评审标准实施细则》中要求医疗机构应实施用药错误报告制度、建立调查处理程序和采取整改措施。

一、用药错误的原因

产生用药错误的原因比较复杂，牵扯到多方面、多环节，常见的错误原因有以下几点。

（一）管理因素

国家相关法规或医疗机构管理制度落实不够；管理部门监管不到位，缺少专职的管理机构和人员；监测网不统一；未建立健康的安全用药文化。

（二）流程因素

医疗机构内部缺乏有效沟通，诸多用药环节衔接不畅，如换班及口头医嘱等环节；从处方到用药整个过程中的信息系统错误。

（三）环境因素

工作环境欠佳，如光线不适、噪音过强、工作被频繁打断等；工作空间狭小，药品或给药装置等摆放混乱。

（四）设备因素

信息系统落后，不能发挥基本的用药错误识别和防范功能；设备老化，易出故障；新型设备应用不熟练，程序配置错误，医务人员未能及时识别并采取相应措施。

（五）人员因素

知识不足；未遵守规章制度或标准操作规程；培训缺失或培训内容欠妥、陈旧甚至错误；人力资源不足。

（六）药品因素

药品名称、标签、包装等外观或读音相近,；使用特定剂型、特殊用法（如鞘内注射）；给药剂量计算复杂；药品储存条件特殊。

二、用药错误分级和类型

根据用药错误造成后果的严重程度，参考国际标准，可将用药错误分为以下 9 级。A 级：客观环境或条件可能引发错误（错误隐患）；B 级：发生错误但未发给患者，或已发给患者但患者未使用；C 级：患者已使用，但未造成伤害；D 级：患者已使用，需要监测错误对患者造成的后果，并根据后果判断是否需要采取措施预防和减少伤害；E 级：错误造

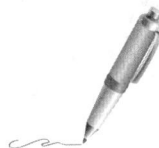

成患者暂时性伤害，需要采取处置措施；F级：错误对患者的伤害导致患者住院或延长患者住院时间；G级：错误导致患者永久性伤害；H级：错误导致患者生命垂危，需采取维持生命的措施（如心肺复苏、除颤、插管等）；I级：错误导致患者死亡。

上述9级可归纳为以下4个层级。第一层级：错误未发生（错误隐患），包括A级；第二层级：发生错误，但未造成患者伤害，包括B、C、D级；第三层级：发生错误，且造成患者伤害，包括E、F、G、H级；第四层级：发生错误，造成患者死亡，包括I级。用药错误根据其发生的环节可包括处方错误、转抄错误、调剂错误、给药错误、患者依从性错误、监测错误及其他用药错误等。医师、药师、护士、患者甚至是收费人员，药品信息维护人员都有可能是用药错误的责任人。

三、用药错误的监测和防范

（一）用药错误监测

采用适当的监测方法来识别用药错误，对于建立一个用药错误安全系统至关重要。常用的用药错误监测方法包括用药错误报告、病历审查和处方点评、计算机监测、直接观察等。一旦发现用药错误，医务人员应积极实施处置措施。E级及以上的错误，医务人员应迅速展开临床救治，将错误对患者的伤害降至最低，同时积极报告并采取整改措施。A～D级用药错误虽未对患者造成伤害，但亦应引起医务人员及医疗机构管理者的重视，除积极报告外，应及时总结分析错误原因，采取防范措施，减少同类错误发生的可能性。

发生用药错误，鼓励自愿报告。国家卫生健康委员会于2012年成立INRUD中国中心组临床安全用药组，并建立全国临床安全用药监测网，接收各级医疗机构的用药错误报告。监测网具备数据统计和分析功能。报告内容应真实、完整、准确。应用自愿报告法获得的数据虽不能完全反映用药错误的实际发生率，但对于识别错误来源，如特定药物、剂量、剂型和给药途径等具有重要价值，且容易实施。在条件具备时，病历审查法、计算机监测法及直接观察法也可用于用药错误的实践和研究。

（二）用药错误的防范策略

1. 倡导健康的用药安全文化 医疗机构应倡导非惩罚性用药安全文化，应让每一位医务人员都认识到用药错误监测与报告是一项保障患者用药安全、提高医疗质量、降低执业风险的积极而有意义的工作。鼓励临床医生、护士和药师等人员主动参与用药错误的监测报告。医疗机构应制定有效措施保障落实，保护当事人、报告人和患者的信息。

2. 建立合理、简明、顺畅、严谨的工作流程 医疗机构的用药过程是一个涉及内部多个部门、多个岗位，需协调多个环节共同完成的过程。科学、简明且可追溯的流程，清晰、严谨且可操作的岗位职责，有利于提高质量，提高效率，保证患者安全；而冗长、繁杂的流程，往往是产生用药错误的重要原因之一。在构建了适宜的组织管理系统和医疗安全文化、恰当的人员配备和培训之后，还需要借助适宜的信息化设备和顺畅合理的标准操作流程，提高工作效率和保障患者用药安全。

3. 管理规范到位 ①执行药品一品两规的规定，使用药物通用名，计算机系统限定用法、用量、给药途径，执行抗菌药物的分级使用限制以及抗肿瘤药物的分级使用限制等。②实施自动化和信息化，包括计算机医嘱系统、电子处方、单剂量自动分包机、整包装发药系统、条形码等。③制定标准化的标识和流程，包括高危药品标识，音似形似药品标识，药品多规格标识，标准操作流程，以及指南、共识、技术规范等。④审核项目清单和复核

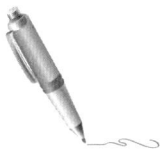

系统，包括处方审核，对高危药品和细胞毒药物配置加强核对，以及使用两种不同方法确认患者身份和药品等。

4. 加强岗位专业技能培训 医疗机构应将用药错误的识别和防范作为培训内容之一。做好新职工的岗位培训，加强专业技能考核，及时分享用药错误案例，防患于未然。

（三）不同环节用药错误的防范措施

1. 开处方环节 医师在工作中要注意学习与沟通，掌握选择正确药物的知识与信息，完善临床思维，实现个体化精准治疗，当修订医嘱后及时沟通，提醒护士和其他人员。

开具处方时，医嘱应完整不漏项，医嘱应包括患者姓名、药物通用名、商品名、用药途径和部位、剂型、剂量、浓度、用药数量、用药次数等。更重要的是医嘱要清楚准确，不使用不规范、不明确的缩写；不使用不清楚的用法说明；使用精确的药物剂量单位，而不用"1片""1粒"；按照标准命名方法开具药方，使用药物的通用名，避免使用地方性命名、化学名，不被认可的缩写名、化学符号；在小数表达时使用引导零（如"0.8ml"）而不使用末尾零（如"8.0ml"），因为可能导致10倍的过量用药。

最后医师尽可能地与患者交流，说明处方和任何需要预防和观测的情况，包括过敏症状等。

2. 药品调配环节

（1）保持清新、整齐、安静和干净的环境，应合理设计调配区域，要求光线、室温、空间适宜；设置电话来访和咨询接待岗位，减少打扰，保证药品调配人员专心工作；药品摆放整齐有序，对于相似药品要加用醒目的标志；设置高警示药品，外用药品和新药等存放专柜，培训药品人员调配这些药品时，加强核对。

（2）坚持核对，规范操作，审核处方，发现问题不猜测，立即与相关人员沟通，确认无误后调配，每次配方尽可能一次完成。按处方顺序调配和码放药品。配药后核对，核对的内容包括药名、规格、数量、标签和包装。

（3）保证足够的人力配备，减少因人员不足导致忙乱无序而带来的调配差错。

3. 药师发药环节 药师发药是杜绝用药错误的关键环节，发药时要对患者交代药物用法、用量、储存、注意事项等，以促使患者正确、安全用药。

（1）良好的服务态度和服务语言标准化 发药时，对患者要耐心热情，如果处方有问题，需及时与患者沟通并解释清楚。在交代过程中，应根据患者的具体病情及药品特点，将用药过程中注意事项，用通俗易懂的语言介绍给患者，避免语气生冷、晦涩。

（2）交代药物的用量和用药时间 在交代药物用量时，应使用清晰易懂的计数单位，如片、粒、支等，避免使用专业的计量单位如g、mg、U等。对某些内服液体应教会患者使用量具量取后使用。提醒患者用药时间，如饭前、饭后、睡前、清晨等。

（3）多药合用时，交代服药间隔时间 有些药不能和其他药同时服用。如多维乳酸菌、枯草杆菌等活菌制剂不能和抗菌药同服；蒙脱石散可影响其他药物疗效。若说明书中没有明示间隔时间，则一般间隔为两小时。

（4）交代用药途径及用药方法 应告诉患者正确的用药途径及方法，以发挥应有疗效，减少药物不良事件。如硝酸甘油，要提醒患者随身携带，在心绞痛发作时，舌下含服；甲硝唑片可口服也可阴道给药，需告知患者；肠溶片、缓释片、控释片等需建议患者整粒吞服；有些缓控释制剂如氯化钾缓释片，硝苯地平控释片等药物骨架不能被吸收，会整体排出体外，需提前告知患者；活菌制剂不能用超过40℃的水送服；抗酸药、助消化药等建议嚼碎后服用，

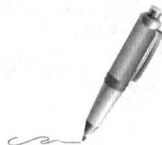

有利于增加药物的吸收；糖浆剂服用时不宜立刻饮水，以免冲淡药物而药效降低。

（5）交代用药注意事项　许多药物使用有注意事项，应提醒患者。如用药期间不许饮酒，尤其当使用镇静催眠药、抗抑郁药等；头孢哌酮、甲硝唑等药物与酒精可发生双硫仑样反应；有些药物如卡马西平、普萘洛尔、氯苯那敏等会引起眩晕、倦怠、嗜睡、视物不清等，服药期间不要驾车、操作机器；可引起体位性低血压的药物，如特拉唑嗪、多沙唑嗪等，服药后患者应注意缓慢站起，防止晕倒；使用吸入型糖皮质激素时，提示患者吸入药后应漱口；提示患者使用铋剂、铁剂会导致黑便，利福平使排泄物呈橙红色，服用吲哚美辛可使粪便呈绿色，服用 B 族维生素后，尿液呈黄色。

（6）指导患者正确应用特殊包装和特殊装置　药品必要时可由咨询药师进行演示。如具有保险式瓶盖的药品，需提示患者开启方法；特殊包装药品，如利福平滴眼剂等内附药片需先溶解后再滴眼；干粉吸入剂，其附带的胶囊需放到吸入装置内，刺破吸入而不能直接吞服；气雾剂、胰岛素笔等也需详细说明正确使用方法。

（7）交代药品储存条件与方法　妥善保管好药品是保证其质量的前提。所有药品都应放在原始包装中，不要将标签撕掉。外用药品与内服药品分开摆放，远离儿童；一般药品应在室温中存放，注意防霉防潮、阳光直射；人血白蛋白、人免疫球蛋白、活菌制剂需放置冰箱 $2 \sim 8℃$ 保存。胰岛素注射剂未开启包装时，应置于 $2 \sim 8℃$ 保存，开始使用后不要再放入冰箱中，可在室温下存放 4 周。外用栓剂，如吲哚美辛栓，复方甲硝唑栓等，平常应放置凉暗处储存。

在防范用药错误的工作中，药师在预防、发现、评估和干预几方面均可发挥关键作用。理想的模式是临床药师与处方者合作，共同制定、执行、监控治疗计划。

第五节　药品质量缺陷

扫码"学一学"

药品在生产和流通的各环节中，随时可能出现质量问题。因此，必须在药品生产、运输和储存的全过程中采取严格的管理和控制措施，从根本上保证药品的质量。按照《药品管理法》的要求，必须制定和执行药品保管制度。药品入库、出库和调剂时必须执行检查制度。

药品质量缺陷问题可发生在药品生产、经营和使用的多个环节，按照问题性质可包括包装破损、药品包装质量问题、药品变质、不合格药品混入等问题。

为了更好地识别药品质量缺陷，先从外观上识别，合格药品是指从外观看包装完好无损，具有国家食品药品监督管理局批准的批准文号，药品标签符合国家食品药品监督管理局关于说明书和标签管理的规定，由具有合法资质的药品生产企业生产，由具有合法资质的药品经营企业购入，具有药品质量检验合格证书，药品运输过程符合国家药品物流管理相关规定，外观和内在质量均符合国家药品质量标准。

外观检查时，应通过视觉、触觉、听觉、嗅觉等感官试验，依据药品质量标准、药剂学、药物分析及药品说明书的相关知识与内容，检查时打开包装容器，对其剂型、颜色、味道、气味、形态、重量、粒度等情况进行重点检查。一旦判定药品变质，应按照假药处理，不得再使用。

当发现或怀疑药品质量存在问题时，必须及时追踪药品在医院内流通的整个过程，明确药品可能出现问题的环节，排除相同批次的药品再次使用而造成危害的可能性。药品质

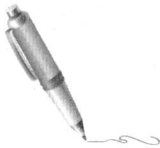

量问题是指当事人怀疑出现的不良后果由药品质量问题引起，不涉及引起药品不良反应及药物过量的药品。当事人包括患者、医生、护士及药学人员。

（一）药品质量问题追踪流程

药品质量问题追踪流程，应根据药品在医院内流通的过程，即采购→验收→入库→出库→调配→使用。从发现问题的环节反向追踪。处理的步骤与措施包括以下几方面

（1）当疑似药品质量问题发生后，药品质量控制小组人员应在第一时间赶赴现场，向当事人仔细了解药品的基本信息，保存、使用情况、有无变质、过期、有无污染，并作详细记录，并与当事人双方共同对可疑药品进行封存。

（2）质量控制小组人员应详细记录药品的名称、规格、批号、生产日期、有效期、外观形状、数量、批准文号及引起的不良后果等相关信息；对疑似质量问题的同批同种药品就地封存，以便检验时做对照检验；同时查阅相关书籍、材料，积极寻找解决办法。

（3）质量控制小组及时向科主任汇报，联系有关部门，与药品采购员一同，查找供货厂家，向供货厂家通报出现的质量问题，要求供货方提供合法资质、药品批准文号及相关检验报告的证明材料及复印件，并要求其对出现的问题做出解释。

（4）可以排除具有质量问题的药品，经当事方认可后，质量控制人员及时将处理结果通知有关部门，并向药学部门负责人汇报。不能排除质量问题时，向药学部门负责人汇报，由质量控制小组与当事人双方共同制定的、具有依法检验资格的检验机构进行检验（双方无法共同制定时，由卫生行政部门制定）。

（5）对药品检验机构检查证明确有质量问题的药品，应及时通知相关部门或服务对象，将药品召回或调换。

（6）药品质量控制小组对每次药品抽查、药品质量问题事件处理后都应仔细填写药品质量问题评估报告。对确认质量问题的药品，分析出现问题的环节和原因，对药品质量风险和危害进行综合分析和评估，提出改进措施和意见，向药品生产企业及药学部门主管领导进行回馈和报告。

为了更好地防范药品质量缺陷问题，应在药品运输、药品储存保管、核对制度等环节严格要求，按标准和规章办事，并落实执行药品召回制度，实时跟踪国家和省市卫生、药监部门发布的药品质量信息，及时发现本单位问题药品，并采取停止使用等应对措施。

（二）药品召回流程

我国国家食品药品监督管理局 2007 年 12 月公布并施行了《药品召回管理办法》。药品召回是指按照规定的程序收回已调剂于临床科室、患者的存在安全隐患的药品，并退回药品供应商的行为。药品存在安全隐患是指有证据证明对人体健康已经或者可能造成危害的药品。药品经营企业、使用单位应当协助药品生产企业履行召回义务，按照召回计划的要求及时传达、反馈药品召回信息，控制和收回存在安全隐患的药品。医疗机构药品召回流程如下。

（1）当需召回时，由药品质量安全管理小组决定召回。药品的名称、规格、生产商、召回范围、召回级别、主要执行人员等。

（2）质量部负责药品召回工作的组织、协调、检查和监督。

（3）药剂科负责将药品收回，连同本部门药品统一退回库里。

（4）药库负责接受各部门退回的药品。将退库药品视同进货药品验收、入库，单独存

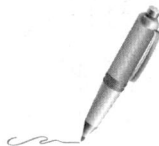

放。召回结束后，汇总为《药品召回记录》，上报药品质量安全管理小组。

第六节　特殊人群用药

特殊人群是指妊娠和哺乳期妇女、新生儿、婴幼儿、儿童及老年人。特殊人群的生理、生化功能与一般人群相比存在着明显差异，这些差异影响着特殊人群的药动学和药效学。高度重视特殊人群的特点，做到有针对性地合理用药，对保护特殊人群的健康尤为重要。

一、妊娠期和哺乳期妇女用药

妊娠期与哺乳期是人生中的一段特殊时期，大多数疾病状态需药物治疗，应用药物时不但要充分考虑妊娠期及哺乳期母体发生的一系列生理变化对药物作用的影响，更要注意药物对胎儿或新生儿的作用。

（一）妊娠期药动学特点

妊娠期由于母体生理生化变化以及激素的影响，药物在孕妇体内的吸收、分布、消除过程，均与非妊娠时有很大不同。

1. 药物的吸收　妊娠期间，受孕、雌激素的影响，胃酸分泌减少，使弱酸性药物吸收减少，弱碱性药物吸收增多；胃肠蠕动减弱，使口服药物的吸收延缓，达峰时间延长，药峰浓度降低。妊娠妇女由于肺潮气量和每分钟通气量明显增加，使吸入性药物吸收增加。早孕反应如呕吐可致药物吸收减少。

2. 药物的分布　妊娠期血浆容积、脂肪、体液含量均有不同程度的增加，药物的分布容积增大，药物被稀释，血药浓度低于非妊娠期。因妊娠期血浆容积增大，血浆蛋白的浓度相对较低，药物与蛋白结合减少，游离型药物增多，药效增强，不良反应和进入胎盘的药物增多。如苯妥英钠、地塞米松、地西泮等在妊娠第26~29周时游离药物浓度达峰值。

3. 药物的消除　妊娠期间，孕激素浓度增高可增强肝药酶活性，提高肝对某些药物的代谢能力；妊娠期心输出量增加，肾血流量及肾小球滤过率均增加，肾排泄药物或其代谢产物加快，使某些药物血药浓度降低。妊娠高血压时，孕妇肾功能受影响，药物可因排泄减少而在体内蓄积。妊娠晚期仰卧位时肾血流量减少，可使肾排泄药物速度减慢。

（二）药物在胎盘的转运

妊娠过程中，大多数药物都可通过胎盘屏障进入胎儿体内。药物经胎盘转运的方式有简单扩散、易化扩散和主动转运等方式。影响胎盘药物转运的因素包括药物和胎盘两方面：一般脂溶性高、解离度低、分子量小、血浆蛋白结合力低的药物，容易进入胎儿体内。胎盘的有效膜面积、厚度及血流量影响药物的转运，妊娠早期胎盘较厚，药物较难扩散，妊娠晚期胎盘变薄，药物易于扩散；大多数药物的胎盘转运是通过子宫－胎盘循环和胎盘－胎儿循环完成的，影响两种循环血流量的因素可改变药物的胎盘转运，如合并先兆子痫、糖尿病等全身性疾患的孕妇，胎盘可能发生病理组织变化，胎盘屏障被破坏，可使正常不能通过胎盘屏障的药物得以通过，影响胎儿的发育。胎盘中有多种酶，可代谢某些药物而影响其转运，如氢化可的松、泼尼松通过胎盘代谢活性降低而适用于孕妇，而地塞米松通过胎盘不经代谢即可进入胎儿体内，可用于胎儿治疗，有些药物通过胎盘代谢活性增强，应注意对胎儿的毒性。

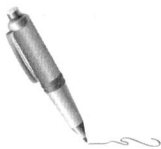

（三）妊娠期用药的基本原则

根据药物可能对胎儿有不良影响，美国食品药品管理局（FDA）根据动物实验和临床实践经验，将妊娠用药分为 A、B、C、D、X 五级（表4-4）。

表4-4 妊娠期用药的分级

分类	标准
A 级	动物实验和临床观察未见对胎儿有损害，是最安全的一类
B 级	动物实验显示对胎畜有危害，但临床研究未能证实，或动物实验未发现有致畸作用，但无临床验证资料
C 级	动物实验对胎畜有致畸或杀胚胎作用，但在人类缺乏资料证实，使用前要权衡利弊
D 级	临床有一定资料表明对胎儿有危害，但治疗孕妇疾病的疗效肯定，又无替代的药物，其效益明显超过其危害
X 级	证实对胎儿有危害，为妊娠期禁用的药物

妊娠期用药一般应遵循以下原则：

（1）妊娠期用药必须有明确的指征，选用对胎儿危害较小的药物。

（2）可用可不用的药物尽量不用或少用。尤其是妊娠初始3个月，若病情允许尽量不用或暂时使用药物。

（3）在医生指导下用药，尽量单一、小剂量用药，避免联合和大剂量用药；尽量选用绪论比较肯定的药物，避免使用新药；参照 FDA 的药物分类，提倡使用 A、B 级药物，避免使用 C、D 级药物。

（4）应用可能对胎儿有害的药物时，要权衡利弊后再决定是否用药，若病情急需应用肯定对胎儿有危害的药物，应先终止妊娠再用药。

（5）禁止在孕期用试验性用药，包括妊娠试验用药

妊娠期常用药物 FDA 分类见表4-5。

表4-5 妊娠期常用药物 FDA 分级

分级	代表药物
A	甲状腺素、氯化钾、核黄素（如超过每日推荐剂量，定为 C）、维生素 D（如超过每日推荐剂量，定为 D）、维生素 E（如超过每日推荐剂量，定为 D）
B	阿莫西林、美洛西林、克拉维酸、头孢唑啉、头孢克洛、头孢他定、头孢吡肟、美罗培南、万古霉素、丙泊酚、对乙酰氨基酚、泮托拉唑、甲氧氯普胺、格拉司琼、胰岛素、二甲双胍、硫酸镁、氯雷他定、西替利嗪、阿昔洛韦、奥利司他、阿奇霉素、布洛芬（如妊娠晚期或临分娩时，定为 D）
C	亚胺培南、西司他丁、庆大霉素、伊曲康唑、异烟肼、利福平、布比卡因、地高辛、单硝酸异山梨酯、硝酸甘油、硝普钠、氨氯地平、硝苯地平、沙丁胺醇、沙美特罗、奥美拉唑、东莨菪碱、阿托品、地塞米松、肝素、呋塞米、螺内酯、磺胺嘧啶、吗啡（如在临近分娩时长期大量使用，定为 D）、阿司匹林（如在妊娠晚期大量使用，定为 D）、福辛普利、缬沙坦、美托洛尔（妊娠中、晚期用药，定为 D）
D	阿米卡星、地西泮、苯巴比妥、丙硫氧嘧啶、甲巯咪唑
X	利巴韦林、沙利度胺（反应停）、阿托伐他汀、雌二醇、己烯雌酚、缩宫素、甲睾酮、华法林

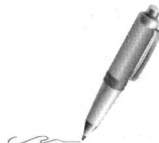

（四）哺乳期用药

哺乳是个重要的生理过程，几乎所有的药物都能进入乳汁被婴儿吸收，故哺乳期用药应慎重。影响经乳汁进入婴儿体内的药物因素有：①母体的血浆药物浓度；②药物从母体的乳汁中转运的能力；③婴儿吸吮的乳量。

1. 哺乳期用药的基本原则　哺乳期用药时应权衡利弊，一般遵循以下原则：①尽可能减少药物对子代的影响；②由于人乳是持续地产生在体内而不贮留，因此哺乳期可服用较安全的药物，并应在药物的一个血浆半衰期后再喂奶；③对因乳母大剂量、长时间用药可能对婴儿造成不良影响的，应及时监测婴儿血药浓度；④若乳母所用药物对婴儿影响较大，则应停止喂奶，暂时实行人工喂养。

2. 哺乳期慎用的药物

（1）抗感染药　①青霉素类是常用的抗生素，此类药物进入乳汁少，但偶尔会造成婴儿过敏；②磺胺药在母乳中含量很低，理论上可致新生儿黄疸，严重时可诱发核黄疸；③氯霉素可能引起新生儿骨髓抑制，哺乳期妇女应禁用；④克林霉素对婴儿有明显毒性，应禁用；⑤大环内酯类大量进入乳汁、不宜应用；⑥异烟肼可大量转运到乳汁，造成婴儿肝毒性，应禁用；⑦甲硝唑可大量进入乳汁，对婴儿产生毒性，应禁用。

（2）神经系统药　①镇痛药及非甾体抗炎药：阿片类镇痛药在乳汁中含量极低，对婴儿无明显影响，阿司匹林和对乙酰氨基酚可用于产后，保泰松毒性较大，应慎用；②抗癫痫药及镇静催眠药：巴比妥类在乳汁中含量较低，对婴儿无明显影响，长期应用时应停止哺乳；苯二氮䓬类药在乳汁中含量也很低，对婴儿无明显影响，但对早产儿乳母应慎用；③抗精神病药：锂盐可进入母乳，并经婴儿胃肠道完全吸收，引起婴儿毒性反应，应禁用；三环类抗抑郁药进入乳汁量小，对婴儿无明显影响，但连续应用对婴儿有害，应慎用。

（3）心血管及凝血系统药　①治疗量地高辛、普萘洛尔经乳汁排泄，因量少对婴儿无明显影响，阿替洛尔在乳汁中含量高，应慎用，卡托普利可分泌至乳汁中，其巯基对婴儿骨髓有抑制作用；②抗凝血药，肝素因相对分子量较大，不易进入乳汁，华法林可与血浆蛋白结合，亦不会大量进入乳汁，两药均可用于哺乳期妇女。

（4）其他药物　①抗甲状腺药：丙硫氧嘧啶、甲巯咪唑可进入乳汁，会影响婴儿的甲状腺功能，应禁用；②口服避孕药，对婴儿虽无直接毒性反应，但药物会使母乳分泌减少，并影响母乳成分，不宜服用；③抗肿瘤药：甲氨蝶呤、环磷酰胺可进入乳汁被婴儿吸收，应禁用。

二、小儿用药

小儿时期包括新生儿期、婴儿期、幼儿期、学龄前期、学龄期、少年期等生长发育阶段。

（一）小儿药动学和药效学的改变

小儿，尤其是新生儿期，是很不成熟的个体，其解剖结构、生理生化功能都不断发育变化，为保证用药安全、合理，应根据小儿身体的特殊性及药物在体内的药动学和药效学特点选择用药。

1. 机体组成特点　①小儿，尤其是婴幼儿，机体组织中水分的比例较成人高，水在体内代谢较成人快，但调节水和电解质代谢的功能较差，大量的体液及细胞外液使水溶性药物的血药浓度降低且消除减慢，较少的细胞内液使药物在细胞内浓度较成人高；②新生儿、

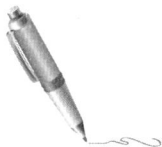

婴幼儿皮肤嫩、角质层薄，皮下毛细血管丰富，体表面积与体积的比例大，使外用药很容易通过皮肤黏膜吸收，且速度较成人快，易致药物吸收过量产生不良反应甚至中毒；③小儿体内脂肪含量随年龄增长而变化，较低的体脂含量使脂溶性药物分布容积变小，血中游离药物浓度高而易中毒；④新生儿及婴幼儿血浆蛋白浓度低，结合力较差，尤其是新生儿体内存在许多能与血浆蛋白竞争结合的内源性物质，使血中结合型药物减少，游离型药物浓度明显增加，引起药效增强或中毒。

2. 中枢神经系统发育不全　新生儿神经系统发育不健全，尤其是血脑屏障通透性高，很多药物可通过血脑屏障影响神经系统。如吗啡易使新生儿呼吸中枢受抑制，长期应用抗癫痫药，其中枢抑制作用会影响小儿智力发育及其性格成长。

3. 消化系统发育不全　新生儿胃黏膜尚未发育成熟，胃酸分泌很少，宜口服液体制剂，有利于药物溶解；胃肠蠕动慢，会使口服药物达到有效血药浓度时间延长，但对生物利用度影响不一，如磺胺药生物利用度大于成人，而苯妥英钠生物利用度则小于成人；胆汁分泌减少，脂肪消化能力不足，脂溶性维生素吸收较差；肠蠕动不规则，药物吸收不稳定，个体差异大。

4. 肝、肾功能发育不全　①小儿肝功能尚未完善，尤其是新生儿肝药酶活性不足，肝内药物代谢能力差，药物清除率低，易造成药物在体内蓄积引起严重不良反应；②新生儿肾小球滤过和肾小管分泌功能发育不全，药物消除能力较差，尿液 pH 较低，多数弱酸性药物经肾排泄慢，半衰期明显延长。

5. 其他　①水盐代谢：小儿调节水和电解质代谢的功能较差，对泻药、利尿药等可能引起水盐代谢紊乱的药物特别敏感，小儿钙盐代谢旺盛，易受药物影响，如苯妥英钠、糖皮质激素影响钙盐吸收，四环素与钙盐形成络合物，使牙齿黄染、易致龋齿，并影响骨骼的发育，8 岁以下儿童禁用；②内分泌与营养利用：小儿的正常发育依赖于内分泌的协调和营养的充分供应、吸收和利用，许多激素和抗激素制剂都能干扰小儿内分泌平衡而影响生长发育；对使用影响食欲、营养物质吸收、利用和代谢的药物也应注意，较长时间使用这些药物，可使小儿的营养缺乏，影响其身体和智力发育，如抗胆碱药可引起恶心而影响食欲等；③小儿遗传缺陷：小儿遗传缺陷可致对某些药物反应异常，如葡萄糖 - 6 - 磷酸脱氢酶缺乏症患儿用磺胺药、氯丙嗪、维生素 C、阿司匹林、硝基呋喃等药时可出现溶血反应。

（二）小儿用药的基本原则

1. 严格把握用药指征　只有了解小儿不同发育时期的生理生化特点、药物的特殊反应，严格掌握用药指征，才能做到合理用药，防止或降低药物不良反应。

2. 选择适宜的给药剂量　小儿用药剂量是一个既重要又复杂的问题，由于小儿的年龄、体重逐年增加，体质强弱各有不同，因此很难用某一统一的公式来推断准确而又具体的给药剂量，这就需要在实践中用药个体化，理想的做法是通过监测体内药物浓度来调整给药剂量与间隔时间。

3. 选择适宜的给药途径　一般来说，能吃奶的或耐受经鼻饲给药的婴幼儿，经胃肠给药较安全，应尽量采用口服给药，幼儿用糖浆、颗粒或分散片等剂型等较合适，年长儿可用片剂等。新生儿皮下注射药物可损害周围组织且吸收不良，一般不用；静脉给药时，要严格控制滴注速度，不可过快，同时应防止药物渗出引起组织坏死；使用外用药时，时间不宜太长，因为婴幼儿皮肤角化层薄，药物透皮给药方便且痛苦小，用药时需要防止小儿

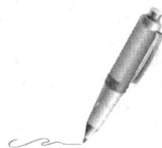

用手抓摸药物，误入眼、口引起意外。

4. 密切监护 儿童用药，防止产生不良反应。儿童应急能力较差，较敏感，且不会表达，极易产生药品不良反应而不易被发现，因此在用药过程当中应密切注意。

（三）小儿慎用的药物

1. 抗感染药 儿童使用抗感染药的基本原则与成人相同。药物变态反应的首次发生通常都在幼儿及儿童时期，且反应严重，应引起重视。大剂量青霉素可引起新生儿中枢神经的刺激症状，如肌肉震颤，甚至惊厥，应慎用；喹诺酮类药物可能损害幼年时期的关节软骨组织，幼儿及青少年不宜选用；氨基糖苷类、四环素及氯霉素可分别致听神经损伤、骨骼和牙齿损害及灰婴综合征，应禁用。

2. 神经系统药 ①抗癫痫药：苯巴比妥、苯妥英钠因不良反应较多，很少应用于儿童，目前认为丙戊酸钠较安全，但2岁以下儿童在合用其他抗癫痫药时较易致肝毒性，用药期间注意监测肝功能；②镇痛药：常与麻醉药合用缓解小儿疼痛，常与镇静催眠药、抗抑郁药及治疗相关性疾病的药物合用，用药过程中应注意小儿特点，密切观察病情，及时调整治疗方案，避免有危险的联合应用。

3. 糖皮质激素 糖皮质激素用于许多小儿疾病。小儿在确实需要使用糖皮质激素时应极为谨慎，应根据疾病需控制的程度、可接受不良反应的程度等方面考虑是否用药及用药剂量。小儿长期使用糖皮质激素最严重的不良反应是发育迟缓，其他不良反应与成人相似，因此用药剂量要尽可能小。

4. 铁剂 小儿贫血的主要原因是缺铁，口服铁剂疗效确切，但应注意铁剂能引起黑便，使牙齿轻微染色，婴幼儿口服1g可引起严重中毒反应，2g以上可致死。

（四）小儿用药剂量的计算方法

由于小儿的体质、体重、身高、体表面积等均随年龄而变化，不同年龄的给药剂量变化很大，小儿药物剂量应个体化，较常用的计算方法有以下几种：

1. 按年龄计算 具体内容见表4–6。

表4–6 儿童剂量换算表

年龄	按成人剂量折算	年龄	按成人剂量折算
新生儿	1/18～1/14	4 岁	1/3
6 个月	1/8～1/6	8 岁	1/2
1 岁	1/6～1/4	12 岁	2/3

2. 按体重计算 为最常用的计算方法，多数药物已知每千克体重每日或每次用量，可按下列公式计算：

$$每日（次）剂量 = 每日（次）所需药量/kg \times 体重（kg）$$

需要连续应用的药物计算每日量，分次应用，临时对症治疗药物计算每次量，体重以实测体重为准，年长儿用药最大剂量以成人量为限。

如不知每千克体重剂量，可按下列公式计算用药剂量。

$$小儿剂量 = 成人剂量 \times 小儿体重（kg）/70$$

3. 按体表面积计算 可按下式计算。

$$小儿剂量 = 剂量/m^2 \times 小儿体表面积（m^2）$$

$$体重 < 30kg 小儿体表面积（m^2）= 0.035 \times 体重（kg）+ 0.1$$

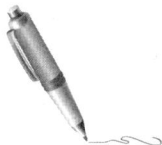

$$体重 > 30kg 小儿体表面积(m^2) = [体重(kg) - 30] \times 0.02 + 1.05$$

此法计算更准确、合理，但比较复杂，尚未推广使用，体表面积值也可根据小儿身高、体重查"小儿体表面积图"求得。

4. 按成人剂量折算

$$小儿剂量 = 成人剂量 \times 小儿体表面积 (m^2) / 1.73$$

5. 根据药动学参数计算 根据药物已知的治疗血药浓度范围以及给药间隔时间，应用药动学参数计算给药剂量，包括单次给药的剂量以及重复多次给药的负荷剂量与维持剂量，并结合血药浓度监测，进行个体化给药方案设计，能使患者血药浓度保持在有效、安全范围以内，科学合理用药。

三、老年人用药

老年人机体内环境改变，肝肾功能下降，因此药物体内过程发生一系列变化。药物的治疗剂量与中毒剂量更加接近，药物的不良反应发生率增高。

（一）老人的生理特点及其对药动学和药效学的影响

老年人生理生化功能通常会发生较大变化，应根据老年人的药效学、药动学特点合理选择用药。

1. 机体组成发生变化 ①老年人局部循环差及肌肉萎缩、血流减少，使肌内、皮下注射的药物吸收速率下降；②总体液和细胞外液与体重比例减小，体内脂肪比例增加，使脂溶性药物如地西泮等更易分布到脂肪组织中，使其分布容积增大，亲水性药物如对乙酰氨基酚等分布容积减小，血药浓度增加；③血浆蛋白结合率降低，白蛋白含量降低使蛋白结合率高的药物如普萘洛尔等药物血中游离型药物浓度增高。

2. 中枢神经系统功能减退 中枢神经系统抑制药如氯丙嗪、苯二氮䓬类、中枢性降压药等作用增强，或用后不良反应较明显，因此老年人应用中枢抑制药时应减量。

3. 心血管系统功能减弱 老年人心肌对 Ca^{2+} 的摄取、储存能力明显低于正常水平，心脏舒张顺应性下降，血管弹性减弱，血管壁增厚，血管阻力上升，对体内外环境变化的反应性降低。心脏的 β 受体数量减少，对 β 受体激动药、阻断药反应性降低，但对 α 受体阻断药敏感性提高，应用血管扩张药易产生体位性低血压。老年人对强心苷类药物反应敏感，尤其伴有肾功能减退时易中毒，用时应减量。

4. 消化系统功能减弱 老年人胃肠活动减弱，主要表现在：①胃酸分泌减少，对弱酸性药物的吸收可能减少，对弱碱性药物则可能吸收增多；②消化道黏膜吸收面积减少，肠内液体量也相应减少，不易溶解的药物吸收减慢；③肠、肝血流量减少使地高辛等某些药物的吸收明显减少。

5. 肝、肾功能减退 ①肝血流量减少，主要经肝消除的药物的首过消除减少，易致不良反应，同时肝血流减少，肝药酶活性降低，可提高首过消除明显的药物的生物利用度；②大多数药物及其代谢物经肾排泄，肾血流量减少、调节机能和酸碱代偿能力的降低，使老年人药物排泄能力下降，是老年人易致药物蓄积中毒的主要原因之一，使用时要注意调整剂量及间隔时间。

6. 其他 老年人的凝血功能减弱，体温调节能力、血糖调节能力降低，同化代谢小于异化代谢等特点，在用药时注意。

（二）老年人用药的基本原则

1. 优先治疗 老年人由于生理衰老、病理变化，常患有多种慢性疾病，且病情往往复

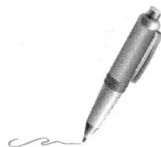

杂多变，用药时应当明确治疗目标，权衡利弊，抓住主要矛盾，避免用药不当导致病情恶化或产生严重不良反应。

2. 避免多重用药 老年人用药应少而精，一般合用药物控制在 3～4 种以内，减少合并使用类型、作用、不良反应相似的药物，适合使用长效制剂以减少用药次数，同时应从近期和远期疗效结合上综合考虑选药。

3. 合理选择药物 可参考老年人合理用药辅助工具（如 Beers 标准）。判断老年患者潜在不适当用药，从药品不良反应及药物治疗获益角度，对老年人用药进行评估与改进。

4. 用药个体化 由于老年人病情复杂多变，用药时应具体分析病情变化，根据用药指征合理选择药物，决定适当的用量，寻找最佳给药剂量。老年患者的用药剂量应由小逐渐加大，一般采用成人剂量的 3/4，必要时进行血药浓度监测，以合理地调整剂量。对于需长期服用药物的老年人来说，应定期监测肝、肾功能及电解质、酸碱平衡状态。同时注意提高老年病人对用药的依从性，耐心细致地给予指导，按医嘱用药。

四、肝功能不全患者用药

（一）肝脏疾病对药物作用的影响

肝脏疾病可引起肝血流量减少或肝药酶活性降低，使药物的肝清除率减少，药物在体内蓄积。如钙通道阻滞药非洛地平、硝苯地平、尼莫地平等在肝硬化患者的血浆清除率和首过消除明显降低，$t_{1/2}$ 显著延长。肝硬化患者口服这些药物时剂量仅为正常剂量的 25%～50%。

急性病毒性肝炎或肝硬化时，许多药物的血浆蛋白结合率降低，血浆中游离型药物浓度增高，这与肝病时血浆蛋白合成减少、血浆蛋白结合部位减少或内源性抑制物蓄积有关。为确保肝病时用药安全，肝硬化患者应从小剂量开始用药，并随时观察临床反应以便及时调整剂量及给药间隔，必要时可进行血药浓度监测。

口服给药存在首过消除，肝病患者首过消除减少，药物的生物利用度增加，药物的血药浓度升高，故对肝病患者使用普萘洛尔、美托洛尔、拉贝洛尔、阿司匹林、哌唑嗪、利多卡因、氯丙嗪、吗啡、哌替啶、喷他佐辛等具有明显首过消除效应的药物时，应减少给药剂量并延长给药间隔时间。

（二）肝功能不全时用药注意事项

肝脏疾病时，药物消除速率减慢，血药浓度升高，药物半衰期延长，但据统计，药物引起肝损害占药物不良反应的 10%～15%，而多数药物都能引起不同程度的肝损害。肝脏疾病用药物应注意以下几点：①明确诊断，合理选药。②避免或减少使用经肝脏代谢，对肝脏毒性大的药物。③注意药物相互作用，特别应避免与肝毒性的药物合用。④肝功能不全而肾功能正常的患者可选用对肝毒性小，并且从肾脏排泄的药物。⑤治疗应从小剂量开始，必要时进行药物监测，做到给药方案个体化。⑥定期监测肝功能，及时调整治疗方案。

肝功能不全患者的给药方案调整。根据肝功能减退对药物药动学的影响和发生毒性的可能性，可将药物分为以下四类，作为给药方案调整时的参考。

（1）由肝脏清除，但并无明显毒性反应的药物，需谨慎使用，必要时减量给药。

（2）经肝脏或大部分经肝脏消除的药物，肝功能减退时，药物清除减少，可导致明显毒性反应，在有肝病时尽可能避免使用。

（3）经肝、肾两种途径清除的药物，在严重肝功能减退时，血药浓度升高，加之此类患者常伴功能性肾功能不全，可使血药浓度更高，故需减量应用。

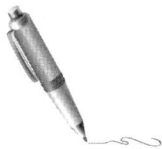

（4）经肾排泄的药物，在肝功能障碍时，一般无需调整剂量，但这类药物中肾毒性明显的药物在用于严重肝功能衰退患者时，仍需谨慎或减量，以防肝肾综合征的发生。

五、肾功能不全患者用药

肾脏是药物排泄的主要器官，肾功能减退时，药物的吸收、分布、生物代谢、排泄以及机体对药物的敏感性均可能受到影响。肾功能不全患者，药物易在体内蓄积，药物半衰期延长，药效提高，甚至发生毒性反应。例如，肌酐清除率近似正常值的患者（$Q_c = 83ml/min$）肌内注射卡那霉素 $7mg/kg$，$t_{1/2}$ 为 1.5h，而肾功能衰竭患者（$Q_c = 8ml/min$）$t_{1/2}$ 可达 25h。

（一）肾功能不全时选药原则

肾功能不全的患者在选择治疗药物及制定用药方案时，应遵循以下几点原则：①明确诊断，合理选药；②尽可能选用肾毒性较低或无肾毒性的药物；③注意药物相互作用，特别应避免与有肾毒性的药物合用。④肾功能不全而肝功能正常者，可选用经双通道（肝、肾）消除的药物。⑤评估患者的肾功能，确定适当地给药剂量及给药间隔时间。

（二）肾功能减退时给药方案调整

肾功能减退时，如仍按照常规方案给药，可因药物在体内积蓄而引起毒性反应。对肾功能不全的患者使用主要经肾排泄且毒性较大的药物时，应先评估患者的肾功能，然后根据患者肾功能减退的程度调整给药方案，确定适当地给药剂量及给药间隔时间。可将每次剂量减少，用药间隔时间不变，这样血药浓度波动幅度较小；也可延长给药间隔时间，每次给药剂量不变，则血药浓度波动大，可能影响疗效。

📎 岗位对接

本任务是药学类、药品经营与管理、药品服务与管理专业学生必须掌握的内容，为成为一名合格的药学服务人员奠定坚实的基础。

本任务对应岗位包括西药药师、药品销售、医药购销员等。

上述从事药学服务及药品销售相关所有岗位的从业人员均需要掌握用药安全中药源性疾病、药品不良反应、用药错误的定义、分类、监测、防治措施等掌握特殊人员用药特点，关注防范药品不良事件，提高特殊患者用药安全性。

📊 重点小结

1. 药品不良反应是合格药品在正常剂量下出现的与用药目的无关的有害反应。其受到药物因素和患者因素等的影响，需要对其进行监测，并执行上报制度。

2. 药源性疾病是由药物诱发的疾病，引发因素包括患者因素和药物因素，其包括，药源性肝脏疾病、药源性肾脏疾病、药源性心脏病、药源性血液病、肝脏疾病等。

3. 用药时应特别关注的特殊人群有妊娠期妇女、哺乳期妇女、新生儿、老年人等。需根据其生理特点和药动学，药效学特点个体化用药。

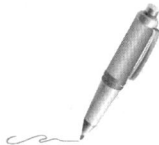

扫码"练一练"

目标检测

一、单选选择题

1. "亮菌甲素事件"显示出药物警戒所具有的作用是

　A. 药品上市前风险评估的作用

　B. 药品上市后风险评估的作用

　C. 发现药品使用环节的问题

　D. 发现和规避假、劣药品流入市场

　E. 弥补药品上市前研究的不足

2. 通过定点监测和处方事件监测以获得药物警戒信号的途径是

　A. 被动监测　　　　　　　B. 主动监测　　　　　　　　C. 登记

　D. 病例随访　　　　　　　E. 专业刊物发表的病例报道

3. 下列药物中，应用时需按照规定检查肝功能的是

　A. 青霉素　　B. 利福平　　C. 维生素C　　D. 口服补液盐　E. 氢氯噻嗪

4. ADR与用药时间相关性不密切，反应表现与已知该药ADR不相吻合，原患疾病发展同样可能有类似的临床表现，ADR的评价结果为

　A. 肯定　　　B. 很可能　　　C. 可能　　　D. 可能无关　　E. 待评价

5. 关于药品不良反应报告填写的说法中，错误的是

　A. 用药原因应填写具体

　B. 电子报表中的内容必须填写齐全和确切，不能缺项

　C. 引起不良反应的怀疑药品，主要填写报告人认为可能是引起不良反应的药品

　D. 不良反应/事件过程描述主要是对不良反应主要临床表现和体征进行明确、具体的描述

　E. 不良反应/事件的结果是指原患疾病的结果

6. 苯妥英钠常规日剂量为600mg，某患者按日剂量300mg服用即出现明显的神经毒性。该患者体内可能缺少的代谢酶是

　A. 羟化酶　　　　　　　　B. 单胺氧化酶　　　　　　　C. N–乙酰转移酶

　D. 假胆碱酯酶　　　　　　E. 葡萄糖–6–磷酸脱氢酶

7. 可引起新生儿"灰婴综合征"的药物是

　A. 红霉素　　B. 氯霉素　　C. 四环素　　D. 链霉素　　E. 氨曲南

8. 妊娠期妇女用药后，一般不会对胎儿产生致畸作用的时间阶段是

　A. 妊娠1~2周　　　　　　B. 妊娠3~12周　　　　　　C. 妊娠4~12周

　D. 妊娠13~27周　　　　　E. 妊娠28周之后

9. 在医疗机构药品召回流程中，负责药品回收具体工作的部门是

　A. 药剂科　　　　　　　　B. 质量部　　　　　　　　　C. 医务部

　D. 医院办公室　　　　　　E. 药品质量安全管理小组

10. 妊娠期妇女使用下列哪种药物可能引起胎儿肢体、耳、内脏畸形

　A. 四环素　　B. 阿司匹林　　C. 维生素K　　D. 沙利度胺　　E. 呋喃唑酮

11. 下列药物中，常引起锥体外系反应的是

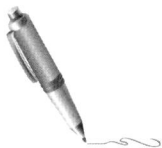

    A. 氯丙嗪　　　B. 庆大霉素　　C. 阿司匹林　　D. 吲哚美辛　　E. 阿昔洛韦

12. 治疗药源性疾病的首要措施是

    A. 对症治疗　　　　　　　B. 停用致病药物　　　　　C. 拮抗致病药物

    D. 调整治疗方案　　　　　E. 排除体内致病药物

二、多项选择题

1. 关于老年人易发生药源性疾病原因的说法中，正确的是

    A. 用药时间长

    B. 用药品种多

    C. 肝功能降低，药物代谢慢

    D. 肾功能减退，药物排泄慢

    E. 血浆蛋白高，血浆游离型药物减少

2. 下列属于药品不良反应监测的目的和意义的是

    A. 弥补药品上市前研究的不足

    B. 减少 ADR 的危害

    C. 促进新药的研制开发

    D. 促进临床合理用药

    E. 促进公众对药品安全的理解

三、思考题

    某医院对老年糖尿病合并足感染者静滴左氧氟沙星0.2g（100ml），当滴入30ml时，患者突然出现烦躁、抽搐、呼吸急促、心率130次/分钟，立即停药、纠正心衰、对抗过敏，2小时后出现房颤、血压降低、呼吸停止而死亡。

    请分析此事件是否属于药物不良反应，是否需要上报，试着填写报表。

（袁　超）

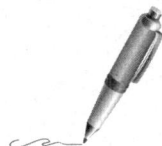

常见病症的自我药疗与用药指导

第一节　发热的自我药疗及用药指导

学习目标

知识要求　**1. 掌握**　发热的药物治疗及用药指导。
　　　　　2. 熟悉　发热的临床表现。
　　　　　3. 了解　发热的病因。
技能要求　具备对发热患者的问病荐药及用药指导的药学服务基本技能。

案例导入

案例：患者，女，35岁，身高160cm，体重60kg。两天前受凉后出现鼻塞、流涕、咽痛，一天后开始发热，无咳嗽，无呕吐。体格检查：T38.8℃，P85次/分，R22次/分，咽部充血，扁桃体有化脓点。双肺呼吸音清，腹平软，肝脾未触及，肠鸣音正常。实验室检查WBC18.5×10⁹L（正常参考值$4.0 \times 10^9 \sim 10.0 \times 10^9$/L），医生初步诊断为上呼吸道感染，急性扁桃体炎，为患者开出了使用头孢克肟、蒲地蓝消炎片、酚咖片的处方。
讨论：作为药师的你应告知患者在使用这三种用药物时，应注意哪些用药事项？

一、临床表现

1. 概述

　　发热，也称发烧，是指致热原直接作用于体温调节中枢、体温中枢功能紊乱或各种原因引起的产热过多、散热减少，导致体温升高超过正常范围的情形。每个人的正常体温略有不同，而且受时间、季节、环境、月经等因素的影响。一般认为当直肠温度超过37.6℃，口腔温度高于37.3℃，腋窝温度高于37℃，或一日之间体温相差在1℃以上，即为发烧。发烧是临床上最常见的症状，是疾病进展过程中的重要临床表现，可见于多种感染性疾病和非感染性疾病。但有时体温升高不一定都是疾病引起的，某些情况可有生理性体温升高，如剧烈运动、月经前期及妊娠期，进入高温环境或热水浴等均可使体温较平时略高，这些通过自身调节可恢复正常。

　　2. 临床分度　按照发热的高低，可区分为下列几种临床分度：低热37.4～38℃，中等度热38.1～39℃，高热39.1～41℃，超高热41℃以上。

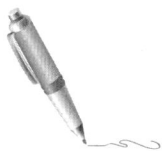

3. 病因及常见疾病 引起发热的疾病很多，根据致病原因不同可分为两类。

（1）感染性疾病 包括常见的各种病原体，如细菌、病毒、真菌、支原体等引起的感染性疾病，以细菌引起的感染性发热最常见，其次为病毒等。

（2）非感染性疾病 血液病与恶性肿瘤：如白血病、恶性组织细胞病、恶性淋巴瘤、结肠癌、原发性肝细胞癌等。

变态反应疾病：如药物热、风湿热。

结缔组织病：如系统性红斑狼疮（SIE）、皮肌炎、结节性多动脉炎、混合性结缔组织病（MCTD）等。

其他：如甲状腺功能亢进症、甲状腺危象、严重失水或出血、热射病、中暑、骨折、大面积烧伤、脑出血、颅脑外伤、癫痫持续状态、心力衰竭、内脏血管梗死、组织坏死等。

4. 鉴别诊断 感染性发热多具有以下特点。

（1）起病急，伴有或无寒战的发热。

（2）有全身及定位症状和体征。

（3）血象 白细胞计数高于 $10 \times 10^9/L$，或低于 $0.5 \times 10^9/L$。

（4）四唑氮蓝试验（NBT） 如中性粒细胞还原 NBT 超过 20%（正常值 < 10%），提示有细菌性感染，有助于与病毒感染及非感染性发热的鉴别。应用激素后 NBT 可呈假阴性。

（5）C 反应蛋白测定（CRP） 阳性提示有细菌性感染及风湿热，阴性多为病毒感染。

（6）中性粒细胞碱性磷酸酶积分增高 正常值为 0～37，增高愈高愈有利于细菌性感染的诊断，当除外妊娠、癌肿、恶性淋巴瘤者更有意义。应用激素后可使之升高或呈假阳性。

非感染性发热具有下列特点。

（1）热程长超过 2 个月，热程越长，可能性越大。

（2）长期发热一般情况好，无明显中毒症状。

5. 临床表现 主要表现是体温升高、脉搏加快，突发热常为 0.5～1d，持续热为 3～6d。根据发热伴有其他症状可诊断病因：

（1）伴有头痛、四肢关节痛、咽喉痛、畏寒、乏力、鼻塞或咳嗽——感冒。血常规检查：①白细胞计数高于正常值——细菌感染；②白细胞计数低于正常值——病毒感染。

（2）儿童伴有咳嗽、流涕、眼结膜充血、麻疹黏膜斑及全身斑丘疹——麻疹。儿童或青少年伴有以耳垂为中心的腮腺肿大——流行性腮腺炎。

（3）间歇期，表现有间歇发作的寒战，高热，继之大汗——化脓性感染或疟疾。

（4）持续高热，如 24h 内波动持续在 39～40℃，居高不下，伴随寒战、咳嗽、胸痛、吐铁锈痰——肺炎。

（5）起病缓慢，持续稽留热，无寒战、脉缓、玫瑰疹、肝脾肿大——伤寒。

（6）如为长期找不出原因的低热，一般为功能性发热，应认真治疗。

二、药物治疗

1. 病因处理 针对发热的病因进行积极的处理是解决发热的根本办法。例如：感染性发热，根据感染源不同选择有效药物进行治疗；如细菌感染引起的发热，可以选用阿莫西林、头孢氨苄、头孢羟氨苄、头孢克洛、头孢丙烯、头孢克肟、罗红霉素、阿奇霉素、盐酸左氧氟沙星等控制细菌感染，同时口服退烧药如对乙酰氨基酚、酚咖片、布洛芬等。如

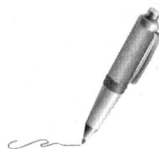

感冒引起的发热，可以服用复方氨酚烷胺、复方氨酚肾素片、酚咖片；腹泻脱水引起发热的患者积极进行补液；可以服用药物如蒙脱石散、苋菜黄连素等，同时口服补液盐防止脱水；发生药物反应时引起的发热，立即停用药物并进行抗过敏治疗等，如氯雷他定、左西替利嗪、葡萄糖酸钙、维生素 C。

2. 降温处理　对于感染性发热而言，发热本身是机体免疫系统清除感染源的表现之一，除非高热以及患者严重不适、强烈要求外，通常可不急于使用解热药等药物，但一定要告知患者，取得患者的理解。而对于高热患者必须进行降温处理。

3. 非处方药

表 5-1　治疗发热的非处方药

药　物	适应证/功能主治	用法用量
酚咖片	用于普通感冒或流行性感冒引起的发热、头痛及缓解轻中度疼痛，如头痛、偏头痛、牙痛、神经痛、肌肉痛、痛经及关节痛等。	用法用量：口服。成年人一次 1 片，若持续高热、疼痛，可间隔 6h 重复用药。24h 内不得超过 4 片。
复方对乙酰氨基酚片	本品用于普通感冒或流行性感冒引起的发热，也用于缓解轻至中度疼痛如头痛、关节痛、偏头痛、牙痛、肌肉痛、神经痛、痛经。	口服，成人一次 1 片，若持续发热或疼痛，可间隔 4~6h 重复用药一次，24h 内不超过 4 次。
对乙酰氨基酚（片、滴剂、混悬液）	解热镇痛类药，用于发热、头痛、关节痛等	口服，一次 0.3~0.6g（一次 1~2 片），根据需要一日 3~4 次，一日用量不宜超过 2g（7 片）。退热治疗一般不超过 3d，镇痛给药不超过 10 天。儿童按体重一次 10~15mg/kg，每 4~6h 1 次；12 岁以下儿童每 24h 不超过 5 次剂量，疗程不超过 5d。本品不宜长期服用。
布洛芬混悬液（片、滴剂、混悬液）	用于感冒或流感引起的发热，头痛，也用于缓解中度疼痛如关节痛，神经痛，偏头痛，牙痛。	成人及 12 岁以上儿童，一次 0.2~0.4 g，一日 3~4 次；1~12 岁儿童，每次 5~10mg/kg，每日 3 次。

4. 处方药

对 5 岁以下儿童高热时紧急退热，可应用 20% 安乃近溶液滴鼻，婴儿每侧鼻孔滴 1~2 滴，2 岁以上儿童每侧鼻孔滴 2~3 滴。对短暂性发热性惊厥需以温水擦浴或给予解热镇痛药。

若持续性惊厥（一次发作持续 30min 及 30min 以上）或周期性惊厥或已知危险的儿童发生此两种惊厥存在脑损害可能性者，需要积极治疗，同时给予地两项。

三、用药注意事项与患者教育

（1）解热镇痛药用于退热只是对症治疗，可能掩盖病情影响疾病的诊断应引起重视。

（2）解热镇痛药用于解热一般不超过 3 天。

（3）不宜同时应用两种以上的解热镇痛药，以免引起肝肾胃肠道的损伤。

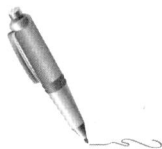

（4）解热镇痛药（肠溶制剂除外）宜在餐后服药，以避免药物对胃肠道的刺激，不能空腹服药。老年人、肝肾功能不全者、血小板减少症者、有出血倾向者、上消化道出血或穿孔病史者，应慎用或禁用。

（5）阿司匹林在动物试验中可出现妊娠初始 3 个月内的致畸现象，在人类也有发生胎儿缺陷者的报道。对乙酰氨基酚可通过胎盘，应考虑到孕妇用本品后可能对胎儿造成不良影响。布洛芬用于晚期妊娠可使孕期延长，故妊娠及哺乳期妇女不宜使用。

（6）阿司匹林及其制剂可诱发变态反应，出现荨麻疹和哮喘，故对其过敏而引起哮喘病史者应禁用。

（7）儿童体温达到39℃经物理降温无效时，可选用含布洛芬的混悬液或含对乙酰氨基酚的滴剂，不宜用阿司匹林。对乙酰氨基酚儿童用量应先基于体重，其次为年龄。

（8）使用本类药物时，不宜饮酒或饮用含有酒精的饮料。

（9）发热时宜注意控制饮食：①多喝水、果汁，补充能量、蛋白质和电解质；②宜多休息，在夏季注意调节室温，保证充分的睡眠；③高热者可用冰袋和凉毛巾冷敷，或用50%的乙醇擦拭头颈部、四肢、胸背以辅助退热。

（10）患有心脏病、高血压、甲状腺疾病、糖尿病、前列腺肥大、胃溃疡和青光眼等患者，应在医师或药师指导下使用此类药物。

（11）如患者对解热镇痛药或其中成分之一有过敏史时，不宜再使用其他同类解热镇痛药，因为此类药物中大多数之间有交叉过敏反应。

（12）健康提示发热是人体的一种保护性反应，当体温升高时，体内的吞噬细胞活性增强，抗体的产生增多，有利于炎症的修复。但另一方面会使体力消耗，感觉不适，还有可能引起虚脱。故应严格掌握用量，避免滥用，用药期间多饮水和及时补充电解质。

岗位对接

本任务是药学类专业学生必须掌握的内容，为成为能够胜任在医疗机构或社会药房为患者提供专业药学咨询服务及用药指导的药学服务人员奠定坚实的基础。

本任务对应岗位包括执业药师、中、西药药师、药品销售岗位等。

重点小结

1. 发烧是临床上最常见的症状，是疾病进展过程中的重要临床表现，可见于多种感染性疾病和非感染性疾病。

2. 按照发热的高低，可区分为下列几种临床分度：低热 37.4 ~ 38℃，中等度热 38.1 ~ 39℃，高热 39.1 ~ 41℃，超高热 41℃ 以上。

3. 引起发热的疾病很多，根据致病原因不同可分为两类：感染性疾病和非感染性疾病。

4. 发热的药物治疗：病因治疗和降温治疗。

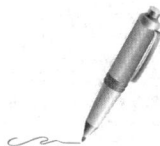

目标检测

一、单项选择题

1. 急性细菌性感染性发热的可以选用药物是
    A. 头孢克洛　　　　B. 清开灵颗粒　　　　C. 口服补液盐
    D. 蒙脱石散　　　　E. 葡萄糖酸钙

2. 治疗腹泻引起发热过程中，用来补充电解质和预防脱水的药物是
    A. 蒙脱石散　　　　B. 苋菜黄连素　　　　C. 乳酸菌素
    D. 口服补液盐　　　E. 甘露醇

3. 关于发热的用药指导，错误的是
    A. 阿司匹林及其制剂可诱发变态反应，故对其过敏而引起哮喘病史者应禁用
    B. 解热镇痛药用于解热一般不超过 7 天
    C. 使用解热镇痛药物时，不宜饮酒或饮用含有酒精的饮料
    D. 高热者可用冰袋和凉毛巾冷敷，或用 50% 的乙醇擦拭头颈部、四肢、胸背以辅助退热
    E. 发热时宜多喝水、多休息

二、配伍选择题

    A. 酚咖片　　　　　　　　　　　　B. 阿奇霉素
    C. 羚羊角粉　　　　　　　　　　　D. 口服补液盐
    E. 葡萄糖酸钙

1. 上呼吸道感染引起发热选用的治疗药物
2. 腹泻脱水引起发热选用的治疗药物
3. 药物热选用的治疗药物
4. 细菌感染性发热选用的治疗药物
5. 病毒性发热引起惊厥选用的治疗药物

三、思考题

患儿，女，5 岁，身高 115cm，体重 16kg。一天前开始发热，流鼻涕，打喷嚏，咽痛，无呕吐、腹泻。体格检查：T39℃，P118 次/分，R28 次/分，咽部充血；双肺呼吸音清，腹平软，肝脾未触及，肠鸣音正常。实验室检查 WBC18.5 × 10^9 L（正常参考值 $4.0 × 10^9$ ~ $10.0 × 10^9$/L）。

该患儿最有可能是哪种发热？治疗过程中首先的药物有哪些？

（高爱平）

第二节　疼痛的自我药疗及用药指导

扫码"学一学"

学习目标

知识要求　**1. 掌握**　疼痛的药物治疗及用药指导
　　　　　　2. 熟悉　疼痛的临床表现
　　　　　　3. 了解　疼痛的病因
技能要求　具备对疼痛患者的问病荐药及用药指导的药学服务基本技能

案例导入

案例： 患者,女,32岁,牙痛2天,牙龈红肿,未化脓。经医生诊断为急性牙龈炎。
讨论： 作为药店药师的你在接待该患者购药时,你将为其推荐哪些药物并应该告知注
　　　意哪些用药事项?

一、临床表现

表5-2　常见疼痛的临床表现

扫码"看一看"

常见疼痛类型	临床表现
头痛	原发性头痛：包括偏头痛,血管紧张性头痛,丛集性头痛等；常见胀痛,闷痛,撕裂样痛,电击样疼痛,针刺样痛,部分伴有血管搏动感及头部紧箍感以及恶心头晕
	继发性头痛：还可伴有其他系统性疾病症状或体征,如感染性疾病,常伴有发热,血管病变常伴偏瘫,失语等
	颅神经痛、中枢性和原发性面痛以及其他颜面部结构病变所致头痛
神经痛	三叉神经痛：一侧颜面部骤然发作性闪痛,自述烧灼样疼痛,难以忍受
	坐骨神经痛：在坐骨神经经过的部位（即腰、臀、大腿后面、小腿外侧和足部）出现疼痛,最常见的是腰椎间盘突出症
	肋间神经痛：因带状疱疹引起的,可见疼痛区域内的皮肤损害,有成堆的簇状疱疹,皮疹间皮肤正常,严重时可有渗出或红肿
牙痛	自发性疼痛,阵发性加剧,呈间歇性发作,在无外界刺激的情况下,患牙发生剧烈疼痛,早期疼痛时间短,缓解时间较长,晚期则疼痛发作时间长,缓解时间较短,乃至最后无缓解期。如因感染引起,伴有牙龈红肿甚至化脓
	夜间疼痛比白天重,特别是平卧时更显著
	早期冷、热刺激均可引起疼痛加重,晚期冷刺激不但不激发疼痛,反而使疼痛暂时缓解
颈肩痛	主要症状：颈肩持续疼痛,患侧上肢抬高,旋转、前后摆动受限,遇风遇冷感觉有沉重隐痛

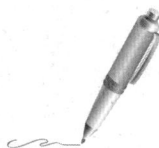

续表

常见疼痛类型	临床表现
颈肩痛	疼痛特点：胳膊一动就痛，不动不痛或稍痛，梳头、穿衣、提物、举高都有困难；发作严重时可疼痛难忍，彻夜不眠
腹痛	急性腹痛：发病急、变化快和病情重
	慢性腹痛：起病缓慢，病程长，疼痛多为间歇性或为急性起病后腹痛迁延不愈，疼痛以钝痛或隐痛居多，也有烧灼痛或绞痛发作
腰腿痛	腰椎骨质增生者疼痛症状：劳累后、休息后或在早晨起床时，腰腿疼痛严重，而适当的活动可缓解其症状
	腰椎管狭窄者疼痛症状：多表现为患者出现间歇性跛行
	腰椎间盘突出者疼痛症状多为放射性，其常在咳嗽或排便时明显加剧，疼痛常伴有麻木感
关节痛	主要症状：疼痛、红肿、炎症和活动受阻，功能障碍
	病因：①风湿性：多呈游走性，有轻度红肿；治疗不及时后期可发展成风湿性心脏病；②类风湿性：指、腕、踝、趾关节受累最多，红、肿、热、痛明显，晚期关节变形，僵直至活动严重障碍；③外伤所致：轻者皮肤红肿，严重者可致韧带撕裂，关节脱位，甚或骨折、破裂；④全身性发热、感染或结缔组织性疾病累及所致；⑤骨关节炎：最常见的关节疾病

二、药物治疗

药物治疗是疼痛治疗最基本、最常用的方法。《国家非处方药目录》收载的药物活性成分有对乙酰氨基酚、布洛芬、阿司匹林、双氯芬酸钠二乙胺乳胶等。

（一）非处方药

表5-3 常用治疗疼痛的非处方药物、作用特点及用法用量

药物	作用特点	用法用量
对乙酰氨基酚	解热作用强，镇痛作用较弱，作用缓和而持久，对胃肠道刺激小，可作为退热药的首选，尤其适宜老年人和儿童服用	成人一日用量不宜超过4g，老年人不超过2g，镇痛不宜超过10日
布洛芬混悬液、片、缓释片/胶囊	具有消炎、镇痛作用	一日最大剂量2.4g，儿童一次5~10mg/kg
双氯芬酸钠二乙胺乳胶剂（扶他林）	用于缓解肌肉，软组织和关节的轻至中度疼痛。	外用，一日3到4次
谷维素	紧张性头痛，偏头痛、长期精神比较紧张者、神经痛者、推荐合并使用	口服，一次，10~30mg，一日3次
维生素B1		口服，一次10mg，一日3次
山莨菪碱片	平滑肌痉挛引起的腹痛可用氢溴酸山莨菪碱片、颠茄片，可明显缓解子宫平滑肌痉挛而止痛	口服。成人：每次5~10mg（1~2片），每日3次。小儿：按体重，每次服用0.1~0.2mg/kg，每日3次
颠茄片		口服。成人一次1片，疼痛时服。必要时4小时后可重复1次

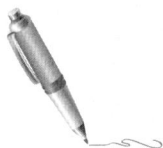

（二）处方药

1. 头痛的治疗药物

表5-4 不同头痛的常用治疗药物选择

头痛类型	常用治疗药物选择
紧张性头痛	针对病因进行治疗，伴情绪障碍者给予抗抑郁药：盐酸帕罗西汀片、盐酸氟西汀片、盐酸舍曲林片、草酸艾司西酞普兰片。
长期精神紧张者	地西泮（安定）片
发作性紧张性头痛	可选阿司匹林，对乙酰氨基酚、罗通定、双氯芬酸钠、麦角胺咖啡因及五羟色胺1B/1D受体激动剂，如佐米曲普坦等。
慢性紧张性头痛	常是心理疾病，如抑郁、焦虑的表现之一，可适当选用抗抑郁药。
伴有反复性偏头痛	麦角胺咖啡因、罗通定、苯噻啶
三叉神经痛	首选卡马西平，如无效可继服苯妥英钠和氯硝西泮等药物。

2. 氨基葡萄糖 选择性地作用于骨性关节，有直接抗炎作用，可缓解骨关节的疼痛症状，改善关节功能。硫酸氨基葡萄糖胶囊：口服，每次500mg，每日3次（早餐及进餐时）；连续用药6周，必要时可以6周以上，间隔2个月可以重复使用。

3. 解痉药阿托品肌内注射 一次0.5mg，严重疼痛者可选用可待因片和氨酚待因片。

4. 非甾体类抗炎药 非甾体类抗炎药用于缓解各种软组织风湿性疼痛的急性发作期，如肩痛、腱鞘炎、滑囊炎、肌痛等。急性的轻、中度疼痛，如：手术后、创伤后、劳损后及运动后损伤性疼痛、牙痛、头痛等。

表5-5 非甾体类抗炎药的用法、用量

非甾体抗炎药	用法、用量
双氯芬酸钠缓释	口服，成人：本品推荐剂量为一日一次，每次75mg，最大剂量为150mg，分两次服用或遵医嘱；轻度及长期治疗患者每日服用75mg；夜间及清晨症状较重者，应在傍晚服用75mg
塞来昔布	推荐剂量为第一天首剂400mg，必要时可再服200mg，随后根据需要，每日两次，每次200mg，骨关节炎：推荐剂量为200mg，每日一次口服，或100mg每日两次口服
艾瑞昔布	口服。成人常用剂量为每次0.1g（1片），每日2次，疗程8周。累计用药时间不超过6个月，推荐餐后用药
依托考昔	本品用于口服，可与食物同服或单独服用。急性痛风性关节炎：推荐剂量为120mg，每日1次。本品120mg只适用于症状急性发作期，最长使用8天

三、用药注意事项与患者教育

初感疼痛的患者，不要轻易用药，以免掩盖病情，耽误治疗，无论何种疾病引起的疼痛，须先找出病因，再进行相应治疗，进行对症治疗，在不影响对因治疗的同时，可优先选用抗炎镇痛药，尤其是非处方药。

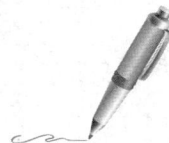

解热镇痛药用于解热一般不超过 3 天，用于镇痛一般不超过 5 天，对乙酰氨基酚用于镇痛一般不超过 10 天。

以口服为主，尽量避免有创给药方式，尽量使用最低有效剂量，避免过量用药及同类用药物重复或叠加使用。外用制剂的解热镇痛药按说明书规定剂量使用，避免长期大面积地使用，破损皮肤或感染性创口上禁用。

阿司匹林、对乙酰氨基酚、布洛芬等均具有中等程度的镇痛作用；对慢性钝痛如牙痛、头痛、神经痛、肌肉痛、关节痛等有较好的镇痛效果，而对创伤性剧痛和内脏平滑肌痉挛引起的绞痛几乎无效。有消化道溃疡病史、支气管哮喘、心功能不全、高血压、血友病或其他出血性疾病、有骨髓功能减退病史的患者慎用。

为避免药物对胃肠道的刺激，解热镇痛药宜在餐后服用，不宜空腹服用。服药期间不宜饮酒或饮用含酒精性饮料。

布洛芬对胃肠道的刺激小，不良反应总体发生率较低，在非甾体抗炎药中属耐受性最好的一种，可发生尿潴留和水肿，故有心功能不全史的患者应慎用。

应用解痉药后可引起口干，皮肤潮红等不良反应，服用消旋山莨菪碱片后 24h，若症状未缓解，应立即就医。反流性食管炎，重症溃疡性结肠炎，严重心衰及心律失常患者慎用。

双氯芬酸钠缓释片需整片吞服，应与食物同服。

硫酸氨基葡萄糖胶囊宜在饭时或饭后服用，可减少胃肠道不适，同时服用非甾体抗炎药需降低本药的服用剂量，或降低非甾体抗炎药的服用剂量。

拓展阅读

哪些人群容易患头痛

1. 白领易患头痛

现代白领工作压力大，生活节奏快，平时不能得到很充分的休息，很容易患上紧张型头痛等头痛疾病。 紧张型头痛是一种轻度头痛，主要特征是在头部两侧、背部、眼部等肌肉群出现，头顶会有重物在压或有带子箍紧的感觉。

2. 女性易患头痛

女性更容易患头痛，特别是偏头痛的概率远高于男性，而有百分之八十女性报告的严重头痛都和激素周期密切有关。 大多数患偏头痛的女性从第一次月经开始体验偏头痛。 女性的偏头痛往往在月经开始和排卵之间的两个礼拜发生，这个阶段称为卵泡期。 在卵泡期，女性体内的雌激素和孕激素发生周期性的交替，大概在月经的前 5 天，雌激素和孕激素同时到达高峰，接下来，雌激素水平的飞速下降。

3. 烟民易患头痛

吸烟不仅有害健康，而且吸烟的人也容易头痛。 香烟中含有烟焦油、尼古丁、二氧化硫、一氧化碳以及其他致癌物。 其中尼古丁对血管的张力、血液流动有影响，会造成血液粘度提高、容易凝固，血小板容易聚集，很容易造成头痛。

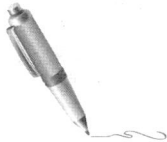

目标检测

一、单项选择题

1. 三叉神经痛首选药物是
   A. 卡马西平　　　　　　B. 依托考昔　　　　　　C. 布洛芬
   D. 盐酸帕罗西汀片　　　E. 对乙酰氨基酚

2. 反复性偏头痛首选药物是
   A. 卡马西平　　　　　　B. 苯妥英钠　　　　　　C. 麦角胺咖啡因
   D. 阿司匹林　　　　　　E. 塞来昔布

3. 紧张性头痛伴抑郁症首选药物是
   A. 卡马西平　　　　　　B. 依托考昔　　　　　　C. 麦角胺咖啡因
   D. 盐酸帕罗西汀片　　　E. 山莨菪碱

二、配伍选择题

   A. 氢溴酸山莨菪碱片　　B. 盐酸氟西汀片　　　　C. 艾瑞昔布
   D. 对乙酰氨基酚　　　　E. 麦角胺咖啡因

1. 腹痛选用的治疗药物
2. 发热头痛、牙痛选用的治疗药物
3. 紧张性头痛，偏头痛选用的治疗药物
4. 紧张性头痛伴抑郁症选用的治疗药物
5. 腰腿痛、关节痛、颈肩痛选用的治疗药物

三、思考题

患者，女，32 岁。经常在劳累、睡眠不好后，出现两侧太阳穴疼痛，伴有跳动感，同时有恶心、呕吐感觉。体格检查：T36.8℃，P78 次/分，R21 次/分，咽部不充血；双肺呼吸音清，腹平软，肝脾未触及，肠鸣音正常。实验室检查 WBC4.5×10⁹L（正常参考值 $4.0×10^9$ ~ $10.0×10^9$/L）。

1. 该患者临床表现最有可能是哪种疼痛？
2. 治疗过程中的首选药物是哪一类？

（高爱平）

第三节　咳嗽的自我药疗及用药指导

扫码"学一学"

学习目标

知识要求　**1. 掌握**　咳嗽患者的药物治疗及用药指导。
　　　　　2. 熟悉　咳嗽的临床表现。
　　　　　3. 了解　咳嗽的概念。
技能要求　具备对咳嗽患者的问病荐药及用药指导的药学服务基本技能。

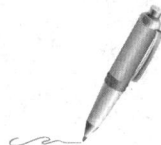

案例导入

患者,男,15 岁,3 天前淋雨后出现咳嗽、无痰,尤其夜间平卧后咳嗽明显,无法入睡,其他无明显症状,经医生确诊为普通感冒,推荐氢溴酸右美沙芬糖浆。

讨论:作为药店药师的你在接待该患者购药时,应该告知哪些用药事项?

一、概述

咳嗽是一种反射性防御动作,通过咳嗽可以清除呼吸道分泌物及气道内异物。但是咳嗽也有不利的一面,如咳嗽可使呼吸道内感染扩散,剧烈的咳嗽可导致呼吸道出血,甚至诱发自发性气胸等,频繁的咳嗽影响工作和休息。

二、临床表现

1. 咳嗽的性质 咳嗽无痰或痰量极少,称为干性咳嗽。干咳或刺激性咳嗽常见于急性或慢性咽喉炎、喉癌、支气管异物、支气管肿瘤、胸膜疾病、原发性肺动脉高压以及二尖瓣狭窄等。咳嗽伴有咳痰称为湿性咳嗽,常见于慢性支气管炎、支气管扩张症、肺炎、肺脓肿和空洞性肺结核等。

2. 咳嗽的时间与规律 突发性咳嗽常由于吸入刺激性气体或异物、淋巴结或肿瘤压迫气管或支气管分叉处所引起。发作性咳嗽可见于百日咳、支气管内膜结核及以咳嗽为主要症状的支气管哮喘等。长期慢性咳嗽,多见于慢性支气管炎、支气管扩张症、肺脓肿以及肺结核。夜间咳嗽常见于左心衰竭和肺结核患者。

3. 咳嗽的音色 指的是咳嗽声音的特点。咳嗽声音嘶哑,多为声带的炎症或肿瘤压迫喉返神经所致;鸡鸣样咳嗽,表现为连续阵发性剧咳伴有高调吸气回声,多见于百日咳、会厌、喉部疾患或气管受压;金属音咳嗽,常为纵隔肿瘤、主动脉瘤或支气管肺癌直接压迫气管所致;咳嗽声音低微或无力,见于严重肺气肿、声带麻痹及极度衰弱者。

三、药物治疗

由于咳嗽的表现不尽相同。应根据症状和咳嗽类型来选药。

(一)非处方药

1. 苯丙哌林

(1)分类:属于外周性镇咳药。

(2)适应症:宜用于刺激性干咳、阵咳、白天咳嗽、咳嗽频繁或剧烈咳嗽者。

(3)用法、用量:口服。成人:一次 20～40mg,一日 3 次;儿童:一次 20mg,一天 2～4 次。

(4)优点:对刺激性干咳的疗效优于可待因,镇咳效力比可待因强 2～4 倍,同时尚有祛痰作用,疗效快,作用强,持续时间长。

(5)缺点:可引起眼调节障碍、困倦及眩晕;粉末可引起口腔麻木感。

2. 喷托维林

(1)分类:属于中枢性镇咳药,又兼有外周性镇咳作用。

(2)适应症:宜用于刺激性干咳、阵咳、咳嗽较弱者。

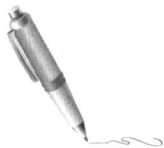

（3）用法、用量：口服。一次 25mg，一日 3~4 次；5 岁以上儿童，口服，一次 6.25~
12.5mg，一日 2~3 次。

（4）优点：兼有中枢性和外周性镇咳作用。其镇咳作用的强度约为可待因的 1/3，但
无成瘾性。

（5）缺点：青光眼、肺部淤血的咳嗽患者、心功能不全者、妊娠及浦乳期妇女均应慎
用；5 岁以下儿童不宜应用。

3. 右美沙芬

（1）分类：属于中枢性镇咳药。

（2）适应症：宜用于夜间咳嗽、咳嗽频繁、剧烈咳嗽、感冒引起的咳嗽。

（3）用法、用量：口服。成人，一次 10~20mg；6~12 岁儿童，一次 5~10mg；2~6
岁儿童，一次 2.5~5mg；每次间隔 4h。

（4）优点：镇咳作用显著，服后 10~30min 起效，镇咳作用同可待因，但比相同剂量
的可待因作用时间长，故能抑制夜间咳嗽以保证睡眠。

（5）缺点：有精神病史的患者、妊娠 3 个月的妇女应禁用；对驾驶飞机、车、船者及
从事高空作业和机械作业者，在工作时间内禁用；肝肾功能不全者，哮喘患者以及浦乳期
妇女慎用。

（二）处方药

1. 可待因

（1）分类：属于中枢性镇咳药。

（2）适应症：宜用于频繁、剧烈无痰性干咳及刺激性干咳者，尤其适用于胸膜炎伴胸
痛的咳嗽患者。

（3）用法、用量：口服。成人，一次 10~20mg，一日 3~4 次。

（4）优点：能直接抑制延髓的咳嗽中枢，镇咳作用强大而迅速，强度约为吗啡的
1/4。

（5）缺点：长期应用可产生耐受性、成瘾性；妊娠期应用本品可透过胎盘使胎儿成瘾，
引起新生儿戒断症状，如腹泻、呕吐、打哈欠、过度啼哭等；分娩期应用可致新生儿呼吸
抑制；18 岁以下青少年儿童禁用。

2. 抗感染药　如青霉素类、头孢菌素类、大环内酯类、氟喹诺酮类等。有感染时才能
使用，应用镇咳药的同时，宜注意控制感染和炎性因子，对合并气管炎、支气管炎、肺炎
和支气管哮喘患者，凭医师处方或遵医嘱服用抗感染药物，消除炎症才能使镇咳药收到良
好的效果。

3. 祛痰剂　对于湿性咳嗽者，呼吸道有痰液并阻塞呼吸道，引起气急、窒息者，可及
时应用司坦类黏液调节剂如羧甲司坦或祛痰剂如氨溴索，以降低痰液黏度，使痰液易于
排出。

四、用药注意事项与患者教育

（1）咳嗽分为干咳和湿咳，对干咳可单用镇咳药；对痰液较多的湿咳则应以祛痰为主，
不宜单纯使用镇咳药，应与祛痰剂合用，以利于痰液排出和加强镇咳效果。对痰液特别多
的湿性咳嗽，应该慎重给药，以免痰液排出受阻而滞留于呼吸道内或加重感染。

（2）重视病因治疗，控制感染选用抗生素。

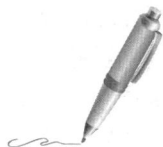

（3）注意药品的不良反应。如氢溴酸右美沙芬，有精神病史的患者、妊娠3个月的妇女应禁用；对驾驶飞机、车、船者及从事高空作业和机械作业者，在工作时间内禁用；肝肾功能不全者，哮喘患者以及哺乳期妇女慎用。苯丙哌林对口腔黏膜有麻醉作用，产生麻木感觉，需要整片吞服，不可嚼碎。喷托维林对青光眼、肺部淤血的咳嗽患者、心功能不全者、妊娠及哺乳期妇女均应慎用；5岁以下儿童不宜应用。

（4）可待因为国家管理的麻醉药品，反复用药可引起药物依赖性，应按规定控制使用。对此药物过敏者、痰多者、18岁以下青少年儿童禁用；哺乳期妇女服用可自乳汁排出，故哺乳期妇女慎用。

（5）持续用药1周以上的咳嗽仍无缓解者，应到医院查找病因，以免延误病情。

（6）咳嗽患者除用药以外还应注意休息，注意保暖，戒烟戒酒，忌食刺激性或辛辣食物。

拓展阅读

可待因

可待因是一种作用于中枢的镇咳成分，相较于其他镇咳成分，它临床疗效更好，所以经常用于不明原因的顽固性咳嗽、肺癌引发的咳嗽。但是，长期滥用含可待因的药物会引起依赖性和成瘾性，有些成年人甚至因此大量购买止咳药物，对儿童、青少年的影响就更大，另外，可待因还可能导致极度嗜睡、呼吸抑制、意识混乱等不良反应，严重的甚至危及生命。常见的含可待因类似成分的止咳药物，如双氢可待因片，复方可待因溶液，可待因桔梗片，复方甘草合剂，强力枇杷露等均属于此类范畴。鉴于以上不良反应，2018年9月6日，国家药品监督管理局在其官网发布关于修订含可待因感冒药说明书的公告，要求所有含可待因感冒药药品生产企业均应当依据《药品注册管理办法》等有关规定，按照含可待因感冒药药品说明书修订要求，即将"禁忌证"及"儿童用药"中相关内容均修订为"18岁以下青少年儿童禁用本品"，提出修订说明书的补充申请，于2018年11月5日前报省级药品监管部门备案。在补充申请备案后6个月内对已出厂的药品说明书及标签予以更换。

重点小结

1. 咳嗽病因多样，应依据症状和咳嗽类型来选药。常用镇咳药有右美沙芬、苯丙哌林、喷托维林等。

2. 刺激性干咳或剧烈咳嗽者宜选用苯丙哌林；白天咳嗽者宜选用苯丙哌林；而夜间咳嗽者宜选用右美沙芬；感冒引起的咳嗽，常用右美沙芬复方制剂；对频繁、剧烈性无痰干咳及刺激性咳嗽，可考虑应用可待因，但要注意其成瘾性，18岁以下青少年禁用；大量痰液并阻塞呼吸道时，可应用羧甲司坦类药物。

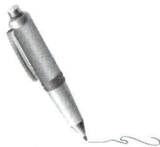

目标检测

一、单项选择题

1. 下列止咳药物中，适用于患胸膜炎伴胸痛的咳嗽患者的处方药是
   A. 可待因   B. 羧甲司坦   C. 苯丙哌林
   D. 喷托维林   E. 右美沙芬

2. 对口腔黏膜有麻醉作用，产生麻木感，需整片吞服，不可咀嚼的镇咳药是
   A. 右美沙芬   B. 色甘酸钠   C. 苯丙哌林
   D. 可待因   E. 羧甲司坦

3. 患者，女，64 岁，10 天来夜间咳嗽，痰多，诊断为急性支气管炎，除了抗感染治疗外，在选用右美沙芬时应加用的药品是
   A. 洛贝林   B. 氨溴索   C. 氨茶碱
   D. 可待因   E. 喷托维林

4. 可造成儿童呼吸抑制，故 5 岁以下儿童不宜应用的是
   A. 右美沙芬   B. 喷托维林   C. 苯丙哌林
   D. 氨溴索   E. 右美沙芬复方制剂

5. 咳嗽频繁或剧烈咳嗽者宜选用的药物是
   A. 喷托维林   B. 苯丙哌林   C. 右美沙芬
   D. 氨溴索   E. 可待因

6. 白天咳嗽宜选用的镇咳药物是
   A. 喷托维林   B. 苯丙哌林   C. 右美沙芬
   D. 氨溴索   E. 可待因

7. 夜间咳嗽宜选用的镇咳药物是
   A. 喷托维林   B. 苯丙哌林   C. 右美沙芬
   D. 氨溴索   E. 可待因

二、多项选择题

1. 下列选项描述正确的是
   A. 百日咳多发生于儿童，为阵发性剧烈痉挛性咳嗽
   B. 以刺激性干咳或阵咳症状为主者宜选苯丙哌林或喷托维林
   C. 苯丙哌林镇咳效力比可待因强 2－4 倍
   D. 白日咳嗽宜选用右美沙芬，夜间咳嗽宜选用苯丙哌林
   E. 右美沙芬可引起嗜睡，对驾车、高空作业或操作机械者宜谨慎

2. 下列属于中枢性镇咳药的是
   A. 喷托维林   B. 苯丙哌林   C. 右美沙芬
   D. 氨溴索   E. 羧甲司坦

三、思考题

请思考常见的镇咳药的适应症、特点是什么？

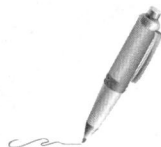

（李德知）

扫码"学一学"

第四节　上感与流感的自我药疗及用药指导

学习目标

知识要求　1. **掌握**　上感与流感患者的药物治疗及用药指导。
　　　　　2. **熟悉**　上感与流感的临床表现。
　　　　　3. **了解**　上感与流感的病因及特点。
技能要求　具备对上感与流感患者的问病荐药及用药指导的药学服务基本技能。

案例导入

案例：　患者,女, 25 岁, 2 天前天气变化后出现头昏、头痛、鼻塞、流清涕等症状,其他无明显不适,经医生确诊为普通感冒,推荐马来酸氯苯那敏片和布洛芬缓释胶囊。

讨论：　作为药店药师的你在接待该患者购药时,应该告知哪些用药事项?

一、概述

上感和流感在一年四季均可发病,尤以冬、春季较为多见。儿童、老年人、营养不良、体质虚弱、妊娠期妇女、疲劳和生活规律紊乱者均为易感人群。根据病原体、传播和症状的不同分为上呼吸道感染（上感）和流行性感冒（流感）。

（一）上感

俗称伤风或急性鼻卡他,由多种病原体（鼻病毒、腺病毒、柯萨奇病毒、冠状病毒、副流感病毒）感染而致,其中鼻病毒常引起"鼻感冒";腺病毒常引起"夏感冒";埃可病毒和柯萨奇病毒常引起"胃肠型感冒"。感冒的传播途径有两种：①直接接触传染；②由感冒者的呼吸道分泌物（鼻黏液、打喷嚏或咳嗽产生的气溶胶）而传染。如感冒者以其鼻黏液传播病毒,污染手或室内物品,再由此到达易感者之手,进而接种于鼻黏膜。此外,人们对感冒病毒的易感性,也受许多因素（环境、体质、情绪）的影响。

（二）流感

系由流感病毒（甲、乙、丙及变异型等）引起的急性呼吸道传染病。主要通过飞沫传播,传染性强,传播迅速,极易造成大流行,往往在短时间内使很多人患病。流感潜伏期为数小时至 4 天,并发症比较多（如肺炎、心肌炎、心肌梗死、哮喘、中耳炎）,年老人和体弱患者易并发肺炎。

二、临床表现

（一）上感

上感发病较急,初起时常有卡他症状,后期会出现全身症状,严重时可继发细菌感染,

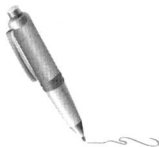

但普通感冒不会造成较大流行，并少见并发症。

（1）全身可有畏寒、疲乏、无力、全身不适，有时有轻度发热或不发热、头痛、四肢痛、背部酸痛、食欲不振、腹胀、便秘等；小儿则可能伴有高烧、呕吐、腹泻等症状。

（2）病毒进入鼻黏膜细胞，释放出可引起发炎的物质，使鼻腔及鼻甲黏膜充血、流鼻涕或有水肿，同时嗅觉减退。

（3）打喷嚏，鼻中的神经末梢受到黏膜肿胀的刺激，经过反射而打喷嚏。

（4）咽部可有轻、中度充血，咽喉肿痛、咽部干燥感、声音嘶哑和咳嗽等症状。

（5）血常规检测白细胞计数仍正常或偏低。当并发细菌性感染时，则血白细胞计数增多。

（二）流感

流感的发病急骤，局部和全身症状表现较重。可分型如下：

1. 单纯型　全身酸痛、周身不适、食欲不振、乏力、高热、头痛、畏寒等；上呼吸道症状可能有流涕、鼻塞、喷嚏、咽痛、干咳、胸背痛和声音嘶哑等，典型病程约1周。

2. 肺炎型　在流行期间多见于小儿及老年体弱者，临床可见持续高热、呼吸困难、咳嗽、发绀及咯血等。肺部可闻及湿性啰音。X线摄片显示两肺可有散在絮状影。

3. 胃肠型　除全身症状外，尚有恶心、呕吐、腹泻、腹痛等肠道症状，典型病程2～4d，可迅速康复。

4. 神经型　高热不退、头痛、谵妄以致昏迷。儿童可见抽搐及脑膜刺激征。

三、药物治疗

由于感冒发病急促，症状复杂多样，迄今尚无一种药物能够解决所有问题，因此，采用单一用药不可能缓解所有症状，一般多采用复方制剂。

（一）非处方药

1. 解热镇痛药物　如对乙酰氨基酚、阿司匹林、布洛芬。可用于感冒后有微热或流感后出现高热并伴有明显头痛、关节痛、肌肉痛或全身酸痛。

2. 含有盐酸伪麻黄碱或氯苯那敏的制剂　如美扑伪麻、酚麻美敏胶囊、双扑伪麻、氨酚伪麻、伪麻那敏、氨酚曲麻等。可用于感冒初始阶段，出现了卡他症状，如鼻腔黏膜血管充血、喷嚏、流泪、流涕、咽痛、声音嘶哑等症状。

3. 含有右美沙芬的复方制剂　如酚麻美敏、美酚伪麻、双酚伪麻、美息伪麻、伪麻美沙芬等。可用于伴有咳嗽者。

4.1%麻黄素、萘甲唑啉、羟甲唑啉、赛洛唑啉滴鼻剂　可用于缓解鼻塞症状，使鼻黏膜血管收缩，减少鼻黏膜出血，改善鼻腔通气性。

（二）处方药

1. 金刚烷胺、金刚乙胺　对亚洲A型流感病毒有抑制活性，抑制病毒核酸脱壳，影响细胞和溶酶体膜，干扰病毒的早期复制，使病毒增殖受到抑制。减轻临床症状，并防止病毒向下呼吸道蔓延导致肺炎等并发症。对无并发症的流感病毒A感染早期，成人一次100mg，一日2次，连续3～5天；儿童一日3mg/kg或5mg/kg，分2次服用。疗程3～4天。发病48h内用药效果好。甲基金刚烷胺用量：100～200mg/d，用法：分2次口服，其抗病毒活性比金刚烷胺高2～4倍，且神经系统不良反应少。

2. 奥司他韦、扎那米韦　属于病毒神经氨酸酶抑制剂，是一类全新作用机制的抗流感药。扎那米韦，一次10mg，一日2次，吸入给药；奥司他韦，一次75mg，一日2次，口

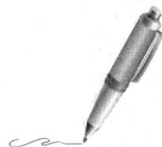

服，连续5天，神经氨酸酶抑制剂宜及早用药，在流感症状初始48h内使用较为有效。

四、用药注意事项与患者教育

（一）用药注意事项

（1）首先明确抗生素对导致感冒和流感的病毒均无作用但病毒与细菌感染密切相关，当感冒时，病毒在喉部繁殖引起发炎，咽喉部细胞失去抵抗力，细菌会趁机繁殖，并发机会性细菌感染（如化脓性扁桃体炎、咽炎、支气管炎和肺炎），表现为高热不退、呼吸急促、疼痛、咳嗽、咳痰等症状。此时，往往要服用抗生素（如氨苄西林、头孢氨苄、头孢呋辛、阿奇霉素）。抗生素可通过杀灭或抑制细菌成长而起到抗感染作用。但应严格控制联合应用抗生素的指征（C反应蛋白阳性，白细胞计数和中性粒细胞计数升高），没有并发细菌感染的症状、体征和证据时不应服用处方抗生素，凭执业医师处方或在医师、药师指导下应用。

（2）鉴于感冒药的成分复杂，对服用含有抗过敏药制剂者，不宜从事驾车、高空作业或操作精密仪器等工作；含有鼻黏膜血管收缩药（盐酸伪麻黄碱）的制剂，对伴有心脏病、高血压、甲状腺功能亢进症、肺气肿、青光眼、前列腺增生症者需慎用；含有右美沙芬的制剂对妊娠初始期及哺乳期妇女禁用；服用含有解热镇痛药制剂时应禁酒，同时注意对老年人、肝肾功能不全者、血小板减少症、有出血倾向者、上消化道出血和（或）穿孔病史者，应慎用或禁用。慢性阻塞性肺部疾病和重症肺炎呼吸功能不全的患者应慎用含有可待因和右美沙芬的抗感冒药物，因为可待因和右美沙芬的中枢镇咳作用可影响痰液的排出。青光眼患者不建议使用伪麻黄碱作为局部用药。

（3）由于非处方抗感冒药物在2岁以下幼儿中应用的安全性尚未被确认，因此不能用于幼儿的普通感冒。若其症状必须应用药物控制，则应使用国家药政部门批准在幼儿中使用的药物。对≤2岁婴幼儿尽量避免服用含有减轻鼻充血制剂伪麻黄碱、去氧肾上腺素、麻黄碱的抗感冒药，或含有抗过敏药苯海拉明、氯苯那敏的镇咳药。2～5岁的儿童，麻黄碱的剂量为成人的1/4；6～12岁的儿童，伪麻黄碱的剂量为成人的1/2，尽量使用糖浆或混悬液制剂。儿童忌用阿司匹林或含阿司匹林以及其他水杨酸的制剂，因为此类药物与流感的肝脏和神经系统并发症即瑞夷综合征相关，偶可致死。

（4）感冒一般为自限性，病程多在1周左右，无严重症状者可不用或少用药。抗感冒药连续服用不得超过7天，服用剂量不能超过推荐的剂量，在连续服用1周后症状仍未缓解或消失者，应去医院向医师咨询。

（5）流感时，在发病36h或48h内尽早开始抗流感病毒药物治疗。虽然有资料表明发病48h后使用神经氨酸酶抑制剂亦可以有效，但是大多数研究证明早期治疗疗效更为肯定。合理使用对症治疗药物。与普通感冒不同，目前已有特异性抗流感病毒药物。流感患者只要早期应用抗病毒药物，大多不再需要对症治疗（解热镇痛、缓解鼻黏膜充血、抗过敏、止咳等药物）。如果使用，应提高针对性，不一定都用复方制剂。

（6）加强预防接种，流感疫苗是其他方法不可替代的最有效预防流感及其并发症的手段。疫苗需每年接种方能获有效保护，疫苗毒株的更换由WHO根据全球监测结果来决定。且必须与当前流行毒株的型别基本匹配，高危人群应当优先接种。由于药物预防不能代替疫苗接种，也可能引起不必要的耐药性产生，建议抗流感病毒药物预防只能作为没有接种疫苗或接种疫苗后尚未获得免疫能力的高并发症风险人群的紧急临时措施。

（7）孕产期妇女在出现流感样症状之后，即可尽早给予神经氨酸酶抑制剂奥司他韦和

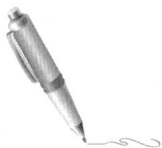

扎那米韦进行抗病毒治疗，同时进行病毒核酸检测。发热对孕妇和胎儿均有不利影响，可用对乙酰氨基酚退热。妊娠 3 个月内禁用愈创甘油醚。哺乳期妇女尽量不使用苯海拉明、氯苯那敏、金刚烷胺等，因为这些药物能通过乳汁影响幼儿。

（二）患者教育

（1）注意休息，多饮白开水、橘汁水或热姜糖水，并避免过度疲劳和受凉。

（2）平时应多到室外活动，增加身体的御寒能力，依据气候变化增减衣服，常开窗户，注意室内通风和清洁，勤晒被褥。

（3）适宜营养，补充维生素，进食后以温开水或温盐水漱口，保持口鼻清洁。

拓展阅读

流感病毒

流感病毒是一种小型病毒，体内只有 11 个基因，由 RNA 构成。其中的乙型流感只感染人类，比如 2018 年流行的就是这一型的两个毒株：山形株和维多利亚株。另一个常见型是甲型流感，它有许多毒株，主要感染水禽，一般危害很小，但其中也有三个变种适应了人体环境。这三个变种和其他少数几种也会感染哺乳动物，主要是猪。甲流毒株的命名根据的是它们的两个表面蛋白：血球凝集素（H）和神经氨酸酶（N）。禽流感病毒中有 18 种 H 和 11 种 N，免疫系统产生的抗体只攻击一种类型，不能识别其他。在全部甲流病毒中，只有 H1N1、H2N2 和 H3N2 完全适应了人体，目前只有 H1N1 和 H3N2 在人群中流行。有的时候，人体也会感染其他禽流感毒株，比如 H5N6，但是它们不会传染。甲流和乙流的优势毒株会一同在南北半球的冬季流行，它们会感染全部人口的一半，并使 10% ~ 15% 的人得病。其中甲流尤其引人关注，因为有的新病毒（或只是新的病毒基因）会从鸟类跳到人类身上，由此产生的新病毒会引发严重的流感大流行。

重点小结

1. 掌握治疗上感的非处方药分类及代表药名称：解热镇痛药物，如对乙酰氨基酚、阿司匹林、布洛芬；含有盐酸伪麻黄碱或氯苯那敏的制剂，如美扑伪麻、酚麻美敏胶囊、双扑伪麻、氨酚伪麻、伪麻那敏、氨酚曲麻等；含有右美沙芬的复方制剂，如酚麻美敏、美酚伪麻、双酚伪麻、美息伪麻、伪麻美沙芬等；1% 麻黄素、萘甲唑啉、羟甲唑啉、赛洛唑啉滴鼻剂。

2. 掌握治疗流感的处方药分类及代表药：金刚烷胺、金刚乙胺、奥司他韦三种药物的适应症、用法、用量、特点。

目标检测

一、最佳选择题

1. 患者，男，45 岁，患有高血压。因感冒发热、咽痛、流鼻涕到药店买药，药师不应

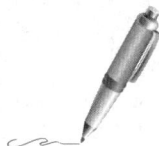

该推荐其使用的药物是

    A. 扑感片   B. 维 C 银翘片   C. 抗感灵片

    D. 对乙酰氨酚片   E. 伪麻黄碱胶囊

2. 患者，男，57 岁，因出现全身酸痛、乏力、高热等症状就诊，经流行病学调查及相关实验室检查，诊断为 H1N1 甲型流感。该患者可选用的神经氨酸酶抑制剂是

    A. 金刚烷胺   B. 金刚乙胺   C. 奥司他韦

    D. 利巴韦林   E. 阿昔洛韦

3. 口服奥司他韦（达菲）治疗流感宜及早用药，较为有效的用药时间是症状出现

    A. 48h 内   B. 72h 内   C. 96h 内

    D. 180h 内   E. 120h 内

4. 哮喘和慢阻肺患者禁用的抗感冒药是

    A. 金刚烷胺   B. 美扑伪麻片   C. 羟甲唑啉

    D. 扎那米韦   E. 奥司他韦

5. 4 岁儿童出现发热、鼻塞、流涕等症状，诊断为病毒性感冒，应避免服务含有哪种成分的感冒药

    A. 对乙酰氨基酚   B. 阿司匹林   C. 氯苯那敏

    D. 布洛芬   E. 金刚烷胺

6. 一般情况下，为治疗感冒连续服用抗感冒药的时间不应该超过

    A. 3 日   B. 5 日   C. 7 日

    D. 9 日   E. 14 日

7. 感冒后有微热或流感后出现高热，并伴有明显头痛者可选用

    A. 含有抗过敏药的制剂   B. 含有阿司匹林的制剂   C. 含有伪麻黄碱的制剂

    D. 含有维生素 C 的制剂   E. 含有右美沙芬的制剂

8. 伴有甲亢或心脏病的感冒患者需慎用的是

    A. 含有抗过敏药的制剂   B. 含有阿司匹林的制剂   C. 含有伪麻黄碱的制剂

    D. 含有维生素 C 的制剂   E. 右美沙芬的制剂

二、多项选择题

1. 下列药物中，属于神经氨酸酶抑制剂的是

    A. 金刚烷胺   B. 扎那米韦   C. 奥司他韦

    D. 阿昔洛韦   E. 利巴韦林

2. 下列药物用于流感时抗病毒药的是

    A. 金刚烷胺   B. 金刚乙胺   C. 奥司他韦

    D. 阿昔洛韦   E. 阿德福韦酯

三、思考题

请思考上感与流感的临床表现有什么区别？常见的药物选择有哪些？

（李德知）

第五节 过敏性鼻炎的自我药疗及用药指导

学习目标

知识要求　**1. 掌握**　过敏性鼻炎患者的药物治疗及用药指导。
　　　　　　2. 熟悉　过敏性鼻炎的临床表现及并发症。
　　　　　　3. 了解　过敏性鼻炎常见的过敏原。
技能要求　具备对过敏性鼻炎患者的问病荐药及用药指导的药学服务基本技能。

案例导入

案例： 患者，男，24岁，最近半年常出现鼻塞、鼻痒、打喷嚏、流鼻涕等症状，经医生确诊为过敏性鼻炎，推荐赛庚啶片剂、丙酸倍氯米松喷雾剂。

讨论： 作为药店药师的你在接待该患者购药时，应该告知哪些用药事项？如果该患者又是一名从事精密仪器操作工作者，你该如何给他推荐用药？

一、概述

过敏性鼻炎又称变应性鼻炎，是发生在鼻腔黏膜的变态反应性疾病，以鼻塞、鼻痒、喷嚏、鼻黏膜肿胀等为主要特点，在普通人群的患病率约为10%～25%，常有过敏史。

根据临床症状是否随季节变化而变化，可以分为常年性过敏性鼻炎和季节性过敏鼻炎两大类。常年性过敏鼻炎通常一年四季都有症状，时轻时重，随时可发作；季节性过敏鼻炎呈季节性发作，多在春、秋两个季节发病，可迅速出现症状，发病时间可持续几小时、几天至几周不等，发作间歇期完全正常。

根据发病时间特点的不同，可以分为间歇性和持续性过敏鼻炎，间歇型过敏性鼻炎一般1周发作4次左右，病程少于4周，持续性过敏鼻炎几乎每日发作，且病程较长；根据疾病严重程度的不同，还可以分为轻度、中度、重度过敏性鼻炎。

二、临床表现

过敏性鼻炎临床表现主要以鼻塞、鼻痒、阵发性喷嚏、清水样鼻涕等为主，部分伴有嗅觉减退及眼痒、结膜充血等眼部症状。

1. 鼻塞　间歇或持续，单侧或双侧，轻重程度不一。

2. 鼻痒　大多数患者鼻内发痒，季节性过敏鼻炎患者可伴眼部、耳和咽喉痒感。

3. 喷嚏　呈阵发性发作，每次发作少则几次、多则几十次不等，通常清晨和夜间加重。

4. 鼻涕　大量清水样鼻涕，有时可不自觉从鼻孔滴下。

5. 嗅觉减退　由于鼻黏膜水肿明显，部分患者尚有嗅觉减退。

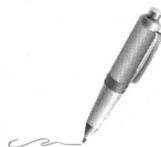

三、药物治疗

根据过敏性鼻炎的分类和严重程度的不同，临床上选择阶梯方式方案进行治疗，即按照病情由轻到重，循序渐进依次采用抗组胺药物、糖皮质激素等进行治疗，主要以口服给药和局部用药为主。

（一）非处方药

1. 抗组胺药物　该类药物能与组胺竞争效应细胞上的组胺 H_1 受体，是目前应用最广泛的非特异性抗过敏性鼻炎的药物，口服给药的非处方药主要有氯苯那敏、赛庚啶、氯雷他定等。

（1）第一代抗组胺药　氯苯那敏口服，成人一次 4mg，一日 3 次。赛庚啶口服，成人一次 2～4mg，一日 2～3 次，老年人及 2 岁以下小儿慎用。该类抗组胺药物均具有嗜睡的副作用。

（2）第二代抗组胺药　氯雷他定口服，成人及 12 岁以上儿童一次 10mg，每日 1 次，空腹服用；日夜均有发作者，可以一次 5mg，每日晨、晚各服一次；儿童，口服，2～12 岁，体重大于 30kg 者，一次 10mg，一日 1 次，体重小于 30kg 者，一次 5mg，一日 1 次。该类抗组胺药物无嗜睡的副作用，通常作为首选用药。

2. 拟肾上限素药物　该类药物能使鼻黏膜血管收缩，减轻充血，缓解鼻塞，是局部给药的主要非处方药，常用的有萘甲唑啉、羟基唑啉、赛洛唑啉和 1% 麻黄碱等。

（1）滴鼻液。萘甲唑啉、羟甲唑啉滴鼻液，每侧鼻孔 1～2 滴，一日 3～6 次。赛洛唑啉滴鼻液，6 岁以上儿童及成人一次 2～3 滴，一日 2 次。1% 麻黄碱滴鼻液，一次 1～2 滴，一日 3～4 次。

（2）喷雾剂。盐酸羟甲唑啉喷雾剂，成人和 6 岁以上儿童，每次每侧鼻孔 1～3 喷，早晚和睡前各 1 次。复方萘甲唑啉喷雾剂，每次每侧鼻孔 1～2 喷，每 4～6h 1 次，每日不超过 6 次。

（二）处方药

1. 抗组胺药物　临床上常用的口服给药药物主要有西替利嗪、左西替利嗪等。西替利嗪口服，成人，一次 10mg，一日 1 次；6 岁以上儿童一次 10mg，一日 1 次或一次 5mg，每日 2 次；2～6 岁儿童一次 5mg，每日 1 次。

2. 白三烯受体阻断剂　高选择性半胱氨酰白三烯受体拮抗剂，阻断白三烯引起的鼻部炎症，同时能缓解白三烯介导的支气管炎症和痉挛。临床上常用的口服给药药物主要有孟鲁司特，口服，15 岁以上儿童或成人 10mg，一日 1 次，每晚睡前服；6～14 岁儿童，一次 5mg，一日 1 次；1～5 岁儿童，一次 4mg，一日 1 次。

3. 糖皮质激素类药物　临床上常用的主要有波尼松、布地奈德、丙酸倍氯米松及曲安奈德等。口服糖皮质激素首选波尼松，一次 5mg，一日 3 次，不可长期使用。局部喷鼻，可选用布地奈德喷雾剂，成人及 6 岁以上儿童起始剂量一日 256μg，可早晨 1 次喷入，也可早晚分 2 次喷入（即早晨每个鼻孔喷入 128μg，或早晚 2 次，每次每个鼻孔内喷入 64μg）。或选用丙酸倍氯米松喷雾剂，成人及 6 岁以上儿童一次每侧鼻孔 100μg，一日 2 次；或一次每侧鼻孔 50μg，一日 3～4 次，一日用量不超过 400μg。或选用曲安奈德鼻喷雾剂，使用前须振摇 5 次以上，成人、老人及 12 岁以上儿童一次每侧鼻孔 110μg，一日 1 次；症状得到控制时，可降低至每侧鼻孔 55μg；6～12 岁儿童一次每侧鼻孔 55μg，一日 1 次，每侧鼻孔最大量 110μg。

四、用药注意事项与患者教育

（1）儿童不宜久用抗组胺药和糖皮质激素类药物。

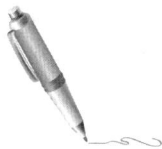

（2）有严重精神病史、癫痫、严重糖尿病、严重高血压、青光眼、消化道溃疡、骨质疏松及细菌、真菌、病毒感染未控制的患者禁用糖皮质激素类药物。心脏病、肾功能障碍、甲状腺功能减退者慎用。妊娠及哺乳期妇女慎用。

（3）孕妇应避免使用孟鲁司特钠。

（4）车船、飞机的驾驶人员，精密仪器操作者在工作前禁止服用有中枢神经抑制副作用的抗组胺药物。

（5）鼻喷雾剂仅可用于鼻腔，不得接触眼睛，若不小心接触眼睛，应立即用水清洗。

（6）减少接触已知过敏原，如花粉、羽毛、宠物等；做好室内环境控制，如保持室内经常通风、被褥衣物保持干燥等。

拓展阅读

过敏原

过敏性鼻炎主要是因变应原刺激机体并使之处于"致敏"阶段，随后当变应原再次进入机体并与吸附在肥大细胞等靶细胞上的 IgE 结合，导致肥大细胞等发生"脱颗粒"，最后由脱颗粒释放的各种化学物质（如组胺）作用于细胞和血管腺体，引发一系列的临床症状。常年性过敏性鼻炎的过敏原主要有吸入性过敏原（如室内外的尘土，尘螨、真菌、羽毛、动物皮屑等）、食物性过敏源（如鱼虾、鸡蛋、牛奶、大豆等）、药物（如抗生素、磺胺类、奎宁等）；季节性过敏鼻炎的主要过敏原为花粉，因此季节性过敏鼻炎又称为"花粉症"。

岗位对接

本任务是药学类、药品经营与管理、药品服务与管理专业学生必须掌握的内容，为成为能够胜任在医疗机构或社会药房为患者提供专业药学咨询服务及用药指导的药学服务人员奠定坚实的基础。

本任务对应岗位包括执业药师、西药药师、药品销售岗位等。

重点小结

1. 过敏性鼻炎临床表现主要以鼻塞、鼻痒、阵发性喷嚏、清水样鼻涕等为主，部分伴有嗅觉减退及眼痒、结膜充血等眼部症状。

2. 根据过敏性鼻炎的分类和严重程度的不同，临床上选择阶梯方式方案进行治疗，即按照病情由轻到重，循序渐进依次采用抗组胺药物、糖皮质激素等进行治疗，主要以口服给药和局部用药为主。

3. 车船、飞机的驾驶人员，精密仪器操作者在工作前禁止服用有中枢神经抑制副作用的抗组胺药物。

4. 减少接触已知过敏原，如花粉、羽毛、宠物等。

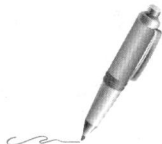

目标检测

一、单项选择题

1. 可引起过敏性鼻炎的药物
   A. 氯苯那敏　　　　　　B. 波尼松　　　　　　　C. 孟鲁司特钠
   D. 氯雷他定　　　　　　E. 奎宁

2. 从事开车或者高空作业的过敏性鼻炎患者不宜选择下列哪种药物
   A. 氯苯那敏片剂　　　　B. 孟鲁司特钠片剂　　　C. 波尼松片剂
   D. 曲安奈德鼻喷雾剂　　E. 布地奈德鼻喷雾剂

3. 患者，男，17 岁，最近半年常出现鼻塞、鼻痒、打喷嚏、流鼻涕等症状，经医生确诊为过敏性鼻炎，推荐氯苯那敏片剂、布地奈德鼻喷雾剂，1% 麻黄碱滴鼻剂，作为药师的你接待该患者时，对患者用药指导错误的是
   A. 服用氯苯那敏后，不能开车或者高空作业
   B. 布地奈德喷雾剂持续使用 1 年
   C. 避免接触鲜花、宠物，家里尽量保持通风
   D. 身体条件许可的情况下，可逐渐用冷水洗鼻
   E. 1% 麻黄碱滴鼻剂每次使用 1~2 滴，每次用药至少间隔 4~6h，一日 3~4 次

4. 过敏性鼻炎口服给药首选的抗组胺药物是
   A. 氯苯那敏　　　　　　B. 赛庚啶　　　　　　　C. 氯雷他定
   D. 西替利嗪　　　　　　E. 酮替芬

5. 治疗过敏性鼻炎，收缩鼻黏膜血管的药物
   A. 麻黄碱　　　　　　　B. 氯雷他定　　　　　　C. 孟鲁司特
   D. 倍氯米松　　　　　　E. 赛庚啶

二、多项选择题

1. 可用于鼻喷雾途径治疗过敏性鼻炎的常用的糖皮质激素类药物
   A. 丙酸氟替卡松　　　　B. 丙酸倍氯米松　　　　C. 布地奈德
   D. 地塞米松　　　　　　E. 泼尼松

2. 治疗过敏性鼻炎，使用丙酸氟替卡松喷雾剂的目的是
   A. 抗过敏　　　　　　　B. 减轻水肿　　　　　　C. 抗菌
   D. 免疫抑制　　　　　　E. 抗炎

三、思考题

患者，男，35 岁，长途货运司机，最近半年常出现鼻塞、鼻痒、打喷嚏、流鼻涕等症状，经医生确诊为过敏性鼻炎，作为药店药师的你在接待该患者购药时，你将推荐其使用什么药物，并应该告知哪些用药事项？

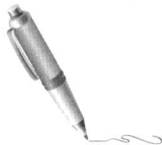

（康　浩）

扫码"学一学"

第六节　沙眼的自我药疗及用药指导

学习目标

知识要求　**1. 掌握**　沙眼患者的药物治疗及用药指导。

　　　　　2. 熟悉　沙眼的临床表现。

　　　　　3. 了解　沙眼的病因。

技能要求　具备对沙眼患者的问病荐药及用药指导的药学服务基本技能。

案例导入

案例：患者，女，25 岁，因眼部不适去医院就诊。患者主诉眼内有摩擦感，有时发痒，畏惧强光，不时还有分泌物在眼睑积存。医生检查后用生理盐水为患者进行眼部清洗，并开具硫酸锌和磺胺醋酰钠滴眼液。

讨论：作为药师的你应该告知患者哪些用药事项？

一、概述

沙眼是由病原性沙眼衣原体引起的一种慢性传染性结膜角膜炎。本病病变过程早期结膜有浸润，如乳头、滤泡增生，同时发生角膜血管翳；晚期由于受累的睑结膜发生瘢痕，以致眼睑内翻畸形，加重角膜的损害，可严重影响视力甚至造成失明。潜伏期 5 ~ 14 天，双眼患病，多发生于儿童或少年期。

二、临床表现

一般起病缓慢，多为双眼发病，但轻重程度可有不等，急性期症状包括畏光、流泪、异物感，较多黏液或黏脓性分泌物，可出现眼睑红肿，结膜明显充血，乳头增生，上下穹窿部结膜布满滤泡，可合并弥漫性角膜上皮炎及耳前淋巴结肿大。慢性期无明显不适，仅眼痒、异物感、干燥和灼烧感，结膜充血减轻，结膜污秽肥厚同时有乳头及滤泡增生。

三、药物治疗

病原性沙眼衣原体对四环素族、大环内酯类及氟喹诺类抗菌药物敏感。局部可用磺胺醋酰钠滴眼液、金霉素眼膏、红霉素眼膏、酞丁安滴眼液、硫酸锌滴眼液。急性期或严重的沙眼应全身应用抗生素治疗，可口服多西环素或红霉素。

（一）非处方药

1. 磺胺醋酰钠滴眼液　滴眼，一次 1 ~ 2 滴，一日 3 ~ 4 次。

2. 金霉素眼膏　一日 1 ~ 2 次，涂敷于眼睑内，最后一次宜在睡前使用。

3. 红霉素眼膏　用 0.5% 眼膏，涂敷于眼睑内，每晚睡前 1 次。

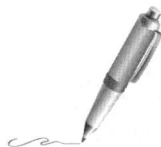

4. 酞丁安滴眼液 对轻度沙眼疗效最好，一次 1 ~ 2 滴，一日 3 ~ 4 次。

5. 硫酸锌滴眼液 滴眼，一次 1 ~ 2 滴，一日 3 ~ 4 次。

（二）处方药

急性期或严重的沙眼应全身应用抗生素治疗，一般疗程为 3 ~ 4 周。可口服多西环素，一次 100mg，一日 2 次；或红霉素，一次 250mg，一日 4 次。

四、用药注意事项与患者教育

（1）磺胺醋酰钠滴眼液可通过鼻泪管吸收至循环系统，不宜过量使用。对磺胺类药物有过敏使者禁用。

（2）使用金霉素眼膏时，偶见过敏反应，出现眼充血、眼痒、水肿等症状。本品不宜长期连续使用，使用 5 日如症状未缓解，应停药就医。

（3）使用红霉素眼膏时，偶见眼睛疼痛，视力改变，持续性发红等过敏反应，如有灼烧感、瘙痒、红肿等情况应停药，并将局部药物洗净，必要时向医师咨询。对本品过敏者禁用，过敏体质者慎用。

（4）妊娠期妇女禁用酞丁安滴眼液。

（5）硫酸锌滴眼液有腐蚀性，低浓度溶液局部也有刺激性，对急性结膜炎者禁用，葡萄糖 - 6 - 磷酸脱氢酶缺乏症（溶血性贫血倾向）患者禁用。

（6）沙眼严重，有大量滤泡者应到医院进行手术治疗，并同时配合药物治疗。

（7）7 岁以下儿童及孕期妇女禁用四环素口服制剂。

（8）平时应注意卫生，如发生沙眼时，个人用的毛巾、浴巾和脸盆宜分开使用。

拓展阅读

沙眼衣原体

沙眼衣原体是一类在细胞内寄生的微生物，圆形或椭圆形，大小约 250 ~ 450nm，分为 3 个生物型，即小鼠生物型、沙眼生物型和性病淋巴肉芽肿生物型，后二者与人类疾病有关。沙眼衣原体不耐热，在室温下迅速丧失其传染性，加温至 50℃，30min 即可将其杀死；但其耐寒，-70℃下能存活数年。四环素、红霉素、氯霉素对其有抑制作用，而链霉素、新霉素对其无效。

岗位对接

本任务是药学类、药品经营与管理、药品服务与管理专业学生必须掌握的内容，为成为能够胜任在医疗机构或社会药房为患者提供专业药学咨询服务及用药指导的药学服务人员奠定坚实的基础。

本任务对应岗位包括执业药师、西药药师、药品销售岗位等。

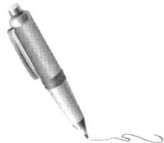

重点小结

1. 沙眼是由病原性沙眼衣原体引起的一种慢性传染性结膜角膜炎。本病病变过程早期结膜有浸润，如乳头、滤泡增生，同时发生角膜血管翳；晚期由于受累的睑结膜发生瘢痕，以致眼睑内翻畸形，加重角膜的损害，可严重影响视力甚至造成失明。

2. 病原性沙眼衣原体对四环素族、大环内酯类及氟喹诺类抗菌药物敏感。

3. 局部可用磺胺醋酰钠滴眼液、金霉素眼膏、红霉素眼膏、酞丁安滴眼液、硫酸锌滴眼液。

4. 急性期或严重的沙眼应全身应用抗生素治疗，可口服多西环素或红霉素。

5. 7 岁以下儿童及孕期妇女禁用四环素口服制剂。

6. 平时应注意个人卫生。

目标检测

一、单项选择题

1. 下列药物中不能用于慢性沙眼治疗的药物是
   - A. 硫酸锌滴眼液
   - B. 磺胺醋酰钠滴眼液
   - C. 酞丁安滴眼液
   - D. 金霉素眼药膏
   - E. 可的松眼药水

2. 酞丁安滴眼液禁忌证是
   - A. 急性卡他性结膜炎患者
   - B. 流行性结膜炎患者
   - C. 妊娠期妇女
   - D. 沙眼患者
   - E. 疱疹性角膜炎

3. 下列药物中在治疗沙眼时，禁用于有红细胞葡萄糖-6-磷酸脱氢酶缺乏患者的药物是
   - A. 红霉素眼膏
   - B. 金霉素眼膏
   - C. 硫酸锌滴眼液
   - D. 磺胺醋酰钠滴眼液
   - E. 酞丁安滴眼液

二、多项选择题

1. 可局部用于沙眼治疗的药物
   - A. 红霉素眼膏
   - B. 硫酸锌滴眼液
   - C. 磺胺醋酰钠滴眼液
   - D. 金霉素眼膏
   - E. 酞丁安滴眼液

2. 可用于急性期或严重的沙眼治疗的抗生素
   - A. 阿莫西林
   - B. 多西环素
   - C. 红霉素
   - D. 盐酸克林霉素
   - E. 阿莫西林克拉维酸钾

三、思考题

患者，女，25 岁，因眼部不适去医院就诊。患者主诉眼内有摩擦感，有时发痒，畏惧强光，不时还有分泌物在眼睑积存。医生检查后用生理盐水为患者进行眼部清洗，并开具硫酸锌和磺胺醋酰钠滴眼液。

1. 磺胺醋酰钠滴眼液的抑制沙眼衣原体的作用机制？

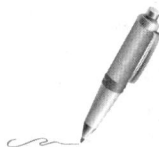

2. 什么样的患者不适合使用硫酸锌滴眼液？

（康　浩）

扫码"学一学"

第七节　口腔溃疡的自我药疗及用药指导

学习目标

知识要求　**1. 掌握**　口腔溃疡患者的药物治疗及用药指导。
　　　　　2. 熟悉　口腔溃疡的临床表现。
　　　　　3. 了解　口腔溃疡的病因。
技能要求　具备对口腔溃疡患者的问病荐药及用药指导的药学服务基本技能。

案例导入

案例：患者，男，27岁，因口腔溃疡前去药店购买甲硝唑口腔粘贴片。
讨论：作为药店药师的你应该告知患者哪些用药事项？

一、概述

　　口腔溃疡是一种常见的发生于口腔黏膜的溃疡性损伤病症。口腔溃疡的发生是多种因素综合作用的结果，其包括局部创伤、精神紧张、食物、药物、营养不良、激素水平改变及维生素或微量元素缺乏等。口腔溃疡的出现通常预示着机体可能有潜在系统性疾病。

二、临床表现

　　口腔溃疡多见于唇内侧、舌头、舌腹、颊黏膜、前庭沟、软腭等部位，外观为单个或者多个大小不一的圆形或椭圆形溃疡，表面覆盖灰白或黄色假膜，中央凹陷，边界清楚，周围黏膜红而微肿。具有周期性、复发性、自限性的特征，年龄不拘，发病年龄估计在10~20岁之间，女性较多。一年四季均能发生，能在10天左右自愈。

三、药物治疗

　　对于口腔溃疡的治疗，应消除病因、增强体质、对症治疗。主要以局部给药为主，常用的治疗口腔溃疡的药物有甲硝唑含漱液、氯己定含漱液、地塞米松粘贴片、甲硝唑口腔粘贴片、西地碘含片、溶菌酶含片等，对于反复发作的还可以推荐口服泼尼松。

　　（一）非处方药

　　1. 含漱液　可用0.5%的甲硝唑含漱液和氯己定含漱液，于早晚刷牙后含漱，一次15~20ml，一日2~3次，连续5~10天为1个疗程。

　　2. 粘贴片　可用地塞米松粘贴片，外用贴敷于溃疡处，一日总量不得超过3片，连续

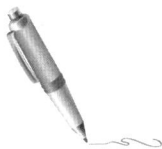

使用不得超过 1 周；或用甲硝唑口腔粘贴片，外用贴敷于溃疡处，一次 1 片，一日 3 次，饭后服用，临睡前加用 1 片。

3. 含片 西地碘含片可直接卤化细菌的体蛋白，杀菌力强，对细菌繁殖体、芽孢和真菌也有较强杀菌作用，含服，一次 1.5～3mg，一日 3～5 次。溶菌酶含片具有抗菌、抗病毒和消肿止血作用，含服，每次 20mg，一日 4～6 次。

4. 维生素 可口服维生素 C，一次 0.1～0.2g，一日 3 次；或复合维生素 B，一次 1 片，一日 3 次。

5. 局部麻醉药 可用 0.5%～1% 达克罗宁液，涂于溃疡面，连续 2 次，用于进食暂时止痛。

（二）处方药

（1）溃疡数目少，面积小且间歇期长者可擦用灼烧法。因硝酸银可使溃疡面上的蛋白质沉底而形成薄膜保护溃疡面，促进愈合，故用 10% 硝酸银溶液置于溃疡面上，至表面发白为度。

（2）对持久不愈或疼痛明显的溃疡，可与溃疡部位作黏膜下封闭注射，常用 2.5% 醋酸泼尼松龙混悬液 0.5～1ml，加入 1% 普鲁卡因液 1ml 在溃疡基底部注射，每周 1～2 次，共用 2～4 次。

（3）对于疼痛难忍或影响进食时，可用复方苷菊利多卡因凝胶局部涂于溃疡，每日 3 次，每次约 0.5cm 凝胶。

（4）对于反复发作的还可以推荐口服泼尼松，一次 10mg，一日 3 次；或口服左旋咪唑，一次 50mg，一日 3 次，每周服用 2 次。

四、用药注意事项与患者教育

（1）使用甲硝唑含漱液时，可能会出现食欲不振、口腔异味、恶心、呕吐、腹泻等不良反应，偶见有头痛、头晕、失眠、皮疹、白细胞减少，停药后可迅速恢复。长期使用可引起念珠菌感染。

（2）氯己定含漱液偶可引起接触性皮炎，长期使用可使牙齿着色、味觉失调，儿童和青年口腔偶可发生无痛性浅表脱屑性损害。因牙膏中均有阴离子表面活性剂，刷牙后至少间隔 30min 以上，才能使用氯己定含漱液。

（3）频繁使用地塞米松粘贴片可引起局部组织萎缩，使皮肤、黏膜等部位侵入的病原菌不能得到控制，引发继发性真菌感染等。对口腔有真菌感染者禁用。

（4）使用甲硝唑口腔粘贴片期间，不得饮酒和含酒精饮料。

（5）使用西地碘含片时，偶见口干、胃部不适、头晕和耳鸣，对碘过敏者禁用。

（6）使用灼烧法治疗时，应注意药液不能蘸取太多，避免灼烧邻近健康组织。

拓展阅读

氯己定含漱液的主要成分

氯己定含漱液为复方制剂，每 500ml 含葡萄糖酸氯己定 0.6g、甲硝唑 0.1g。其中葡萄糖酸氯己定为消毒防腐药，主要通过吸附于细菌胞浆膜的渗透屏障，使细胞内容物漏出而发挥抗菌作用，低浓度有抑菌作用，高浓度则有杀菌作用。部分葡萄球菌、变异链球菌、唾液链球菌、白念珠菌、大肠埃希菌和厌氧丙酸菌对葡萄糖酸氯己

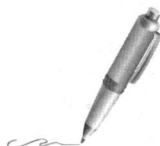

定高度敏感，嗜血链球菌对其中度敏感，变形杆菌属、假单胞菌属、克雷白杆菌属和革兰阴性球菌（如韦永球菌属）对其低度敏感。甲硝唑可能是其硝基被还原成一种细胞毒，从而作用于细菌的 DNA 代谢过程，促使细菌死亡。其对大多数厌氧菌具强大抗菌作用，但对需氧菌和兼性厌氧菌无作用。脆弱拟杆菌属和其他拟杆菌属、梭形杆菌、产气梭状芽孢杆菌、真杆菌、韦容球菌、消化球菌和消化链球菌等对其高度敏感。放线菌属、乳酸杆菌属、丙酸杆菌属对甲硝唑耐药。

岗位对接

本任务是药学类、药品经营与管理、药品服务与管理专业学生必须掌握的内容，为成为能够胜任在医疗机构或社会药房为患者提供专业药学咨询服务及用药指导的药学服务人员奠定坚实的基础。

本任务对应岗位包括执业药师、西药药师、药品销售岗位等。

重点小结

1. 口腔溃疡多见于唇内侧、舌头、舌腹、颊黏膜、前庭沟、软腭等部位，外观为单个或者多个大小不一的圆形或椭圆形溃疡，表面覆盖灰白或黄色假膜，中央凹陷，边界清楚，周围黏膜红而微肿。

2. 对于口腔溃疡的治疗，应消除病因、增强体质、对症治疗。主要以局部给药为主，常用的治疗口腔溃疡的药物有甲硝唑含漱液、氯己定含漱液、地塞米松粘贴片、甲硝唑口腔粘贴片、西地碘含片、溶菌酶含片等，对于反复发作的还可以推荐口服泼尼松。

3. 使用甲硝唑口腔粘贴片期间，不得饮酒和含酒精饮料。

4. 频繁使用地塞米松粘贴片引发继发性真菌感染等，对口腔有真菌感染者禁用。

5. 氯己定含漱液为复方制剂，每 500ml 含葡萄糖酸氯己定 0.6g、甲硝唑 0.1g。因牙膏中均有阴离子表面活性剂，刷牙后至少间隔 30min 以上，才能使用氯己定含漱液。

目标检测

一、单项选择题

1. 下列治疗口腔溃疡药物中具有抗菌、抗病毒和消肿止血作用的药物是
    A. 氯己定含漱液
    B. 地塞米松粘贴片
    C. 溶菌酶含片
    D. 维生素 C
    E. 复方苷菊利多卡因凝胶

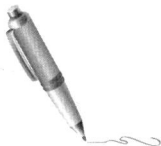

2. 有一定麻醉作用，能够镇痛的抗口腔溃疡药物

    A. 10% 硝酸银   B. 地塞米松粘贴片

    C. 西地碘含片   D. 甲硝唑粘贴片

    E. 复方苷菊利多卡因凝胶

3. 能使牙齿着色，使用后须间隔 30 分钟以上才能刷牙的药物是

    A. 维生素 B   B. 维生素 C   C. 西地碘含片

    D. 氯己定含漱液   E. 溶菌酶含片

4. 可直接卤化细菌的体蛋白，防止口腔溃疡面感染的药物是

    A. 泼尼松片   B. 复合维生素 B

    C. 西地碘含片   D. 1% 达克罗宁液

    E. 氯己定含漱液

二、多项选择题

1. 有关口腔溃疡用药指导和健康提示，正确的说法有

    A. 使用地塞米松粘贴片，不能连续超过 1 周

    B. 使用西地碘含片，要防止出现甲状腺功能紊乱

    C. 使用甲硝唑粘贴片期间，不得饮酒

    D. 经常发作的口腔溃疡患者，可适当补充维生素 C

    E. 口腔有真菌感染者，可以使用地塞米松粘贴片治疗口腔溃疡

2. 常用的治疗口腔溃疡的药物有

    A. 甲硝唑含漱液   B. 氯己定含漱液

    C. 地塞米松粘贴片   D. 甲硝唑口腔粘贴片

    E. 西地碘含片

三、思考题

氯己定含漱液为复方制剂，主要成分是什么？各有什么作用？

（康　浩）

第八节　消化不良的自我药疗及用药指导

扫码"学一学"

学习目标

知识要求   **1. 掌握** 消化不良患者的药物治疗及用药指导。

          2. 熟悉 消化不良的临床表现。

          3. 了解 消化不良的病因。

技能要求   具备对消化不良患者的问病荐药及用药指导的药学服务基本技能。

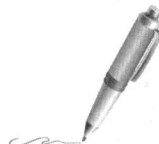

案例： 患者,男,63 岁,餐后有腹胀、胃部有灼热感,自行到药店购买多潘立酮。

讨论： 作为药店药师的你在接待该患者购药时,应该告知哪些用药事项?

一、概述

消化不良是由胃动力障碍引起的一种临床症候群（如上腹饱胀、灼烧、嗳气、食欲不振、恶心等）性疾病。根据病因分为功能性消化不良和器质性消化不良两种。

二、临床表现

（一）功能性消化不良

功能性消化不良是指由胃和十二指肠功能紊乱引起的症状,而无器质性疾病的一组临床综合征,是临床上最常见的一种功能性胃肠疾病。在我国,功能性消化不良占胃肠病专科门诊患者的 50% 左右。功能性消化不良发病可能跟胃动力障碍、内脏感觉过敏、胃底对食物的容受性舒张功能下降、心理、环境及社会因素有关,临床上根据症状不同分为上腹痛综合征和餐后不适综合征两大类,两类可有重叠。

1. 上腹痛综合征 以与进餐相关的上腹痛和（或）上腹灼烧感为主。

2. 餐后不适综合征 餐后饱胀和（或）早饱。

（二）继发性消化不良

继发性消化不良由消化性溃疡、胃癌等胃部病变,肝、胆囊、胰腺等腹腔器官病病变或者全身性其他疾病所致。

三、药物治疗

主要以缓解症状、提高患者的生活质量为主要目的。遵循综合治疗和个体化治疗的原则,如可以帮助患者提高认识和了解病情,建立良好的生活和饮食习惯,避免服用非甾体抗炎药物、影响消化道蠕动的药物、酒和可能诱发症状的食物。影响患者生活质量时,应对症处理,按需服药。

（一）非处方药

1. 增强食欲药物 对食欲减退的者可以口服维生素 B_1、维生素 B_6,一次 10mg,一日 3 次;或口服干酵母片,一次 0.5~2g,一日 3~4 次。

2. 促胃肠动力药物 对餐后不适综合征可选用多潘立酮,增加胃肠道平滑肌张力及蠕动,增加胃排空速率。成人一次口服 10mg,儿童一次 0.3mg/kg,一日 3 次,于餐前 0.5~1h 服用。

3. 消化酶药物 对因胰腺分泌功能不足或由胃肠道、肝胆疾病引起的消化酶不足的患者可口服胰酶片,成人一次 0.3~1g,5 岁儿童一次 0.3g,一日 3 次,进餐中服用;或口服多酶片（每片含淀粉酶 0.12g、胰酶 0.12g、胃蛋白酶 0.04g）,成人一次 1~2 片,一日 3 次,儿童酌减。对偶然性消化不良或者蛋白质食物进食过多者可口服胃蛋白酶,一次 0.2~0.4g,一日 3 次,餐前服用;或口服乳酶生,12 岁以上儿童及成人,一次 0.3~1g,一日 3 次,餐前服用,12 岁以下儿童酌减。

（二）处方药

1. 促胃肠动力药物 对餐后不适综合征可选用莫沙必利,口服一次 5mg,一日 3 次,

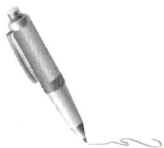

餐前服用。

2. 消化酶药物 对因胆汁分泌不足或消化酶缺乏引起的症状，可服用复方阿嗪米特肠溶片（每片含阿嗪米特75mg、胰酶100mg、纤维素酶–4000 10mg、二甲硅油50mg）一次2~3片，每日3次，餐后服用。

3. 抑制胃酸药物 对上腹痛综合征可选择H_2受体拮抗剂和质子泵抑制剂。口服法莫替丁和雷尼替丁（非处方药），成人一次1粒，一日2次，于早晨和睡前服用；或口服奥美拉唑、兰索拉唑、泮托拉唑、雷贝拉唑以及埃索美拉唑等，一天1次，每次1片，早餐前服用。

四、用药注意事项与患者教育

（1）胰酶在酸性条件下易被破坏，服用时不可咀嚼，不宜与酸性药物同服。与等量的碳酸氢钠同时服用，能增加疗效。对急性胰腺炎早期患者禁用。

（2）消化酶药物因性质不稳定，应根据说明书正确储存，另送服时不宜用热水。

（3）服用多潘立酮时，如果出现心率异常或者心律失常的症状，应立刻停用，并及时到医院就诊。如正在使用克拉霉素、酮康唑等可能影响其代谢或有心脏毒性的药物，应先咨询医生或药师该如何用药。嗜铬细胞瘤、乳腺癌、机械性肠梗阻、胃肠道出血者禁用。妊娠期妇女禁用、哺乳期妇女慎用。

（4）帮助患者认识与了解病情，指导其改善生活方式、调整饮食结构和习惯，去除可能与症状发生有关的病因。

拓展阅读

欧盟药物管理局（EMA）建议限制使用多潘立酮

自20世纪70年代以来，含多潘立酮的药物已在欧盟的各成员国范围内得到上市许可，并作为非处方药或处方药广泛销售。用于治疗各种原因引起的恶心和呕吐（在部分成员国中包括儿童），同时还可用于治疗胀气、不适和烧心等症状。应比利时药品管理机构的要求，欧洲药品管理局药物（EMA）于2013年3月1日启动了对含多潘立酮药物对心脏影响的评估工作。2014年4月，欧洲药品管理局(EMA)发布报告，认为多潘立酮与严重心脏疾病风险相关，建议在整个欧盟范围内限制其适应证，仅用于缓解恶心和呕吐症状，不再用于治疗其他适应证如胀气或烧心，并建议在成人和体重超过35kg的青少年中将剂量减小至10mg，每日最多3次，使用不应超过1周；儿童及体重在35kg以下的青少年患者的产品应该通过口服给药，剂量为0.25mg/kg，一日最多3次。

岗位对接

本任务是药学类、药品经营与管理、药品服务与管理专业学生必须掌握的内容，为成为能够胜任在医疗机构或社会药房为患者提供专业药学咨询服务及用药指导的药学服务人员奠定坚实的基础。

本任务对应岗位包括执业药师、西药药师、药品销售岗位等。

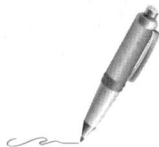

重点小结

1. 消化不良是由胃动力障碍引起的一种临床症候群（如上腹饱胀、灼烧、嗳气、食欲不振、恶心等）性疾病。根据病因分为功能性消化不良和器质性消化不良两种。

2. 功能性消化不良是指由胃和十二指肠功能紊乱引起的症状，而无器质性疾病的一组临床综合征，是临床上最常见的一种功能性胃肠疾病。

3. 继发性消化不良由消化性溃疡、胃癌等胃部病变，肝、胆囊、胰腺等腹腔器官病病变或者全身性其他疾病所致。

4. 药物治疗主要以缓解症状、提高患者的生活质量为主要目的。遵循综合治疗和个体化治疗的原则，如可以帮助患者提高认识和了解病情，建立良好的生活和饮食习惯，避免服用非甾体抗炎药物、影响消化道蠕动的药物、酒和可能诱发症状的食物。

5. 常用的药物有增强食欲药物、促胃肠动力药物、消化酶药物、抑制胃酸药物等。

目标检测

一、单项选择题

1. 多潘立酮的适用症是

　　A. 心律失常　　B. 乳腺癌　　C. 消化不良

　　D. 机械性肠梗阻　E. 胃溃疡出血

2. 关于使用胰酶片，下面做法错误的是

　　A. 咀嚼服用　　　　　　　　B. 餐中服用

　　C. 与碳酸氢钠共同服用效果更好

　　D. 温水送服　　　　　　　　E. 冷处保存

3. 患者，男，63岁，餐后有腹胀、胃部有灼热感，自行到药店购买多潘立酮，作为药师的你接待该患者时，对患者用药指导正确的是

　　A. 应告知患者，需凭处方购买

　　B. 询问患者是否有心脏方面的疾病，如果有，不建议购买

　　C. 用药期间出现心悸、头晕等症状不必停药

　　D. 如果没有恶心、呕吐症状，建议服用

　　E. 可与克拉霉素一起服用

4. 能够兴奋 5-HT$_4$受体，促进乙酰胆碱酶释放，增加胃肠道蠕动，对餐后不适综合征患者可选用的药物是

　　A. 莫沙必利　　　　　　　　B. 复方阿嗪米特肠溶片

　　C. 法莫替丁　　　　　　　　D. 维生素 B$_6$

　　E. 胰酶片

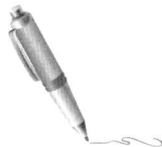

二、多项选择题

1. 复方阿嗪米特肠溶片其药效包括

   A. 促进脂肪食物分解 B. 促进果蔬纤维素分解

   C. 促进胃酸分泌 D. 减轻肠道胀气

   E. 促进胆汁分泌

2. 对上腹痛综合征可选择 H_2 受体拮抗剂的药物是

   A. 雷尼替丁 B. 复方阿嗪米特肠溶片

   C. 法莫替丁 D. 维生素 B_6

   E. 胰酶片

三、思考题

想一想消化不良患者治疗原则？

（康　浩）

第九节　腹泻的自我药疗及用药指导

扫码"学一学"

学习目标

知识要求　**1. 掌握**　腹泻的药物治疗及用药指导。

　　　　　2. 熟悉　腹泻的临床表现。

　　　　　3. 了解　腹泻的病因。

技能要求　具备对腹泻患者的问病荐药及用药指导的药学服务基本技能。

案例导入

案例：患儿，女，5岁，身高115cm，体重16kg。一天前开始发热，无咳嗽，无呕吐，发热20h左右出现腹泻，约2~3h一次大便，量少，黄色黏液便。体格检查：T38.8℃，P118次/分，R28次/分，咽部微充血，出现轻微脱水症状；双肺呼吸音清，腹平软，肝脾未触及，肠鸣音活跃。实验室检查 WBC18.5×10^9/L（正常参考值4.0×10^9~10.0×10^9/L），粪便镜检可见红、白细胞。医生初步诊断为感染性腹泻，为患儿开出了使用盐酸小檗碱和口服补液盐Ⅲ的处方。

讨论：作为药师的你应告知患儿的家长在使用这两种用药物时，应注意哪些用药事项？

一、概述

腹泻是指排便次数明显超过平日习惯的频率（大于3次/日），粪质稀薄（含水量大于85%），粪便量增加（每天超过200g），或含未消化食物、脓血、黏液。

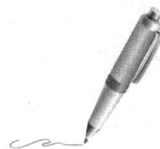

二、临床表现

临床上按病程长短，将腹泻分急性和慢性两类。急性腹泻多见于肠道感染、食物中毒、急性局限性肠炎等；慢性腹泻可见于消化道疾病（如胃部疾病、肠道感染、肠道非感染性疾病、肠道肿瘤、胰腺和肝胆疾病）和全身性疾病（如内分泌及代谢障碍、神经功能紊乱等）。

1. 急性腹泻 起病急，病程在 2～3 周之内，可分为水样泻和痢疾样泻，前者粪便不含血或脓，可不伴里急后重，腹痛较轻；后者有脓血便，常伴里急后重和腹部绞痛。感染性腹泻常伴有腹痛、恶心、呕吐及发热，小肠感染常为水样泻，大肠感染常含血性便。

2. 慢性腹泻 大便次数增多，每日排便在 3 次以上，便稀或不成形，粪便含水量大于 85%，有时伴黏液、脓血，持续两个月以上，或间歇期在 2～4 周内的复发性腹泻。病变位于直肠和（或）乙状结肠的患者多有里急后重，每次排便量少，有时只排出少量气体和黏液，粉色较深，多呈黏冻状，可混血液，腹部不适位于腹部两侧或下腹。小肠病变引起腹泻的特点是腹部不适多位于脐周，并于餐后或便前加剧，无里急后重，粪便不成形，可成液状，色较淡，量较多。慢性胰腺炎和小肠吸收不良者，粪便中可见油滴，多泡沫，含食物残渣，有恶臭。血吸虫病、慢性痢疾、直肠癌、溃疡性结肠炎等病引起的腹泻，粪便常带脓血。肠易激综合征和肠结核常有腹泻和便秘交替现象。因病因不同可伴有腹痛、发热、消瘦、腹部包块等症状。

三、药物治疗

应根据病因对症治疗。在未明确病因之前，要慎重使用止痛药及止泻药，以免掩盖症状造成误诊，延误病情。

（一）非处方药

1. 感染性腹泻 对痢疾志贺菌、大肠埃希菌感染的轻度急性腹泻应首选盐酸小檗碱，口服，成人一次 0.1～0.4g，儿童，1 岁以下一次 0.05g，1～3 岁一次 0.05～0.1g，4～6 岁一次 0.1～0.15g，7～9 岁一次 0.15～0.2g，10～12 岁一次 0.2～0.25g，12 岁以上一次 0.3g，一日 3 次。因药用碳可以吸附肠道内气体、细菌和毒素，可餐前口服，成人一次 1～3g，儿童一次 0.3～0.6g，一日 3 次。鞣酸蛋白可以减轻炎症，保护肠道黏膜，成人一次 1～2g，一日 3 次；儿童，1 岁以下一次 0.125～0.2g，2～7 岁一次 0.2～0.5g，一日 3 次，空腹服用。

2. 消化不良性腹泻 因胰腺功能不全所致的可以服用胰酶；因摄食脂肪过多可以服用胰酶和碳酸氢钠；因摄食蛋白质过多的可以服用胃蛋白酶；同时伴有腹胀者可选用乳酶生或二甲硅油。

3. 化学刺激引起的腹泻 可选用双八面体蒙脱石散，该药可覆盖消化道，与黏膜蛋白结合后增强黏液屏障，防止酸、病毒、细菌、毒素对消化道黏膜的侵害，成人口服一次 1 袋（首剂加倍），一日 3 次；儿童，1 岁以下一日 1 袋，分 2 次给予，1～2 岁一次 1 袋，一日 1～2 次，2 岁以上一次 1 袋，一日 2～3 次。

4. 肠道菌群失调性腹泻 可补充微生态制剂，如可与肠黏膜上皮细胞作用而结合，与其他厌氧菌一起占据肠黏膜表面，形成一道生物屏障，阻止致病菌入侵的双歧杆菌活菌制剂，一次 0.35～0.7g，早、晚餐后各服 1 次；在肠内可抑制腐败菌生长，防止肠内蛋白质发酵，减少腹胀与止泻的复方嗜酸乳杆菌片，一次 0.5～1g，一日 3 次；在肠内补充正常生

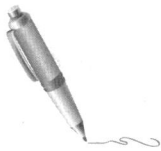

理细菌，维持肠道正常菌群平衡的双歧三联活菌胶囊，口服，成人一次 0.21～0.42g，一日 2～3 次，儿童酌减。

（二）处方药

1. 细菌感染性腹泻　可选喹诺酮类的抗菌药，如诺氟沙星、左氧氟沙星、环丙沙星。

2. 病毒性腹泻　可选用抗病毒药物，如阿昔洛韦、泛昔洛韦等。

3. 腹痛较重或反复呕吐性腹泻　腹痛剧烈时可服用山莨菪碱片，一次 5mg，一日 3 次或者痛时服用。

4. 非感染性腹泻　可首选减少肠蠕动的洛哌丁胺，急性非感染性腹泻初始量成人一次 2～4mg，儿童 2mg，以后一次腹泻后 2mg，一日总量 16mg；慢性非感染性腹泻初始量成人一次 4mg，儿童 2mg，以后根据症状调节剂量，一日总量 2～12mg。或口服地芬诺酯，成人一次 2.5～5mg，一日 2～4 次，儿童，2～5 岁一次 2mg，一日 3 次，5～8 岁一次 2mg，一日 4 次，8～12 岁一次 2mg，一日 5 次。

5. 口服补液盐　主要预防脱水和补充电解质，常用的有口服补液盐Ⅲ、口服补液盐Ⅱ。

四、用药注意事项与患者教育

（1）口服盐酸小檗碱不良反应较少，偶有恶心、呕吐、皮疹和药热，停药后即消失。遗传性 6-磷酸葡萄糖脱氢酶缺乏的儿童属禁忌，因本品可引起溶血性贫血以致黄疸。不宜与鞣酸蛋白合用。

（2）药用碳可影响儿童的营养吸收，3 岁以下儿童如患长期腹泻或腹胀禁用；因能吸附抗生素、乳酶生及各种消化酶，不宜与上述药物同时服用。

（3）微生态制剂多为活菌制剂，不宜与抗生素、药用碳、盐酸小檗碱和鞣酸蛋白同时使用，如需合用，至少应间隔 2～3h。对由细菌和病毒引起的感染性腹泻早期应用无效，在应用抗感染药物后期，可辅助给予。

（4）洛哌丁胺不能作为有发热、便血的细菌性痢疾的治疗。对急性腹泻在服用 48h 后症状无改善时，应及时停用。肝功能障碍者、妊娠期妇女慎用，哺乳期妇女尽量避免使用，2 岁以下儿童不宜使用。

（5）由于腹泻是由多种不同病因所致，所以在未明确病因之前，要慎重使用止痛药及止泻药，以免掩盖症状造成误诊，延误病情。

（6）长期或剧烈腹泻时，体内水、电解质的代谢发生紊乱，常见为脱水症和电解质紊乱，因此，在对病因治疗的同时，应及时补充水和电解质。

拓展阅读

口服补液盐（Oral Rehydration Salt）（ORS）

口服补液盐是世界卫生组织推荐的治疗急性腹泻脱水有优异疗效的药物，处方组成合理，方便高效，其纠正脱水的速度优于静脉滴注。主要由氯化钠、氯化钾、碳酸氢钠（或枸橼酸钠）和葡萄糖组成，根据上述成分比例的不同，临床上用的主要有口服补液盐Ⅰ、口服补液盐Ⅱ、口服补液盐Ⅲ，其中口服补液盐Ⅲ渗透压比口服补液盐Ⅱ低，更有助于缩短腹泻持续时间

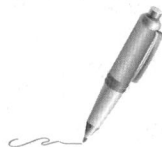

岗位对接

本任务是药学类、药品经营与管理、药品服务与管理专业学生必须掌握的内容，为成为能够胜任在医疗机构或社会药房为患者提供专业药学咨询服务及用药指导的药学服务人员奠定坚实的基础。

本任务对应岗位包括执业药师、西药药师、药品销售岗位等。

重点小结

1. 腹泻是指排便次数明显超过平日习惯的频率（大于 3 次／日），粪质稀薄（含水量大于 85%），粪便量增加（每天超过 200g），或含未消化食物、脓血、黏液。

2. 急性腹泻多见于肠道感染、食物中毒、急性局限性肠炎等。

3. 慢性腹泻可见于消化道疾病（如胃部疾病、肠道感染、肠道非感染性疾病、肠道肿瘤、胰腺和肝胆疾病）和全身性疾病（如内分泌及代谢障碍、神经功能紊乱等）。

4. 药物治疗应根据病因对症治疗。在未明确病因之前，要慎重使用止痛药及止泻药，以免掩盖症状造成误诊，延误病情。

5. 对痢疾志贺菌、大肠埃希菌感染的轻度急性腹泻应首选盐酸小檗碱；细菌感染性腹泻可选用喹诺酮类抗菌药；病毒性腹泻可选用抗病毒药物，如阿昔洛韦、泛昔洛韦等；非感染性腹泻可首选减少肠蠕动的洛哌丁胺或地芬诺酯；消化不良性腹泻可选用胰酶、胃蛋白酶、乳酶生或二甲硅油；化学刺激引起的腹泻可选用双八面体蒙脱石散；肠道菌群失调性腹泻可选用双歧杆菌活菌制剂、复方嗜酸乳杆菌片、双歧三联活菌胶囊；腹痛较重或反复呕吐性腹泻可选用山莨菪碱片；预防脱水和补充电解质，可口服补液盐Ⅲ或口服补液盐Ⅱ。

目标检测

一、单项选择题

1. 急性感染性腹泻的首选药物是

    A. 小檗碱   B. 药用碳   C. 口服补液盐Ⅲ

    D. 鞣酸蛋白   E. 乳酶生

2. 治疗腹泻过程中，用来补充电解质和预防脱水的药物是

    A. 洛哌丁胺   B. 盐酸小檗碱   C. 鞣酸蛋白

    D. 口服补液盐Ⅲ   E. 阿昔洛韦

3. 关于腹泻的用药指导，错误的是

    A. 服用抗菌药时，不能同时服用鞣酸蛋白

    B. 服用抗菌药时，不宜服用口服补盐液

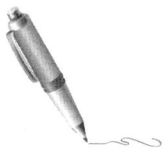

C. 服用微生态制剂时，不宜同时服用抗生素

D. 服用药用碳时，不宜同时服用其他治疗药物

E. 服用鞣酸蛋白时，不宜同时服用铁剂

4. 病毒性感染腹泻选用的治疗药物

  A. 双八面体蒙脱石散　　　　B. 阿昔洛韦　　　　C. 胰酶

  D. 洛哌丁胺　　　　E. 双歧三联活菌

5. 非感染性急性腹泻选用的治疗药物

  A. 诺氟沙星　　　　B. 阿昔洛韦　　　　C. 双歧三联活菌

  D. 洛哌丁胺　　　　E. 胰酶

二、多项选择题

1. 感染性腹泻可选用的非处方药物

  A. 药用炭　　　　B. 鞣酸蛋白　　　　C. 诺氟沙星

  D. 阿昔洛韦　　　　E. 小檗碱

2. 对摄取脂肪食物过多引起的腹泻，适宜的治疗药物是

  A. 胰酶　　　　B. 乳酶生　　　　C. 胃蛋白酶

  D. 双歧杆菌　　　　E. 碳酸氢钠

三、思考题

小儿腹泻家庭治疗原则？

（康　浩）

第十节　手足真菌感染的自我药疗及用药指导

扫码"学一学"

学习目标

知识要求　**1. 掌握**　手足真菌感染患者的药物治疗及用药指导。

        2. 熟悉　手足真菌感染的临床表现。

        3. 了解　手足真菌感染的病因。

技能要求　具备对手足真菌感染患者的问病荐药及用药指导的药学服务基本技能。

案例导入

案例：患者，男，39岁，足趾间脱屑伴瘙痒1个月，患者1月前开始足趾间发痒，皮肤浸渍发白，脱屑。发病前双足曾在洪水中浸泡，未及时擦干。经医生诊断为浸渍糜烂型足癣。

讨论：作为药店药师的你在接待该患者购药时，你将为其推荐哪些药物并应该告知注意哪些用药事项？

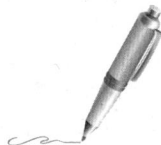

一、概述

手癣是皮肤癣菌侵犯指间、手掌、掌侧面平滑皮肤引起的真菌感染；而足癣是发生于脚掌、足趾间、足跖、足跟、足侧缘的真菌感染。夏秋季发病率高且较重，发病与密切接触传染源有关，如直接接触感染患者或与感染患者共用洗足盆、鞋袜、日常用品等。

二、临床表现

手足癣是最常见的浅部真菌感染，足癣多累及双侧，往往由一侧传播至另一侧，而手癣常见于单侧。根据手足癣临床特点不同，主要分为三类：

1. 水疱型 多发生在夏季，表现为趾间、足缘、足底出现米粒大小丘疱疹或小水疱，水疱位置较深，疱液澄清，周围无红晕，疏散或成群分布，疱壁厚，不易破裂，撕去疱壁，可见蜂窝状基底及鲜红色糜烂面，剧烈瘙痒。

2. 浸渍糜烂型（间擦型） 表现为局部表皮质层浸软发白。多发生在第3、4、5趾缝间及趾下方屈侧，可波及整个足趾，表皮剥脱后见基底红斑糜烂伴有渗液，异臭，奇痒难忍。

3. 角化过度型（角化脱屑型） 表现皮肤角质增厚、粗糙、有鳞屑，鳞屑成片状或者小点状，无水疱及脓疱，可剧烈瘙痒或无任何症状。多发于足跖、足缘、足跟。

三、药物治疗

手足癣若无并发症则以外用药物治疗为首选，一般治疗疗程为1~2个月。对于顽固或严重感染者需口服抗真菌药物治疗，一般2~4周。继发性感染者应先控制感染。

（一）非处方药

1. 水疱型 先用3%硼酸溶液或10%冰醋酸溶液浸泡，每日2次，每次10min，水疱干燥后再外用抗真菌霜剂（如：咪康唑乳膏、联苯卞唑乳膏、益康唑乳膏、特比萘芬乳膏等）。

2. 浸渍糜烂型（间擦型） 先用0.1%依沙吖啶液或3%硼酸溶液湿敷，随后外用咪康唑或联苯苄唑粉，每日1~2次，皮肤干燥后再外用抗真菌霜剂；合并细菌感染可选用环吡酮胺乳膏，外用涂于患处，1日2次，涂后轻轻搓揉数分钟，2周为1个疗程。

3. 角化过度型（角化脱屑型） 可用复方苯甲酸软膏、复方水杨酸软膏、3%克霉唑乳膏、2%咪康唑乳膏、特比萘芬乳膏，一日1~2次，连续2~4周；合并细菌感染可先外用莫匹罗星软膏、夫西地酸软膏、0.5%新霉素软膏等抗生素制剂。

4. 手癣 手癣与足癣相同，根据临床特点主要也分三类即水疱型、浸渍糜烂型（间擦型）、角化过度型（角化脱屑型）。对于手癣的治疗可以选用复方苯甲酸酊剂、3%克霉唑乳膏、2%咪康唑乳膏、5%水杨酸酒精或复方苯甲酸软膏、复方十一烯酸软膏涂敷，一日1~2次。也可用1%特比萘芬乳膏外用涂擦，一日1~2次，连续2~4周。治疗手癣的最佳方法是采用药物封包治疗，睡前选用10%水杨酸软膏、复方苯甲酸软膏或20%尿素乳膏三种药物中的任一一种涂敷于手上，按摩5分钟，用塑料薄膜包裹密封，每隔1~2天换药1次，连续1~2周。

（二）处方药

1. 唑类抗真菌药 顽固或严重感染者可口服氟康唑，一次150mg，一周1次或一次

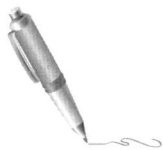

50mg，一日 1 次，疗程一般 2~4 周；伊曲康唑口服制剂，一次 100mg，每天 1 次，一般 2~4 周为一个疗程。

2. 非唑类抗真菌药 特比萘芬口服制剂，一次 250mg，每天 1 次，一般 2~4 周为一个疗程。

四、用药注意事项与患者教育

（1）对唑类抗真菌药物有过敏史者禁用或慎用。

（2）联苯苄唑乳膏每日 1 次，最好在晚上休息前使用。使用时，局部用药部位可能会发生疼痛及其外周水肿，少数患者还有可能出现局部过敏性症状，如瘙痒、红斑、水疱、脱皮等皮肤及皮下组织不适，这些不良反应在停药后即可消失。儿童必须在成人监护下使用。在哺乳期间，本品不得涂抹于胸部。

（3）使用克霉唑乳膏时，少数患者可能会出现局部皮肤过敏，一旦发生，应立即停药。哺乳期妇女外用该品，可分泌入乳汁，因此哺乳期妇女使用时应暂停哺乳。

（4）使用咪康唑乳膏时，少数患者可能有灼烧和刺激感，偶见皮肤过敏，若出现上述不良反应，应立即停用。避免接触眼睛和其他黏膜（如口、鼻等）。孕妇及哺乳期妇女慎用。

（5）使用环吡酮胺乳膏时，少数患者可能会出现局部发红、瘙痒、刺痛或灼烧等刺激症状，偶可发生接触性皮炎，出现上述症状应停药，并将局部药物洗净，必须时向医师咨询。孕妇及哺乳期妇女慎用，儿童禁用。避免接触眼睛及其他黏膜（如口、鼻等）。

（6）使用氟康唑口服制剂时，可能会引起消化道不良反应，主要表现为恶心、呕吐、腹痛或腹泻等。还有可能会发生轻度一过性血清氨基转移酶升高，偶可出现肝毒性症状，因此在用本品治疗开始前和治疗中均应定期检查肝功能，如肝功能出现持续异常，或肝毒性临床症状时应立即停用本品。孕妇禁用，哺乳期妇女慎用或服用本品暂停哺乳，儿童不宜使用。肾功能正常的老年患者无须调整剂量，但肾功能减退的老年患者须根据肌酐清除率调整剂量。

（7）使用伊曲康唑时，可能会出现厌食、恶心、腹痛、便秘等胃肠道不适。少见头痛、可逆性肝酶升高、月经紊乱、头晕、过敏反应等副作用。对持续用药超过 1 个月的患者以及在治疗过程中出现厌食、恶心、呕吐、腹痛或尿色加深者，建议检查肝功能，如果出现异常，应停药。肝功能异常者慎用。肾功能不全者，建议监测本品浓度以确定适宜剂量。孕妇禁用，哺乳期妇女不宜使用，儿童不建议使用，除非潜在利益优于可能出现的危害。

（8）使用特比萘芬制剂时，可能会出现胀满感、食欲不振、恶心、轻度腹疼及腹泻等胃肠道症状，也可能会引起皮肤过敏性反应，个别严重的皮肤反应病例曾见报道，若发生进行性皮疹，则应停药。肝或肾功能不全者，剂量应减少。原则上孕妇不应使用，特比萘芬可经乳汁排泄，故服用本品哺乳期妇女应暂停哺乳。

（9）避免滥用激素类软膏，因为激素类药物有很强的抗炎作用和免疫抑制作用，用激素类药物只能起到一时缓解，容易促进真菌繁殖，加重病情。

（10）在外用药期间，对患部皮肤尽量不洗烫，少用或不用碱性药物和肥皂清洗。

（11）如患者同时患有手足癣，应同时治疗，避免搔抓引发再次感染。

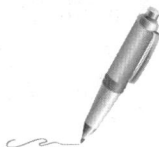

（12）穿透气性较好的鞋袜，保持鞋袜的清洁干燥，鞋子可使用短波紫外线等器械清除细菌和致病真菌。

（13）避免接触致病原，注意个人卫生，不与他人共用日常生活用品。

拓展阅读

哪些人群容易患手足癣

手足癣主要是由红色毛癣菌、须癣毛癣菌、紫色毛癣菌和絮状表皮癣菌感染的浅性皮肤性疾病，诱发的因素较多，通常以下人群容易发生感染。

1. 足跖部多汗者。因汗液蒸发不畅，皮肤表皮呈现白色浸渍状，容易继发真菌感染而致足癣。

2. 肥胖者。肥胖者足趾间间隙变窄，十分潮湿，易诱发足癣。

3. 糖尿病患者。由于体内缺乏胰岛素，糖代谢紊乱，免疫力下降，易诱发足癣。

4. 长期服用抗生素、糖皮质激素、免疫抑制剂者。因菌群失去平衡，导致真菌大量繁殖，患者免疫力下降，易诱发足癣。

5. 妊娠期妇女。因内分泌失调，皮肤抵抗真菌能力下降。

岗位对接

本任务是药学类、药品经营与管理、药品服务与管理专业学生必须掌握的内容，为成为能够胜任在医疗机构或社会药房为患者提供专业药学咨询服务及用药指导的药学服务人员奠定坚实的基础。

本任务对应岗位包括执业药师、西药药师、药品销售岗位等。

重点小结

1. 手癣是皮肤癣菌侵犯指间、手掌、掌侧面平滑皮肤引起的真菌感染；而足癣是发生于脚掌、足趾间、足跖、足跟、足侧缘的真菌感染。

2. 根据手足癣临床特点不同，主要分为水疱型、浸渍糜烂型（间擦型）、角化过度型（角化脱屑型）。

3. 药物治疗原则：手足癣若无并发症则以外用药物治疗为首选，一般治疗疗程为1~2个月；对于顽固或严重感染者需口服抗真菌药物治疗，一般2~4周；继发性感染者应先控制感染。

4. 治疗手足癣常用的药物主要有唑类抗真菌药和非唑类抗真菌药。

5. 避免滥用激素类软膏，因为激素类药物有很强的抗炎作用和免疫抑制作用，用激素类药物只能起到一时缓解，容易促进真菌繁殖，加重病情。

6. 避免接触致病原，注意个人卫生，不与他人共用日常生活用品。

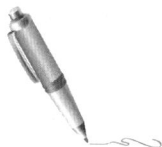

扫码"练一练"

目标检测

一、单项选择题

1. 患者因足癣前来药店购药，不宜推荐的药物是
   A. 特比萘芬乳膏
   B. 联苯苄唑乳膏
   C. 氢化可的松乳膏
   D. 复方苯甲酸软膏
   D. 咪康唑乳膏

2. 关于足癣的治疗，叙述错误的是
   A. 环吡酮胺禁用于儿童
   B. 激素类药物和抗真菌类药物联合治疗足癣效果更好
   C. 症状消除后一般应继续用药2周左右
   D. 治疗期间，鞋袜可以用短波紫外线等器械杀菌
   E. 口服特比萘芬时，哺乳期妇女应暂停哺乳。

3. 下列药物哪个是治疗手足癣的非唑类抗真菌的处方药
   A. 特比萘芬乳膏
   B. 氟康唑分散片
   C. 氢化可的松乳膏
   D. 盐酸特比萘芬片
   D. 咪康唑乳膏

4. 足癣治疗时，可能产生局部疼痛和外周水肿，并适应晚上休息前使用的是
   A. 尿素乳膏
   B. 氟康唑分散片
   C. 苯甲酸酊剂
   D. 十一烯酸软膏
   E. 联苯苄唑乳膏

二、多项选择题

1. 真菌性手足癣容易发生的人群
   A. 肥胖者
   B. 妊娠期妇女
   C. 长期使用抗生素、糖皮质激素类人群
   D. 多汗者
   E. 糖尿病患者

2. 用于手足癣治疗的处方药物有
   A. 特比萘芬乳膏
   B. 伊曲康唑分散片
   C. 氟康唑分散片
   D. 复方苯甲酸软膏
   D. 硝酸益康唑乳膏

三、思考题

手足癣药物治疗原则？

（康　浩）

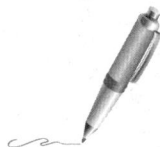

实训四　非处方药用药指导实训

一、实训目的

1. 综合运用所学基本理论知识，学会面向公众和患者合理的推荐药品及灵活应对顾客异议；

2. 通过角色扮演，培养学生理论联系实际、独立分析问题和解决问题的能力。

二、实训场所和准备

1. 学校模拟药房或社会药店或医院药房等模拟场景、非处方药药品准备；

2. 非处方药销售的相关知识收集和准备。

三、实训步骤

1. 先进行角色扮演分组，每两个学生组成一个小组，分别扮演药师和顾客进行模拟表演训练。

2. 模拟情景对话：

药师：您好，请问您需要什么帮助吗？

顾客：哦，我想买点药。

药师：给您自己买吗？

顾客：是的。

药师：请问您有什么不舒服？

顾客：我咽喉不舒服，有些痛，有时候喝口水都痛。

药师：您除了嗓子痛还有其他不舒服吗？

顾客：没有了，就是嗓子痛得难受。

药师：您最近一段时间是否有过感冒？

顾客：没有。

药师：哦，那您这次咽喉疼痛是什么情况下出现的？

顾客：前天晚上跟几个朋友吃夜宵，喝了很多酒，昨天早上就开始痛，痛了2天了。

药师：好的，我大概了解了，您这种现象可能是因为喝酒、辛辣食物刺激诱发，慢性咽炎的急性发作，我给您推荐喉咽清口服液，这个药可以清热解毒利咽，对慢性咽炎及其急性发作都有很好疗效，服用方便，只需要口服就行，每次1支，每天2~3次，而且价格也很便宜，副作用也小。

顾客：那好的，就买这个药了。请问平时还要注意什么吗？

药师：好的，为了您的健康，我建议您平常应多饮水，避免辛辣的食物，最好戒烟戒酒。在服药期间，不要使用滋补类的中药。如果用药3天后，症状无缓解，应该去医院就诊。平时也要注意休息，避免过度劳累。最好能积极参加一些适合您自己的体育锻炼，提高自身的免疫力。

顾客：好的，非常感谢！

药师：不客气，最后请您到收银台结账，祝您早日康复！

3. 模拟结束后，由各个小组相互讨论、点评。

4. 教师点评与总结。

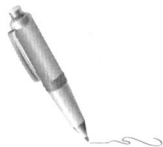

四、思考题

1. 接待顾客时需要注意什么？
2. 如何应对顾客提出的异议？
3. 健康教育一般包括哪些内容？

（李德知）

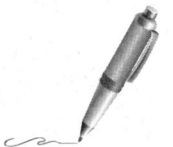

第六章

常见疾病的药物治疗与用药指导

扫码"学一学"

第一节 高血压的药物治疗与用药指导

学习目标

知识要求 **1. 掌握** 高血压的药物治疗目标、基本原则和常用降压药物的合理使用。

2. 熟悉 高血压的定义、分类、临床表现。

3. 了解 高血压的病因、发病机制。

技能要求 会运用所学知识对高血压患者提供用药指导和健康教育，保证患者用药安全。

扫码"看一看"

案例导入

案例：患者，男，65岁，近期健康查体时血压160/100mmHg，被诊断为高血压，大夫给他开了硝苯地平控释片，他坚持每天一次、每次30mg服用药物，过了一段时间后，晚上睡觉前发现脚踝和脚背部开始出现水肿，第二天清晨有所减轻，由于该患者最近没有服用其他药物，所以来咨询药师，问：我脚脖子肿是不是硝苯地平闹的？

讨论：1. 该患者脚踝部出现水肿的原因是什么？

2. 模拟对该患者进行安全合理用药和健康生活方式的指导。

近年来，随着我国工业化、城镇化以及人口老龄化的进程加快，以高血压为代表的慢性病患病人数持续增加，成为严重威胁人民健康的主要疾病。当前，据估算我国高血压患病人数已超过2.7亿人，包括脑卒中、冠心病、心力衰竭、肾脏疾病在内的高血压严重并发症致残和致死率高，已成为我国家庭和社会的沉重负担。高血压可防可控，研究表明，降压治疗可降低脑卒中风险35%～40%，降低心肌梗死风险20%～25%，降低心力衰竭风险超过50%，因此，预防和控制高血压是遏制心脑血管疾病流行的重要策略。

一、高血压的定义、分类

（一）高血压的定义

高血压是以体循环动脉压升高、周围小动脉阻力增高同时伴有不同程度的心排血量和血容量增加为主要表现的临床综合征。高血压是多种心、脑血管疾病的重要病因和危险因素，可导致心、脑、肾及周围血管、眼底等靶器官病理损害，最终导致这些器官功能衰竭，迄今仍是心血管疾病死亡的主要原因之一。

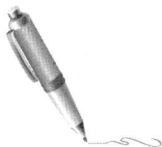

高血压定义：在未使用降压药物的情况下，非同日 3 次测量诊室血压，收缩压（SBP）≥140mmHg 和（或）舒张压（DBP）≥90mmHg。患者既往有高血压病史，目前正在使用降压药物，血压虽然低于 140/90 mmHg，仍应诊断为高血压。

（二）高血压的分类

1. 根据病因和发病机制分类 临床上高血压可分为原发性和继发性两类。发病原因不明者称为原发性高血压，通常简称为高血压，约占高血压患者的 95%，主要与遗传、环境（如饮食、肥胖、精神应激等）有关；继发性高血压约占高血压患者的 5%，是由某些确定的疾病或病因而引起，如原发性醛固酮增多症、嗜铬细胞瘤、肾动脉狭窄等疾病引起。

2. 根据血压水平分类 根据血压升高水平，将高血压分为 1 级、2 级和 3 级（见表 6-1）。

表 6-1 血压水平分类和定义

分类	收缩压（mmHg）		舒张压（mmHg）
正常血压	<120	和	<80
正常高值	120~139	和（或）	80~89
高血压	≥140	和（或）	≥90
1 级高血压（轻度）	140~159	和（或）	90~99
2 级高血压（中度）	160~179	和（或）	100~109
3 级高血压（重度）	≥180	和（或）	≥110
单纯收缩期高血压	≥140	和	<90

注：当收缩压和舒张压分属于不同级别时，以较高的级别作为标准。

3. 心血管风险分层 高血压的严重程度不仅与血压升高水平有关，还与有无其他心血管危险因素、靶器官损害、临床并发症和糖尿病等有关，因此，高血压患者的诊断和治疗不能只根据血压水平，还必须对患者进行心血管风险的评估并分层。高血压患者心血管风险分为低危、中危、高危和很高危 4 个层次（见表 6-2）。

表 6-2 高血压患者的心血管风险分层

其他心血管危险因素和疾病史	血压（mmHg）		
	SBP 130~139 或 DBP 85~89	SBP 140~159 或 DBP 90~99	SBP 160~179 或 DBP 100~109
无		低危	中危
1~2 个其他危险因素	低危	中危	中/高危
≥3 个其他危险因素，靶器官损害或 CKD≥3 期，无并发症的糖尿病	中/高危	高危	高危
临床并发症，或 CKD≥4 期，有并发症的糖尿病	高/很高危	很高危	很高危

注：①影响高血压患者心血管预后的重要因素包括：男性 >55 岁或女性 >65 岁、吸烟或被动吸烟、糖耐量受损和（或）空腹血糖异常、血脂异常、早发心血管疾病家族史（一级亲属发病年龄 <50 岁）、腹型肥胖或肥胖、高同型半胱氨酸血症②慢性肾脏病（CKD）。

（三）高血压的临床表现及并发症

1. 一般症状 原发性高血压通常起病缓慢，缺乏特殊的临床表现，常见症状有头晕、

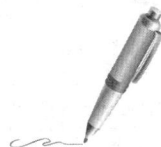

头胀、颈项板紧、疲劳、心悸等，症状呈轻度持续性，在紧张或劳累后加重。也可出现视力模糊、鼻出血等较重症状。高血压早期没有症状或不明显，在体检或因其他疾病测量血压后发现血压升高或发生心、脑、肾等器官并发症时才被发现。

2. 主要并发症

（1）心脏。血压升高后加重心脏后负荷，引起左心室肥厚，继而出现心脏扩大、心律失常和反复心力衰竭发作；高血压合并冠心病，出现心绞痛、心肌梗死等。高血压早期心功能可正常，随着病程进展可出现左心室舒张功能障碍，继而出现收缩功能不全的症状，患者可有心悸、劳力性呼吸困难，严重者可发生夜间阵发性呼吸困难、端坐呼吸、咳粉红色泡沫样痰等。心衰反复发作，左心室可产生离心性肥厚，心脏扩大，甚至发生心源性猝死等严重后果。

（2）肾脏。早期无明显症状。伴随病情进展，可出现夜尿增多及尿液检查异常，如蛋白尿、管型尿、血尿。高血压有严重肾功能衰竭的患者可出现厌食、少尿、血肌酐、尿素氮水平升高，代谢性酸中毒和电解质紊乱等症状。

（3）脑。高血压可导致脑部小动脉痉挛，出现头痛、头胀、眼花、耳鸣、健忘、失眠和乏力症状。当血压突然显著升高时可产生高血压脑病，出现弥漫性严重头痛、呕吐、视力减退、抽搐、昏迷等颅内高压症状。高血压脑病的主要并发症是脑卒中，引起脑出血和脑梗死，在血压明显升高和剧烈波动、情绪激动、排便、用力等情况下发生。

（4）血管和视网膜。严重高血压可促使血液渗入主动脉壁中层形成夹层血肿，并沿着主动脉壁延伸剥离，是一种严重的心血管急症，也是猝死的病因之一；高血压也是导致动脉粥样硬化的重要因素，引起冠心病、脑血栓形成等，同时可导致视网膜病变，出现眼底出血、渗出和视神经盘水肿等。

二、高血压的药物治疗

（一）高血压的治疗目标

原发性高血压的治疗目标是降低血压，使血压降至正常范围，防止或减少发生心、脑、肾及血管并发症，降低病残率和病死率。

原发性高血压的治疗原则是在帮助患者保持平静、愉悦心情、纠正心血管危险因素的基础上，对低危患者可进行 1~3 个月的观察，首先改善生活方式，如血压仍不达标，则应开始药物治疗；对中危患者，可观察数周，评估靶器官损害，改善生活方式，如血压仍不达标，则应开始药物治疗；对高危和很高危的患者，应及时启动降压药物治疗，并对并存的危险因素和合并的临床疾病进行综合治疗。药物治疗开始 2~4 周后，应根据血压的控制情况进行必要的药物调整。对大多数高血压患者，应在开始药物治疗后的在 1~3 个月内（尽可能在 1 个月内）使患者的血压达标。

目前，一般主张血压控制目标值应 <140/90mmHg，对于合并糖尿病、慢性肾脏病、心力衰竭或病情稳定的冠心病的高血压患者，血压控制目标值 <130/80mmHg；对老年高血压患者，建议控制在 <150/90mmHg；老年收缩性高血压，收缩压控制在 150mmHg 以下，如果能耐受可降至 140mmHg 以下。年轻、病程较短的高血压患者，可较快达标。老年人、病程较长或已有靶器官损害或并发症的患者，降压速度宜适度缓慢。

（二）降压药物应用的基本原则

降压药物应用应遵循以下 5 项基本原则，即小剂量起始、优先选择长效制剂、联合用

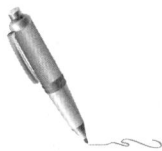

药、个体化治疗、药物经济学。

1. 小剂量起始 一般患者采用常规剂量，老年人及高龄老年人初始治疗时通常采用较小的有效治疗剂量，根据需要，逐渐增加至足剂量。

2. 优先选择长效制剂 尽可能使用每天给药一次而有持续 24h 降压作用的长效药物，以有效控制夜间血压与晨峰血压，更有效预防心脑血管并发症发生。如使用中、短效制剂，则需每天 2～3 次用药，以达到平稳控制血压的目的。

3. 联合用药 联合用药是高血压药物治疗的基本原则，以增加降压效果又不增加不良反应，在低剂量单药治疗疗效不满意时，可以采用两种或多种降压药物联合治疗。建议血压水平≤160/100mmHg 时，初始采用单药治疗；对血压水平≥160/100mmHg 或血压水平高于目标血压 20/10mmHg 的患者或合并靶器官损害、肾功能不全或糖尿病的高血压患者，初始即可采用两种药物小剂量联合治疗。

4. 个体化治疗 根据患者具体情况、药物有效性和耐受性，及个人意愿，选择适合的降压药物。

5. 药物经济学 高血压是终生治疗，需要考虑用药成本，兼顾患者经济条件。

（三）常用降压药物的种类及合理使用

1. 常用降压药物的种类 目前，常用的五大类降压药物包括钙通道阻滞剂（CCB）、血管紧张素转换酶抑制剂（ACEI）、血管紧张素 Ⅱ 受体拮抗剂（ARB）、利尿剂和 β 受体阻断剂（见表 6-3），以及由上述药物组成的固定配比复方制剂，均可作为初始治疗用药或长期维持用药，根据患者的危险因素、亚临床靶器官损害以及合并临床疾病情况，合理使用药物，优先选择某类降压药物。

此外，α 受体阻断剂或其他种类降压药有时亦可应用于某些高血压人群，肾素抑制剂（阿利吉仑）可显著降低高血压患者的血压水平，这类药物耐受性良好。

表 6-3 常用降压药物的名称、剂量及用法

口服降压药物	每天剂量（mg）	分服次数	主要不良反应
钙通道阻滞剂			
二氢吡啶类			足踝部水肿，头痛，面部潮红
氨氯地平	2.5～10	1	
左旋氨氯地平	1.25～5	1	
硝苯地平	10～30	2～3	
硝苯地平缓释片	10～20	1	
硝苯地平控释片	30～60	1	
非洛地平缓释片	2.5～10	1	
尼群地平	20～60		
非二氢吡啶类			房室传导阻滞，心脏功能抑制
维拉帕米	40～120	3	
维拉帕米缓释片	120～240	1	
地尔硫䓬缓释片	90～360	1～2	

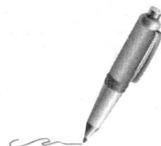

口服降压药物	每天剂量（mg）	分服次数	主要不良反应
血管紧张素转化酶抑制剂			咳嗽，血钾升高，血管性水肿
卡托普利	25～300	2～3	
依那普利	5～40	1～2	
贝那普利	5～40	1～2	
培哚普利	4～8	1	
雷米普利	2.5～5	1	
赖诺普利	5～20	1	
福辛普利	5～40	1	
血管紧张素Ⅱ受体拮抗剂			血钾升高，血管水肿
氯沙坦	25～100	1	
缬沙坦	80～160	1	
厄贝沙坦	150～300	1	
替米沙坦	20～80	1	
坎地沙坦	8～16	1	
奥美沙坦酯	20～40	1	
利尿药			
噻嗪类利尿药			血钾降低，血钠降低，血尿酸升高
氢氯噻嗪	6.25～25	1	
吲达帕胺	0.625～2.5	1	
吲达帕胺缓释片	1.5	1	
袢利尿药			血钾降低
呋塞米	20～80	2	
保钾利尿药			血钾升高
阿米洛利	5～10	1～2	
氨苯蝶啶	25～100	1～2	
醛固酮受体拮抗剂			血钾升高，男性乳房发育
螺内酯	20～40	1～3	
β受体阻断剂			支气管痉挛，心脏功能抑制
比索洛尔	2.5～10	1	
酒石酸美托洛尔	50～100	1～2	
阿替洛尔	12.5～200	1～2	
α、β受体阻断剂			直立性低血压，支气管痉挛
卡维地洛	25～50	1～2	
拉贝洛尔	200～600	2	
阿罗洛尔	10～20	2	
α受体阻断剂			直立性低血压
哌唑嗪	1.5～15	2～3	
特拉唑嗪	1～20	1～2	
多沙唑嗪	0.5～8	1	
中枢作用药物			
利血平	0.05～0.25	1	抑郁，心动过缓，消化性溃疡
可乐定	0.075～0.8	3	低血压，口干，嗜睡
肾素抑制剂			
阿利吉仑	150～300		尿酸升高，血钾升高

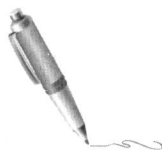

（1）钙通道阻滞剂（CCB）。CCB 分为二氢吡啶类和非二氢吡啶类，主要是通过抑制血管平滑肌及心肌细胞上的钙离子内流，从而使血管平滑肌松弛、心肌收缩力降低，血压下降。本类药物具有降压迅速、稳定，降压疗效和降压幅度相对较强，对血脂、血糖等代谢无明显影响等特点，可与其他 4 类药联合应用，能明显增强降压作用，可用于中、重度高血压的治疗，尤其适用于老年高血压、单纯收缩期高血压、伴稳定型心绞痛、冠状动脉或颈动脉粥样硬化及周围血管病患者。

二氢吡啶类以阻滞血管平滑肌钙通道为主，因此对心肌收缩性、自律性及传导性的抑制少，其短效药物如硝苯地平由于血管扩张，易引起反射性交感活性增强，导致出现心跳加快、面部潮红、脚踝部水肿等不良反应。长效二氢吡啶类上述副作用显著减少，可用于长期治疗。二氢吡啶类没有绝对禁忌证，但心动过速与心力衰竭患者应慎用，如必须使用，则应慎重选择特定制剂，如氨氯地平等长效药物。急性冠脉综合征患者一般不推荐使用短效硝苯地平。

非二氢吡啶类药物也可用于降压治疗，该类药物除抑制血管平滑肌外，还抑制心肌收缩及自律性和传导性，常见不良反应包括抑制心脏收缩功能和传导功能，有时也会出现牙龈增生，因此，禁用于 Ⅱ、Ⅲ 度房室传导阻滞、心力衰竭患者，在使用非二氢吡啶类前应详细询问病史，并进行心电图检查。

（2）血管紧张素转化酶抑制剂（ACEI）。ACEI 是通过抑制血管紧张素转化酶使血管紧张素 Ⅱ 生成减少，同时抑制肽酶使缓激肽降解减少，两者均有利于血管扩张，使血压降低。ACEI 降压作用起效缓慢，在 3~4 周时达最大作用，对各种程度高血压均有一定降压作用，对于高血压患者具有良好的靶器官保护和心血管终点事件预防作用。

ACEI 单用降压作用明确，对糖脂代谢无不良影响，限盐或加用利尿剂可增加 ACEI 的降压效应。ACEI 具有改善胰岛素抵抗和减少尿蛋白作用，并能逆转左心室肥厚，在肥胖、糖尿病以及心脏、肾脏靶器官受损的高血压患者具有相对较好的疗效，特别适用于伴慢性心力衰竭、左心室肥大、心肌梗死后伴心功能不全、糖尿病肾病、非糖尿病肾病、代谢综合征、蛋白尿或微量白蛋白尿的高血压患者。

ACEI 禁忌证为双侧肾动脉狭窄、高钾血症及妊娠妇女。

ACEI 最常见不良反应为持续性干咳，多见于用药初期，容易发生在过敏体质的患者，症状较轻者可坚持服药，不能耐受者可改用 ARB。其他不良反应有低血压、皮疹、瘙痒，偶见血管神经性水肿及味觉障碍。长期应用有可能导致血钾升高，应定期监测血钾和血肌酐水平。

（3）血管紧张素 Ⅱ 受体拮抗剂（ARB）。ARB 的降压作用主要是通过阻断血管紧张素 Ⅱ 受体，更有效阻断血管紧张素 Ⅱ 的水钠潴留、血管收缩与重构作用。ARB 降压作用起效缓慢，但持久而平稳，一般在 3~4 周时才达到最大作用，作用持续时间能达 24h 以上，可与大多数降压药物合用。治疗对象和禁忌证与 ACEI 相同，不良反应少见，不引起刺激性干咳，偶有腹泻，长期应用可升高血钾，应注意监测血钾及肌酐水平变化。

（4）利尿剂。利尿剂主要是通过利钠排水，减少细胞外液容量，降低外周血管阻力而使血压降低。降压作用缓和持久，服药 2~3 周后作用达高峰。适用于轻、中度高血压，尤其适用于老年人收缩期高血压及心力衰竭伴高血压的治疗。可单独用，也适宜与其他类降压药合用。噻嗪类利尿剂可引起低血钾症并影响血脂、血糖、血尿酸代谢，长期应用者应定期监测血钾，并适量补钾。糖尿病及高脂血症患者慎用，痛风者禁用；对高尿酸

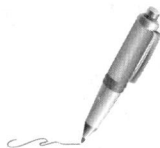

血症，以及明显肾功能不全者慎用。小剂量噻嗪类利尿剂（如氢氯噻嗪 6.25~25mg）对代谢影响很小，与其他降压药（尤其 ACEI 或 ARB）合用可显著增加后者的降压作用。

保钾利尿剂可引起高血钾，不宜与 ACEI、ARB 合用，肾功能不全者禁用，袢利尿剂利尿迅速，主要用于肾功能不全时，但过度作用可致血钾低、血压低。螺内酯长期应用有可能导致男性乳房发育等不良反应。

（5）β受体阻断剂。β受体阻断剂主要通过抑制过度激活的交感神经活性、抑制心肌收缩力、减慢心率发挥降压作用，降压作用缓慢，1~2 周内起作用，适用于轻、中度高血压，尤其适用于伴快速性心律失常、冠心病心绞痛、慢性心力衰竭、交感神经活性增高以及高动力状态的高血压患者。β受体阻断剂对心肌收缩力、房室传导及窦性心律均有抑制，还可能影响糖、脂代谢，引起血脂升高、末梢循环障碍、乏力及增加气管阻力，因此，急性心力衰竭、高度心脏传导阻滞、支气管哮喘患者为禁忌证。慢性阻塞型肺病、运动员、周围血管病或糖耐量异常者慎用。常见的不良反应有疲乏、肢体冷感、激动不安、胃肠不适等，长期应用者突然停药可发生反跳现象，称之为撤药综合征，原有的症状加重或出现新的表现，较常见有血压反跳性升高，伴头痛、焦虑等，冠心病患者长期用药不宜突然停用，因可诱发心绞痛。

临床上治疗高血压宜使用选择性 β_1 受体阻断剂或者兼有 α 受体阻滞作用的 β 受体阻断剂。美托洛尔、比索洛尔对 β_1 受体有较高选择性，因阻断 β_2 受体而产生的不良反应较少，既可降低血压，也可保护靶器官、降低心血管事件风险。

除上述五大类主要的降压药物外，还有一些药物：如中枢作用药利血平、可乐定；肾素抑制剂阿利吉仑；α 受体阻断剂哌唑嗪、特拉唑嗪、多沙唑嗪。α 受体阻断剂一般不作为高血压治疗的首选药，适用于高血压伴前列腺增生患者，也用于难治性高血压患者的治疗，最主要的不良反应直立性低血压，治疗时应从小剂量开始，睡前服用，使用中注意测量坐立位血压，根据患者对治疗的反应逐渐增加剂量，直立性低血压者禁用，心力衰竭者慎用。

2. 降压药的联合应用　联合应用降压药物已成为降压治疗的基本方法，为了达到目标血压水平，大部分高血压患者需要使用两种及两种以上降压药物。

（1）联合用药的适应证　血压≥160/100mmHg 或高于目标血压 20/10mmHg 的高危人群，往往初始治疗即需要应用两种小剂量降压药物，如果血压超过 140/90mmHg，也可考虑初始联合降压药物治疗，如仍不能达到目标水平，可在原药基础上加量，或可能需要 3 种，甚至 4 种以上降压药物。

（2）联合用药的方法　两药联合时，降压作用机制应具有互补性，同时具有相加的降压作用，并可互相抵消或减轻不良反应。

（3）联合治疗方案　①ACEI 或 ARB 加噻嗪类利尿剂：利尿剂的不良反应是激活 RAAS，可造成一些不利于降低血压的负面作用，与 ACEI 或 ARB 合用则抵消此不利因素。此外，ACEI 和 ARB 由于可使血钾水平略有上升，从而能防止噻嗪类利尿剂长期应用所致的低血钾等不良反应。ARB 或 ACEI 加噻嗪类利尿剂联合治疗有协同作用，有利于改善降压效果。②二氢吡啶类钙通道阻滞剂（D-CCB）：加 ACEI 或 ARB 前者具有直接扩张动脉的作用，后者通过阻断 RAAS，既扩张动脉，又扩张静脉，故两药有协同降压作用。二氢吡啶类钙通道阻滞剂常见产生的踝部水肿，可被 ACEI 或 ARB 消除。有研究表明，小剂量长效二氢吡啶类钙拮抗通道阻滞剂加 ARB 初始联合治疗高血压患者，可明显提高血压控制率。此外，ACEI 或 ARB 也可部分阻断钙通道阻滞剂所致反射性交感神经张力增加和心率

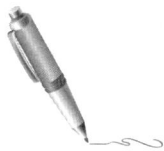

加快的不良反应。③钙通道阻滞剂加噻嗪类利尿剂：研究证实，二氢吡啶类钙通道阻滞剂加噻嗪类利尿剂治疗，可降低高血压患者脑卒中发生风险。④二氢吡啶类钙通道阻滞剂（D－CCB）：加 β 受体阻断剂 前者具有的扩张血管和轻度增加心率的作用，正好抵消 β 受体阻断剂的缩血管及减慢心率的作用。两药联合可使不良反应减轻。

我国临床主要推荐应用的优化联合治疗方案：D－CCB＋ARB；D－CCB＋ACEI；ARB＋噻嗪类利尿剂；ACEI＋噻嗪类利尿剂；D－CCB＋噻嗪类利尿剂；D－CCB＋β 受体阻断剂。

可以考虑使用的联合治疗方案：利尿剂＋β 受体阻断剂；α 受体阻断剂＋β 受体阻断剂；D－CCB＋保钾利尿剂；噻嗪类利尿剂＋保钾利尿剂。

不常规推荐的但必要时可慎用的联合治疗方案：ACEI＋β 受体阻断剂；ARB＋β 受体阻断剂；ACEI＋ARB；中枢作用药＋β 受体阻断剂。

常用降压药物的固定配比复方制剂或单片复方制剂（见表6－4），与随机组方的降压联合治疗相比，具有使用方便、可改善治疗的依从性及疗效等优点，是联合治疗的新趋势，使用时要注意其相应组成成分的禁忌证或可能的不良反应。

表6－4 常用降压药物的固定配比复方制剂

主要成分与剂量	剂量（片/日）	次数（次/日）	不 良 反 应
复方利血平片（利血平 0.032mg/ 氢氯噻嗪 3.1mg 双肼屈嗪 4.2mg/异丙嗪 2.1mg）	1～3	2～3	消化性溃疡，困倦
珍菊降压片（可乐定 0.03mg/ 氢氯噻嗪 5mg）	1～2	2～3	低血压，血钾异常
氯沙坦钾/ 氢氯噻嗪（氯沙坦钾 50mg/氢氯噻嗪 12.5mg）或（氯沙坦钾 100mg/氢氯噻嗪 12.5mg）	1	1	偶见血管神经性水肿，血钾异常
缬沙坦/ 氢氯噻嗪（缬沙坦 80mg/氢氯噻嗪 12.5mg）	1～2	1	偶见血管神经性水肿，血钾异常
厄贝沙坦/ 氢氯噻嗪（厄贝沙坦 150mg/氢氯噻嗪 12.5mg）	1	1	偶见血管神经性水肿，血钾异常
培哚普利/ 吲达帕胺（培哚普利 4mg/吲达帕胺 1.25mg）	1	1	咳嗽，偶见血管神经性水肿，血钾异常
氨氯地平/缬沙坦（氨氯地平 5mg/缬沙坦 80mg）	1	1	头痛，足踝部水肿，偶见血管神经性水肿

（4）多种药物的合用 ①三药联合的方案：在上述各种两药联合方式中加上另一种降压药物便构成三药联合方案，其中 D－CCB ＋ACEI（或 ARB）＋噻嗪类利尿剂组成的联合方案最为常用。②四药联合的方案：主要适用于难治性高血压患者，可以在上述三药联合基础上加用第四种药物如 β 受体阻断剂、螺内酯、可乐定或 α 受体阻断剂等。

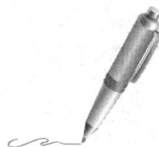

📎 **拓展阅读**

难治性高血压

在改善生活方式的基础上，应用了可耐受的足够剂量且合理的 3 种降压药物（包括一种噻嗪类利尿剂）至少治疗 4 周后，诊室和诊室外（包括家庭血压和动态血压监测）血压仍在目标水平之上，或至少需要 4 种药物才能使血压达标时，称为难治性高血压。

三、用药注意事项与患者健康教育

（一）特殊人群的降压治疗与用药指导

1. 老年高血压　随着人口老龄化的进程加快，老年人群高血压的患病率将增加，我国流行病学调查显示 60 岁以上人群高血压患病率为 49%。老年高血压的临床特点是收缩压增高为主，舒张压下降，脉压增大；血压波动性大，容易发生直立性低血压及餐后低血压；常见血压昼夜节律异常，白大衣高血压和假性高血压相对常见，常与多种疾病并存，并发症多。

治疗老年高血压的主要目标是保护靶器官，最大限度地降低心血管事件和死亡的风险。目前推荐将血压降至 150/90mmHg 以下作为老年高血压患者的血压控制目标值，若患者能够耐受，可将血压进一步降低至 140/90mmHg 以下。老年高血压降压治疗应强调收缩压达标，不应过分关注或强调舒张压变化的意义，同时应避免过快、过度降低血压，过低血压会引起头晕、跌倒等问题，强调在患者能耐受降压治疗的前提下，逐步降压达标。CCB、ACEI、ARB、利尿剂或 β 受体阻断剂都可以考虑选用。对于高血压合并心、脑、肾等靶器官损害的老年患者，建议采取个体化治疗，分级达标的治疗策略。由于第一代 CCB（维拉帕米、地尔硫草、硝苯地平）降压作用持续时间短，不良反应较多，目前推荐长效二氢吡啶类 CCB 作为老年高血压患者降压治疗的基本药物。

2. 妊娠期高血压　妊娠合并高血压分为慢性高血压、妊娠期高血压和先兆子痫 3 类。妊娠高血压治疗的目的是减少母亲危险、保证母儿安全和妊娠的顺利进行。非药物治疗（限盐、富钾饮食、适当运动、情绪放松）是最有效的办法和措施。血压 ≥150/100mmHg 时开始药物治疗，目标是血压控制在 130 ～ 140/80 ～ 90mmHg。常用的降压药物有硫酸镁、甲基多巴、拉贝洛尔、美托洛尔、氢氯噻嗪和硝苯地平。其中，硫酸镁是治疗严重先兆子痫的首选药物，β 受体阻断剂不能长期使用，否则会引起胎儿生长迟缓，钙通道阻滞剂与硫酸镁有协同作用，可导致低血压，不能合用。妊娠期间禁用 ACEI、ARB，因可引起胎儿生长迟缓、羊水过少或新生儿肾衰竭。

3. 儿童及青少年高血压　儿童及青少年原发性高血压表现为轻、中度血压升高，通常没有明显的临床症状，与肥胖密切相关，不易被发现，近一半可发展成为成人高血压。血压明显升高者多为继发性高血压，肾性高血压是首位病因。绝大多数儿童及青少年高血压患者通过非药物治疗即可达到血压控制目标，但如果改善生活方式无效，并出现高血压临床症状、靶器官损害、合并糖尿病、继发性高血压时则需要进行药物治疗。标准剂量的 ACEI、ARB 和 CCB 通常是首选的儿科抗高血压药物，利尿剂、β 受体阻断剂和 α 受体阻断剂，因为不良反应的限制，目前常用于严重高血压和联合用药。

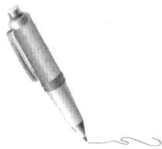

4. 高血压并发症　高血压可以合并脑血管病、冠心病、心力衰竭、慢性肾功能不全和糖尿病等。脑血管病患者降压治疗的目的是减少脑卒中再发，降压过程应缓慢、平稳，不减少脑血流量，尤其是老年患者、动脉狭窄和体位性低血压患者。对于合并心肌梗死和心力衰竭患者，可首先考虑选择 ACEI 或 ARB 和 β 受体阻断剂。对于合并冠心病患者，可选用具有降压、缓解心绞痛作用的长效 CCB 或 β 受体阻断剂。对于慢性肾功能不全合并高血压患者，降压治疗的目的主要是延缓肾功能恶化，在肾功能不全的早期、中期首选 ACEI 或 ARB，能延缓肾功能恶化，肾病晚期就不宜再用 ACEI 或 ARB，因其可使肾功能恶化。2 型糖尿病往往与高血压并存，同时还伴有肥胖和血脂代谢紊乱，属于心血管疾病高危人群，药物治疗首选 ACEI 或 ARB。对于伴血浆同型半胱氨酸升高的高血压患者（H 型高血压），需同时考虑控制血压和血浆同型半胱氨酸水平，适量补充叶酸（$0.4 \sim 2\text{mg/d}$）与维生素 B_6（30mg/d）和维生素 B_{12}（$500\mu\text{g/d}$），以降低血浆同型半胱氨酸水平。高血压急症是指短时期内（数小时或数天）血压重度升高（血压 $> 180/120\text{mmHg}$），伴有重要组织器官如心脏、脑、肾脏、眼底、大动脉的严重功能障碍或不可逆损害，表现为高血压危象或高血压脑病。及时正确处理高血压急症，需立即降压治疗，可在短时间内使病情缓解，预防进行性或不可逆性靶器官损害，降低死亡率。常用降压药物有硝普钠、硝酸甘油、尼卡地平等，静脉注射给药。高血压脑病宜应用脱水剂甘露醇或选择快速利尿剂如呋塞米静脉注射。

（二）患者健康教育

患者健康教育包括在社区人群中实施以健康教育和健康促进为主导的高血压防治宣传，提倡健康的生活方式，纠正不利于身体和心理健康的行为和习惯，既可以预防和延迟高血压的发生，还可以降低血压，提高降压药物的疗效，从而降低高血压和心血管发病的风险。

非药物治疗是降压治疗的基本措施，主要是进行生活方式干预，具体内容如下：

1. 限盐摄入　钠盐可增加高血压发病的风险，保证每人每天摄入食盐量不超过 6g，在日常生活中减少腌卤制品及烹饪用盐量。

2. 规律运动　运动有助于减轻体重和改善胰岛素抵抗，提高心血管系统调节能力，有助于降低血压。可根据个人爱好和身体状况灵活选择适合自己并容易坚持的运动方式，如快步行走，一般每周 $3 \sim 5$ 次，每次 $30 \sim 60\text{min}$ 的有氧运动。

3. 合理膳食　鼓励摄入多种新鲜蔬菜、水果、鱼类、豆制品、粗粮、脱脂奶及其他富含钾、钙、膳食纤维、多不饱和脂肪酸的食物，并尽量减少食用油（$< 25\text{g/d}$）、脂肪、加工肉类、精制碳水化合物和含糖饮料的摄入，调整膳食结构，保证营养均衡。

4. 控制体重　通过减少总体食物摄入量和增加足够运动量，尽量将体重指数（BMI）控制在 $< 25\text{ kg/m}^2$。体重降低对改善胰岛素抵抗、糖尿病、高脂血症和左心室肥厚均有益。

5. 戒烟少酒　酒精摄入量与血压水平及高血压患病率呈线性相关，饮酒量每日不可超过相当于 50g 的乙醇的量。

6. 情绪放松　减轻精神压力，避免情绪波动，保持乐观心态、心理平衡和生活规律。

原发性高血压是遗传易感性和环境因素相互作用的结果，要重视高血压等心血管疾病的分级预防，通过践行健康的生活方式，合理使用循证药物（如阿司匹林），有效控制多重

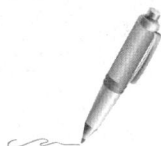

危险因素，有效预防心血管疾病。通过开展多种形式的高血压防治的宣传和教育活动，可提高大众对高血压及其后果的认识，做到及早发现和有效治疗，提高公众对高血压的知晓率、治疗率和控制率。

岗位对接

　　本任务是药学类、药品经营与管理、药品服务与管理专业学生必须掌握的内容，为成为一名合格的药学服务人员奠定坚实的基础。

　　本任务对应岗位包括西药药师、药品销售、医药购销员岗位的相关工种。

　　上述从事药学服务及药品销售相关所有岗位的从业人员均需要掌握高血压的定义、分类、药物治疗目标、基本原则和降压药物的合理使用，具备良好的沟通能力及一定的职业素养，会运用所学知识帮助患者选药并提供用药指导，能对高血压的治疗和预防提出合理的建议，保障患者的用药安全。

重点小结

　　1. 高血压是导致心脑血管疾病的主要危险因素，我国的高血压患病率高，但知晓率、治疗率和控制率低，防治工作任重道远。

　　2. 降压治疗要使血压达标，以期降低心脑血管病的发病和死亡总危险。一般高血压患者降压目标是140/90mmHg以下；高危患者血压目标更宜个体化。

　　3. 钙通道阻滞剂、血管紧张素转换酶抑制剂、血管紧张素Ⅱ受体拮抗剂、利尿剂和β受体阻断剂以及由上述药物组成的固定配比复方制剂均可作为初始治疗或长期维持治疗的药物选择。

　　4. 非药物疗法是降压治疗的基本措施，包括改善生活方式，低脂低盐饮食，适度运动，控制体重，戒烟限酒，心理平衡等。

目标检测

一、单项选择题

1. 患者，男，55岁，发现高血压2年，未治疗，查体血压为：150/95mmHg。该患者的血压属于

  A. 正常血压   B. 正常高值   C. 单纯收缩期高血压

  D. 1级高血压   E. 2级高血压

2. 对于高血压合并心力衰竭患者的收缩压控制目标应低于

  A. 120mmHg   B. 130mmHg   C. 140mmHg

  D. 150mmHg   E. 110mmHg

3. 支气管哮喘的高血压患者降压，不宜选用的药物是

  A. 钙通道阻滞剂   B. 血管紧张素转换酶抑制剂

  C. 血管紧张素Ⅱ受体拮抗剂   D. 噻嗪类利尿剂

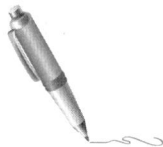

E. β 受体阻断剂

4. 关于抗高血压药物治疗的基本原则叙述，不正确的是

    A. 采用最小有效剂量，使不良反应降至最小

    B. 优先选择每天给药一次能持续 24 小时降压的长效制剂

    C. 可采用两种或两种以上的药物联合用药

    D. 根据患者具体情况进行个体化用药

    E. 首选 α 受体阻断剂作为一般高血压治疗的药物

5. 患者，男，60 岁，血压 165/95mmHg，伴有双侧肾动脉狭窄，单药治疗控制血压效果不佳，宜选用的联合用药方案是

    A. D – CCB + ARB   B. D – CCB + ACEI

    C. D – CCB + 噻嗪类利尿剂   D. ARB + 噻嗪类利尿剂

    E. ACEI + 噻嗪类利尿剂

6. 下列属于二氢吡啶类钙通道阻滞剂的是

    A. 氨氯地平   B. 维拉帕米   C. 依那普利

    D. 缬沙坦   E. 吲达帕胺

二、多项选择题

1. 下列可导致血钾升高的抗高血压药物有

    A. 氢氯噻嗪   B. 卡托普利   C. 螺内酯

    D. 缬沙坦   E. 氨苯蝶啶

2. 妊娠期高血压禁用的药物有

    A. 依那普利   B. 厄贝沙坦   C. 硫酸镁

    D. 美托洛尔   E. 氢氯噻嗪

3. 关于高血压患者的非药物治疗，下列说法正确的是

    A. 限盐摄入，每人每日食盐量不超过 6g

    B. 富钾饮食

    C. 减少食用油摄入（＜25g/天）

    D. 增加运动

    E. 情绪放松

三、思考题

案例：患者，男，54 岁，发现高血压 2 年，未治疗，查体：血压 150/100mmHg，心率 80 次/分，律齐，实验室检查空腹血糖 7.3mmol/L，餐后 2 小时血糖 11.6mmol/L。诊断为高血压合并糖尿病。

1. 该患者降压治疗的基本原则是什么？应该控制的血压目标是多少？

2. 模拟对患者进行安全合理用药和健康教育指导。

（葛淑兰）

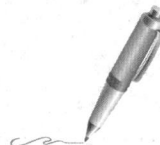

扫码"学一学"

第二节　血脂异常的药物治疗与用药指导

学习目标

知识要求　**1. 掌握**　血脂异常的治疗药物及其注意事项、患者教育。

　　　　　2. 熟悉　血脂异常的分类、治疗目标。

　　　　　3. 了解　血脂异常的临床表现。

技能要求　熟练掌握调脂药物的患者用药指导。

案例导入

案例：患者，男，45 岁，无冠心病和外周血管病的症状。每日吸烟 20 支，未服用药物，低脂、低胆固醇饮食，规律锻炼。父亲体健，母亲 47 岁时心梗，57 岁因心梗猝死。祖父 52 岁因心梗猝死。体检：BMI $25kg/m^2$；血压：142/82mmHg，脉搏：66 次/分，颈动脉搏动两侧对称，无杂音；无颈部肿物；无腹部杂音；无跟腱黄色瘤。空腹血糖、肝肾功能、TSH 正常，血脂相关筛查如下：

项目名称	缩写	结果	参考区间	单位
甘油三酯	TG	1.94	0.45 ~ 2.29	mmol/L
总胆固醇	CHOL/TC	5.3	3.9 ~ 5.72	mmol/L
高密度胆固醇	HDL - C	0.8	0.9 ~ 1.9	mmol/L
低密度胆固醇	LDL - C	5.2	2.07 ~ 3.1	Mmol/L

医生为其开具阿托伐他汀钙片 20mg qd

讨论：该患者用药过程中需注意的事项有哪些？

　　近 30 年来，中国人群的血脂水平逐步升高，血脂异常患病率明显增加。中国成人血脂异常总体患病率高达 40.4%。人群血清胆固醇水平的升高将导致 2010 至 2030 年期间我国心血管病事件约增加 920 万。2012 年全国调查结果显示，高胆固醇血症的患病率 4.9%；高甘油三酯血症的患病率 13.1%；低高密度脂蛋白胆固醇血症的患病率 33.9%。

　　冠心病、卒中和外周动脉疾病等，是导致我国居民致残致死的主要心血管病，统称为动脉粥样硬化性心血管疾病。虽然其发生发展是一个漫长的过程，但动脉粥样硬化性疾病首次发病就可能有致死、致残的高风险。而有效控制血脂异常，对预防冠心病和卒中等疾病有重要意义。近年来，我国成人血脂异常患者的知晓率和治疗率虽有提高，但仍处于较低水平，血脂异常的防治工作亟待加强，控制率的提升亦需多方促进。

一、血脂与血脂异常

　　血脂是血浆中的胆固醇（cholesterol）、甘油三酯（triglyceide，TG）和类脂（如磷脂）

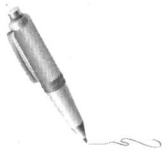

等的总称，各类脂蛋白的物理特性、主要成分、来源和功能见表6-5。由于脂质难溶于水，在血浆中必须与蛋白质结合以脂蛋白的形式存在，因此，血脂异常（dyslipidemia）实际上表现为脂蛋白异常血症（dyslipoproteinemia）。应用超速离心方法，可将血浆脂蛋白分为：乳糜微粒（chylomicron，CM）、极低密度脂蛋白（very low density lipoprotein，VLDL）、中间密度脂蛋白（intermediate density lipoprotein，IDL）、低密度脂蛋白（low density lipoprotein，LDL）和高密度脂蛋白（high density lipoprotein，HDL）。此外，还有一种脂蛋白称为脂蛋白（a）[lipoprotein（a），Lp（a）]。

任何引起脂质来源、脂蛋白合成、代谢过程关键酶异常或降解过程受体通路障碍的原因，均可能导致血脂异常。血脂异常和脂蛋白代谢紊乱与动脉粥样硬化密切相关，增加心、脑血管病的发病率和死亡率。以低密度脂蛋白胆固醇或血清总胆固醇（total cholesterol，TC）TC升高为特点的血脂异常是动脉粥样硬化性心血管疾病（atherosclerotic cardiovascular disease，ASCVD，包括急性冠状动脉综合征、稳定性冠心病、血运重建术后、缺血性心肌病、缺血性卒中、短暂性脑缺血发作、外周动脉粥样硬化病等）重要的风险因素。

表6-5　各类脂蛋白的物理特性、主要成分、来源和功能

分类	水合密度（g/ml）	颗粒大小（nm）	主要脂质	主要载脂蛋白	来源	功能
CM	<0.950	80~500	TG	apo B48、apo AI、apo AII	小肠合成	将食物中的TG和胆固醇从小肠转运至其他组织
VLDL	<1.006	30~80	TG	apo B100、apo E	肝脏合成	转运TG至外周组织，经脂酶水解后释放游离脂肪酸
IDL	1.006~1.019	27~30	TG、胆固醇	apo B100、apo E	VLDL中TG经脂酶水解后形成	属LDL前体，部分经肝脏摄取
LDL	1.019~1.063	20~27	胆固醇	apo B100	VLDL和IDL中TG经脂酶水解形成	胆固醇的主要载体，经LDL受体介导摄取而被外周组织利用，与冠心病直接相关

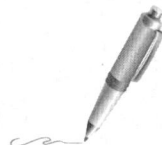

分类	水合密度 （g/ml）	颗粒大小 （nm）	主要脂质	主要载脂蛋白	来源	功能
HDL	1.063 ~1.210	5~17	磷脂、胆 固醇	apo AI、 apoAII、 apo Cs	肝脏和小肠合 成，CM 和 VLDL 脂解后表 面物衍生	促进胆固醇 从外周组织 移去，转运 胆固醇至肝 脏或其他组 织再分布， HDL-C 与冠 心病负相关
Lp（a）	1.050 ~1.120	26	胆固醇	apo B100、 Lp（a）	肝脏合成后与 LDL 形成复 合物	可能与冠心 病相关

二、临床表现及分类

1. 临床表现　多数血脂异常患者无任何症状和异常体征，而于常规血液生化检查时被发现，或者由于发生心脑血管疾病等就医时发现。

（1）皮肤、角膜、眼底改变　因胆固醇沉淀而形成的黄色瘤（xanthomas）经常会局部性分布于手肘、膝部以及手指间关节与阿基里斯腱等位置，包括肌腱黄色瘤、掌皱纹黄色瘤、结节性黄色瘤、扁平黄色瘤等，肌腱黄色瘤是家族性高胆固醇血症的较为特征性的表现。角膜弓（corneal arcus）又称老年环，若见于 40 岁以下者，则多伴有高脂血症，以家族性高胆固醇血症为多见，但特异性并不很强。脂血症眼底（retinal lipemia）改变是由于富含甘油三酯的大颗粒脂蛋白沉积在眼底小动脉上引起光散射所致，常常是严重高甘油三酯血症并伴有乳糜微粒血症的特征表现。此外，严重的高胆固醇血症尤其是纯合子家族性高胆固醇血症可出现游走性多关节炎，不过这种情况较为罕见，且关节炎多为自限性。明显的高甘油三酯血症还可引起急性胰腺炎。

（2）动脉粥样硬化　脂质在血管内皮沉积引起动脉粥样硬化，引起早发性和进展迅速的心脑血管和周围血管病变。某些家族性血脂异常可于青春期前发生冠心病，甚至心肌梗死。血脂异常可作为代谢综合征的一部分，常与肥胖症、高血压、冠心病、糖耐量异常或糖尿病等疾病同时存在或先后发生，并伴有高胰岛素血症，被认为均与胰岛素抵抗有关，称为代谢综合征。血脂异常可能参与上述疾病的发病，至少是其危险因素，或与上述疾病有共同的遗传或环境发病基础。

2. 血脂异常分类　世界卫生组织（WHO）制定了高脂蛋白血症分型，共分为 6 型，即Ⅰ、Ⅱa、Ⅱb、Ⅲ、Ⅳ和Ⅴ型，这种分型方法对诊断和治疗高脂血症有很大帮助。

血脂异常也可进行简易的临床分型，包括高胆固醇血症、高甘油三酯血症、低高密度脂蛋白血症和混合型高脂血症 4 种类型，其中以低密度脂蛋白胆固醇增高为主要表现的高胆固醇血症是 ASCVD 包括冠心病、缺血性卒中以及外周动脉疾病最重要的危险因素。血脂异常的临床分型见表 6-6。

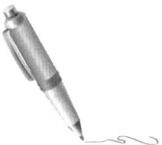

表 6 - 6　血脂异常的临床分型

分型	TC	TG	HDL - C	相当于 WHO 表型
高胆固醇血症	增高	—	—	Ⅱa
高甘油三酯血症	—	增高	—	Ⅳ、Ⅰ
混合型高脂血症	增高	增高	—	Ⅱb、Ⅲ、Ⅳ、Ⅴ
低高密度脂蛋白血症	—	—	降低	—

注：TC：总胆固醇；TG：甘油三酯；HDL - C：高密度脂蛋白胆固醇；WHO：世界卫生组织。

我国人群的血脂合适水平见表 6 - 7。

表 6 - 7　血脂水平分层标准

分层	TC	LDL - C	HDL - C	非 - HDL - C	TG
理想水平		< 2.6mmol/L (100mg/dl)	—	< 3.4 (130)	—
合适范围	< 5.2mmol/L (200mg/dl)	< 3.4mmol/L (130mg/dl)	—	< 4.1 (160)	< 1.70mmol/L (150mg/dl)
边缘升高	5.2 ~ 6.2mmol/L (200 ~ 240mg/dl)	3.4 ~ 4.1mmol/L (130 ~ 160mg/dl)	—	4.1 ~ 4.9mmol/L (160 ~ 190mg/dl)	1.70 ~ 2.23mmol/L (150 ~ 200mg/dl)
升高	≥ 6.2mmol/L (240mg/dl)	≥ 4.1mmol/L (160mg/dl)	—	≥ 4.9mmol/L (190mg/dl)	≥ 2.3mmol/L (200mg/dl)
降低	—	—	< 1.0mmol/L (40mg/dl)	—	—

三、血脂异常的药物治疗

（一）治疗原则

血脂异常治疗最主要目的是为了降低 ASCVD 的患病率和死亡率，所以应根据是否已有 ASCVD 以及有无心血管危险因素，结合血脂水平进行全面评价，以决定治疗措施及血脂的目标水平。

（二）治疗目标

1. 心血管病主要危险因素及危险分层　分析心血管病主要危险因素将有助判断罹患 ASCVD 的危险程度，由此决定降低 LDL - C 的目标值。

在进行危险评估时，已诊断 ASCVD 直接列为极高危人群；符合如下条件之一者直接列为高危人群：（a）LDL - C ≥ 4.9mmol/L（190mg/dl）；（b）1.8mmol/L（70mg/dl）≤ LDL - C < 4.9mmol/L（190mg/dl）且年龄在 40 岁及以上的糖尿病患者。符合上述条件的极高危和高危人群不需要按危险因素个数进行评估。而在非 ASCVD 人群中，则需根据胆固醇水平和危险因素的严重程度及其数目多少进行危险评估，将其分为高危、中危或低危，由个体心血管病发病危险程度决定需要降低 LDL - C 的目标值。不同危险人群需要达到的 LDL - C/ 非 - HDL - C 目标值有很大不同。

2. 治疗目标值　要根据血脂异常的类型及治疗需要达到的目的，选择合适的调脂药物，

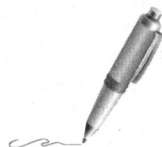

并定期进行疗效和不良反应的监测。不同的危险人群，需达到的 LDL‐C/非‐HDL‐C 目标值有很大的不同，见表6‐8。

表6‐8　不同 ASCVD 危险人群降 LDL‐C/非‐HDL‐C 治疗达标值

危险等级	LDL‐C	非‐HDL‐C
低危、中危：	<3.4mmol/L（130mg/dl）	<4.1mmol/L（160mg/dl）
高危：	<2.6mmol/L（100mg/dl）	<3.4mmol/L（130mg/dl）
极高危：	<1.8mmol/L（70mg/dl）	<2.6mmol/L（100mg/dl）

注：ASCVD：动脉粥样硬化性心血管疾病；LDL‐C：低密度脂蛋白胆固醇；非‐HDL‐C：非高密度脂蛋白胆固醇

在进行调脂治疗时，除非 TG 严重升高（≥5.6mmol/L），应将降低 LDL‐C 作为首要目标。理想的血清水平是：TG 1.70mmol/L（l50mg/dl），HDL‐C 为 ≥1.04mmol/L（40mg/dl）。对于特殊的血脂异常类型，如轻、中度 TG 升高（2.26~5.63mmol/L［200~500mg/dl］），LDL‐C 达标仍为主要目标，非 HDL‐C 达标为次要目标，即非 HDL‐C = TC‐HDL‐C，其目标值为 LDL‐C 目标值 + 0.78mmol/L（30mg/dl）；而重度高甘油三酯血症（≥5.65mmol/L［500mg/dl］），为防止急性胰腺炎的发生，首先应积极降低 TG。

3. 继发性血脂异常　应以治疗原发病为主，如糖尿病、甲状腺功能减退症经控制后，血脂有可能恢复正常。但是原发性和继发性血脂异常可能同时存在，如原发病经过治疗正常一段时期后，血脂异常仍然存在，考虑同时有原发性血脂异常，需给予相应治疗。

（三）常用药物

1. 贝特类药物　亦称苯氧芳酸类，通过激活过氧化物酶增生体活化受体 α（peroxisome proliferator‐activated receptor，PPARα），刺激脂蛋白脂酶（lipoprotein lipase，LPL）、apoA I 和 apo A II 基因的表达，以及抑制 apo C III 基因的表达，增强 LPL 的脂解活性，有利于去除血液循环中富含 TG 的脂蛋白，促进胆固醇的逆向转运，降低血清 TG 和提高 HDL‐C 水平，一定程度上降低 TC 和 LDL‐C，并使 LDL 亚型由小而密颗粒向大而疏松颗粒转变。平均可使 TC 降低 6%~15%，LDL‐C 降低 5%~20%，TG 降低 20%~50%，HDL‐C 升高 10%~20%。适应证为高甘油三酯血症或以 TG 升高为主的混合型高脂血症和低高密度脂蛋白血症。

常见不良反应为少数患者出现一过性肝转氨酶和肌酸激酶升高，如明显异常应及时停药。由于贝特类单用或与他汀类合用时可发生肌病，应用时须监测肝酶与肌酶，以策安全。贝特类能增强抗凝物作用，合用时需调整抗凝药物剂量。绝对禁忌证为严重肾病和严重肝病。禁用于儿童、孕妇和哺乳期妇女。

2. 他汀类药物　他汀类（statins）即 3 羟基 3 甲基戊二酰辅酶 A（3‐hydroxy‐3‐methylglutaryl‐coenzyme A，HMG‐CoA）还原酶抑制剂，具有竞争性抑制细胞内胆固醇合成过程中限速酶的活性，从而阻断胆固醇的生成，上调细胞表面 LDL 受体，加速血浆 LDL 的分解代谢，还可抑制 VLDL 的合成，因此能显著降低 TC、LDL‐C 和 apo B，也降低 TG 水平和轻度升高 HDL‐C。此外，他汀类还可能具有抗炎、保护血管内皮功能等作用，这些作用可能与冠心病事件减少有关。20 世纪后期的循证医学研究结果一致肯定了他汀类药物降脂治疗在冠心病的一级和二级预防的益处，并提示该类降脂药物长期应用的良好安全性。他汀类是当前应用最广的降脂药，是防治高胆固醇血症和动脉粥样硬化性疾病非常重要的

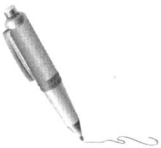

药物。主要制剂为：洛伐他汀（lovastatin）10～80mg，辛伐他汀（simvastatin）5～40mg，普伐他汀（pravastatin）10～40mg，氟伐他汀（fluvastatin）10～40mg，阿托伐他汀（atorvastatin）10～80mg，瑞舒伐他汀（rosuvastatin）10～20mg。除阿托伐他汀和瑞舒伐他汀可在任何时间服药外，其余制剂均为晚上一次口服。

他汀类不良反应较轻且短暂，大多数人对他汀类药物的耐受性良好，副作用包括头痛、失眠、抑郁以及消化不良、腹泻、腹痛、恶心等消化道症状。有 0.5～2.0% 的病例发生肝脏转氨酶如丙氨酸氨基转移酶（alanine aminotransferase，ALT）和天冬氨酸氨基转移酶（aspartate aminotransferase，AST）升高，且呈剂量依赖性，引起并进展成肝功能衰竭的情况罕见。胆汁郁积和活动性肝病被列为此类药物的禁忌证。他汀类药物偶可引起肌病，包括肌痛、肌炎和横纹肌溶解（rhabdomyolysis），血清肌酸激酶（creatine kinase，CK）升高，极少严重者横纹肌溶解而致急性肾衰竭，这是他汀类药物最危险的不良反应，严重者可以引起死亡。他汀类与其他调脂药（如贝特类、烟酸等）合用时应特别小心；不宜与环孢霉素、雷公藤、环磷酰胺、大环内酯类抗生素以及吡咯类抗真菌药（如酮康唑）等合用。儿童、孕妇、哺乳期妇女和准备生育的妇女不宜服用。

3. 烟酸类 烟酸（nicotinic acid）属 B 族维生素，其用量超过作为维生素作用的剂量时，可有明显的降脂作用。作用机制尚不明确，可能与抑制脂肪组织中的脂解和减少肝脏中 VLDL 合成和分泌有关。烟酸可使 TC 降低 5%～20%，LDL－C 降低 5%～25%，TG 降低 20%～50%，HDL－C 升高 15%～35%。适用于高甘油三酯血症，低高密度脂蛋白血症或以 TG 升高为主的混合型高脂血症。烟酸有速释剂和缓释剂两种剂型。速释剂不良反应明显，一般难以耐受，现多已不用。缓释型烟酸片不良反应明显减轻，较易耐受。烟酸缓释片常用量为 1～2g，1 次/d。临床上建议开始用量为 0.375～0.5g，睡前服用；4 周后增量至 1g/d，逐渐增至最大剂量2g/d。主要制剂有：烟酸 0.2g，每天 3 次口服，渐增至 1～2g/d；阿昔莫司（氧甲吡嗪）0.25g，每天 1～3 次，餐后口服。

烟酸的常见不良反应有颜面潮红、高血糖、高尿酸（或痛风）、上消化道不适等。偶见肝功能损害，有可能使消化性溃疡恶化，糖尿病患者一般不宜用烟酸。阿昔莫司副作用较少。绝对禁忌证为慢性肝病和严重痛风，相对禁忌证为溃疡病、肝毒性和高尿酸血症。

4. 胆酸螯合剂 属碱性阴离子交换树脂，在肠道内与胆酸不可逆结合，阻碍胆酸的肠肝循环，促使胆酸随粪便排出，阻断胆汁酸中胆固醇的重吸收；通过反馈机制，上调肝细胞膜表面的 LDL 受体，加速血中 LDL 清除，降低 TC 和 LDL－C。胆酸螯合剂可使 TC 降低 15%～20%，LDL－C 降低 15%～30%，HDL－C 升高 3%～5%；对 TG 无降低作用甚或稍有升高。适应证为高胆固醇血症和以胆固醇升高为主的混合性高脂血症。主要制剂为：考来烯胺（消胆胺）每日 4～16g，分 3 次服用；考来替泊（降胆宁）5～20g，分 3 次服用。从小剂量开始，1～3 个月内达最大耐受量。

主要副作用为胃肠不适、便秘，此类药物的绝对禁忌证为异常 β 脂蛋白血症和 TG ＞ 4.52mmol/L（400mg/dl）；相对禁忌证为 TG ＞2.26mmol/L（200 mg/dl）。

5. 胆固醇吸收抑制剂 主要制剂为依折麦布（ezetimibe）。口服后被迅速吸收，且广泛的结合成依折麦布－葡萄糖苷酸，作用于小肠细胞的刷状缘，抑制胆固醇和植物固醇的吸收，减少胆固醇向肝脏的释放，促进肝脏 LDL 受体的合成，又加速 LDL 的代谢，可降低血清 LDL－C 水平。适应证为高胆固醇血症和以胆固醇升高为主的混合性高脂血症，单药或

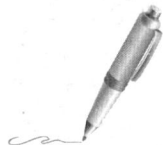

与他汀类联合治疗。常用剂量为 10mg，每天 1 次。

依折麦布常用剂量安全性和耐受性良好，常见副作用为头痛和恶心，极少数患者 CK 和 ALT、AST 升高。

6. 其他类

（1）普罗布考（probucol） 具有调血脂和抗脂质过氧化作用。通过渗入到脂蛋白颗粒中影响脂蛋白代谢，产生调脂作用。可使血浆 TC 降低 20% ~ 25%，LDL - C 降低 5% ~ 15%，而 HDL - C 也明显降低（可达 25%）。主要适应于高胆固醇血症尤其是纯合子型家族性高胆固醇血症。常用剂量为 0.5g，每天 2 次口服。常见副作用为恶心。偶见 QT 间期延长，为最严重的不良反应。

（2）n - 3 脂肪酸制剂 n - 3（ω - 3）长链多不饱和脂肪酸包括二十碳五烯酸（eicosapentaenoic acid，EPA）和二十二碳六烯酸（docosahexenoic acid，DHA）等，是海鱼油的主要成分，制剂为其乙酯，高纯度的制剂用于临床。调脂机制尚不清楚，主要用于高甘油三酯血症、混合型高脂血症，可与贝特类或他汀类药物联用。n - 3 脂肪酸还有降低血压、抑制抗血小板聚集和炎症的作用，改善血管反应性。常用剂量为 0.5 ~ 1g，每天 3 次口服。鱼油腥味所致恶心是常见的不良反应，偶见出血倾向。

四、用药注意事项与患者教育

（一）用药注意事项

1. 用法、用量 非诺贝特、他汀类药物、依折麦布、烟酸缓释片一般一日一次，苯扎贝特、阿昔莫司、胆酸螯合剂和其他类降脂药一般一日多次服用。其中贝特类药物要求与餐同服，以减少不良反应；辛伐他汀、烟酸缓释剂最好睡前服用；阿昔莫司应在餐后服用。胆酸螯合剂影响某些药物的吸收，可在服用本类药物前 1 ~ 4 小时或 4 小时后服其他药物，必要时补充维生素 A、D、K。他汀类药物不同种类，不同剂量降 LDL - C 的作用不同（见表 6 - 9）。

表 6 - 9 不同种类与不同剂量他汀的降胆固醇幅度

剂量	阿托伐他汀	瑞舒伐他汀	辛伐他汀	氟伐他汀	普伐他汀	血脂康
5mg	—	- 45%	- 26%	—	—	—
10mg	- 39%	- 52%	- 30%	—	- 22%	—
20mg	- 43%	- 55%	- 38%	- 22%	- 32%	—
40mg	- 50%	—	- 41%	- 25%	- 34%	—
80mg	- 60%	—	- 47%	- 35%		—
0.6g, bid	—	—	—		—	- 28.5%

2. 剂型选择 微粒化的非诺贝特可提高非诺贝特的生物利用度，是一种新型制剂，但处方中含有乳糖，禁用于患有先天性半乳糖症、葡萄糖或半乳糖吸收障碍综合征或乳糖酶缺乏症患者。

3. 临床选择 选择调脂药物须依据患者血脂异常的分型、药物调脂作用机制以及药物的其他作用特点等。高胆固醇血症首选他汀类，如单用他汀不能使血脂达到治疗目标值可加用依折麦布，他汀类与依折麦布合用可强化降脂作用而不增加副作用；高甘油三酯血症

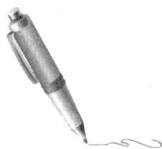

首选贝特类和烟酸类，也可选用 n－3 脂肪酸制剂；混合型高脂血症若以 TC 与 LDL－C 增高为主，首选他汀类，若以 TG 增高为主则选用贝特类，如果 TC、LDL－C 与 TG 均显著升高，可考虑联合用药。轻型混合性高脂血症可联合应用他汀类与 n－3 脂肪酸制剂。他汀类与贝特类或烟酸类联合使用可明显改善血脂谱，但增加肌病和肝脏毒性的可能性，应予高度重视。

（二）患者健康教育

由于血脂异常与饮食和生活方式有密切关系，高血脂患者需作出治疗性生活方式改变（therapeutic life－style change，TLC），作为血脂异常治疗的基础措施。无论是否进行药物调脂治疗都必须坚持控制饮食和改善生活方式。

1. 饮食控制 低胆固醇饮食（＜200mg/d），低饱和脂肪酸饮食（＜10% 的总热量），低反式脂肪酸饮食（＜1% 的总热量），增加蔬菜、水果、粗纤维食物、不饱和脂肪酸摄入，限盐，限酒。

2. 增加体力运动 每日 30～60 min 的中等强度有氧运动，每周至少 5 天。

3. 维持理想体质量 身体质量指数（体重指数，body mass index，BMI）维持在 25 kg/m² 以下，超重或肥胖者减重的初步目标为 BMI 较基线降低 10%。

4. 控制其他危险因素 戒烟。

拓展阅读

他汀与肌肉安全性

他汀诱发的横纹肌溶解症呈剂量依赖性，发生风险约为 0.04%～0.2%。本类药物肌毒性的确切机制尚不清楚，虽然该类药物的此种不良反应少见，但却直接影响患者的生活质量及预后，且可影响患者是否能长期坚持服用他汀。

他汀的肌病风险因素包括：（1）高龄（尤其大于 80 岁患者），女性多见；（2）体型瘦小、虚弱者；（3）多系统疾病（如慢性肾功能不全，尤以糖尿病肾功能不全多见）；（4）合用多种药物；（5）合用特殊药物（如奈法唑酮、大环内酯类抗生素、吡咯类抗真菌药物、环孢素、维拉帕米、胺碘酮、蛋白酶抑制剂等）或饮食（如酗酒、大量西柚汁）；（6）他汀的用量；（7）特殊人群（甲状腺功能减退者、曾有 CK 升高史、既往有降脂药物相关肌肉症状的患者或家族史的患者）；（8）遗传因素（例如有机阴离子转运多肽 1B1 的基因多态性等)是导致肌病的重要影响因素。

需要注意的是，他汀的良好降脂疗效和心血管获益已被指南和大量证据反复证实，而一些运动伤害也会引起肌肉症状，因此当服用他汀类的患者出现肌肉症状时应注意鉴别诊断。根据患者肌肉症状的严重程度及是否伴有肌酸激酶的升高，进行减量、换药、停药等处理。但是如果患者发生横纹肌溶解，应停止他汀类药物治疗，必要时入院进行静脉水化治疗。

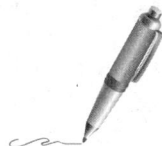

岗位对接

本任务是药学类、药品经营与管理、药品服务与管理专业学生必须掌握的内容，为成为一名合格的药学服务人员奠定坚实的基础。

本任务对应岗位包括西药药师、药品销售、医药购销员等岗位的相关工种。

上述从事药学服务及药品销售相关所有岗位的从业人员均需要掌握高血脂的分类、药物治疗目标、基本原则和调脂药物的合理使用，具备良好的沟通能力及一定的职业素养，会运用所学知识帮助患者选药并提供用药指导，能对高血脂的治疗和预防提出合理的建议，保障患者的用药安全。

重点小结

血脂异常包括高胆固醇血症、高甘油三酯血症、低高密度脂蛋白血症和混合型高脂血症4种类型，其中以低密度脂蛋白胆固醇增高为主要表现的高胆固醇血症是动脉粥样硬化性心血管疾病包括冠心病、缺血性卒中以及外周动脉疾病最重要的危险因素。应根据患者的危险因素来判断患者的 ASCVD 发病风险，从而制定 LDL – C/非 HDL – C 的达标值。

除治疗性生活方式改变外，应适当选用调脂药物，包括以降甘油三酯为主的贝特类药物和以降低胆固醇为主的他汀类药物，根据患者情况制定个体化治疗方案。

目标检测

一、单项选择题

1. 下列关于血脂异常的描述不正确的是：
   A. 包括高胆固醇血症、高甘油三酯血症、低高密度脂蛋白血症和混合型高脂血症4种类型
   B. 以甘油三酯增高为主要表现的高胆固醇血症是动脉粥样硬化性心血管疾病包括冠心病、缺血性卒中以及外周动脉疾病最重要的危险因素
   C. 多数血脂异常患者无任何症状和异常体征
   D. 明显的高甘油三酯血症还可引起急性胰腺炎
   E. 血脂异常治疗最主要目的是为了降低 ASCVD 的患病率和死亡率

2. 高甘油三酯血症的患者，首选
   A. 非诺贝特　　B. 烟酸　　　　C. 辛伐他汀　　D. 依折麦布　　E. 普罗布考

3. 高胆固醇血症的患者，首选
   A. 非诺贝特　　B. 烟酸　　　　C. 辛伐他汀　　D. 依折麦布　　E. 普罗布考

二、多项选择题

1. 高血脂患者治疗性生活方式改变包括
   A. 饮食控制　　　　　　　　B. 增加运动　　　　　　　　C. 控制体重

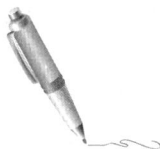

D. 戒烟 E. 服用调脂药

2. 他汀类药物的不良反应包括

A. 低血糖 B. 增加体重 C. 肝脏损伤

D. 肌痛 E. 腹痛腹泻

三、思考题

患者是一个体重 70kg、40 岁的中年男性，诊断为冠心病，血压 125/85mmHg，LDL 2.3mmol/L，TG 2.6mmol/L，请评估患者的 ASCVD 风险及降脂目标和首选的调脂治疗方案。

（黄　欣）

第三节　糖尿病的药物治疗与用药指导

扫码"学一学"

学习目标

知识要求　**1. 掌握**　糖尿病的分型及诊断依据，治疗药物的合理使用。

2. 熟悉　糖尿病的常见并发症，用药注意事项及患者教育。

3. 了解　糖尿病的临床表现。

技能要求　熟练掌握对糖尿病人用药指导，学会胰岛素笔、血糖仪、采血针的用法。

案例导入

案例：患者，男，68 岁。5 年前无明显诱因出现多尿、多饮、口干、全身乏力，无多食及体重降低。三天前上述症状加重，查空腹血糖 9.6mmol/L，餐后 2h 血糖 14mmol/L。

讨论：该患者能否诊断为糖尿病，分析针对该患者的用药注意事项与患者教育。

扫码"看一看"

目前，糖尿病患病率急剧上升，2015 年我国成人糖尿病病人数量为 1.096 亿，居世界第一位。

一、糖尿病的概述

糖尿病（diabetes mellitus，DM）是一组由多病因引起以慢性高血糖为特征的代谢性疾病，是由于胰岛素分泌和（或）利用缺陷所引起。长期碳水化合物以及脂肪、蛋白质代谢紊乱可引起多系统损害，导致眼、肾、神经、心脏、血管等组织器官慢性进行性病变、功能减退及衰竭；病情严重或应激时可发生急性严重代谢紊乱，如糖尿病酮症酸中毒（DKA）、高渗高血糖综合征。

糖尿病分型可包括以下四型：

1 型糖尿病（T1DM）：胰岛 β 细胞破坏，常导致胰岛素绝对缺乏。

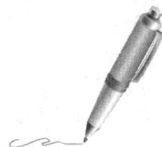

2 型糖尿病（T2DM）：占糖尿病患者 90% 以上，常因胰岛素抵抗伴胰岛素进行性分泌不足导致血糖升高。

妊娠糖尿病：妊娠过程中初次发现的任何程度的糖耐量异常。原来已有糖尿病而现在合并妊娠者不包括在内。

其他特殊类型糖尿病：包括基因缺陷、胰腺病变（胰腺炎、胰腺创伤、胰腺肿瘤）、内分泌疾病（库欣综合征、甲亢等）、药物、感染等引起的糖尿病。

目前认为糖尿病因遗传和环境因素共同参与而发病。在糖尿病的自然进程中，都会经历几个阶段：病人已存在糖尿病相关的病理生理改变（如自身免疫抗体阳性、胰岛素抵抗、胰岛 β 细胞功能缺陷）相当长时间，但糖耐量仍正常；随病情进展首先出现糖调节受损（impaired glucose regulation，IGE），包括空腹血糖受损和（或）糖耐量减退，这代表了正常葡萄糖稳态和糖尿病高血糖之间的中间代谢状态；最后进展至糖尿病。

二、糖尿病临床表现及并发症

（一）一般症状

糖尿病的基本临床表现是代谢紊乱症状群，血糖升高后因渗透性利尿引起多尿，继而口渴多饮；外周组织对葡萄糖利用障碍，脂肪、蛋白质功能增多，代谢负平衡，渐见乏力、消瘦、儿童生长发育受阻；病人常有易饥、多食。故糖尿病的临床表现常被描述为"三多一少"，即多尿、多饮、多食和体重减轻。可有皮肤瘙痒，尤其外阴瘙痒。血糖升高较快时可使眼房水、晶状体渗透压改变而引起屈光改变致视物模糊。许多病人无任何症状，仅于健康检查或因各种疾病就诊化验时发现高血糖。

1 型糖尿病的临床特点是：多数青少年起病较急，血糖显著升高，经常出现酮症酸中毒，患者胰岛功能基本丧失，需要终生应用胰岛素替代治疗。2 型糖尿病的临床特点是：多见于成年人，起病隐匿、缓慢，常在 40 岁后起病，常有家族史，临床上与肥胖症、血脂异常、高血压等同时或先后发生，较少出现酮症酸中毒。

（二）主要并发症

糖尿病患者长期代谢紊乱可引起多系统损害，引起眼、肾、神经、心脏、血管器官的并发症。

1. 急性严重代谢紊乱　包括糖尿病酮症酸中毒（DKA）、高渗高血糖综合征等，多病情危重，处理不当可引起死亡。

2. 感染性疾病　糖尿病容易并发各种感染，血糖控制差者更易发生也更严重。女性患者可伴有肾盂肾炎、膀胱炎；皮肤可反复发生疖、痈等化脓性感染，皮肤真菌感染如足癣、体癣也常见；糖尿病合并肺结核的发生率显著增高。

3. 慢性并发症　可累及全身各重要器官，在我国，糖尿病是导致成人失明、非创伤性截肢终末期肾脏病的主要原因。主要包括：

（1）微血管病变　是糖尿病的特异性并发症，其典型改变是微血管基底膜增厚和微循环障碍，主要表现在视网膜、肾、神经和心肌组织，其中以糖尿病肾病和视网膜病变尤为重要。

（2）动脉粥样硬化性心血管疾病　糖尿病患者中动脉粥样硬化的患病率较高，发病年龄较轻，病情进展快，主要累及主动脉、冠状动脉、脑动脉、肾动脉和肢体外周动脉等，引起冠心病、缺血性和出血性脑血管病、肾动脉硬化或狭窄、肢体动脉硬化等。

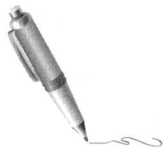

（3）神经系统并发症　可累及神经系统任何一部分，中枢有神志变化、缺血性脑卒中等，更常见的是周围神经病变，患者手足远端常有痛觉过敏、感觉丧失、手足小肌群萎缩等症状。

（4）糖尿病足　由于下肢远端神经异常和血管病变，足部出现畸形、皮肤干燥进而足部溃疡、感染和坏疽，最终可引起截肢。

糖尿病诊断以血糖异常升高为依据，除参考空腹血糖外，还应加验餐后血糖和糖耐量实验（OGTT），见表6－10。

表6－10　糖尿病诊断标准

诊　断　标　准	静脉血葡萄糖水平（mmol/L）
1. 典型糖尿病症状加随机血糖	≥11.1
或	
2. 空腹血糖（禁食时间大于8h）	≥7.0
或	
3. OGTT 2 小时血糖	≥11.1

三、糖尿病的药物治疗

糖尿病治疗以对症治疗为主，治疗的近期目标是控制高血糖和相关代谢紊乱，以消除糖尿病症状和防止急性严重并发症；远期目标是预防和延缓糖尿病慢性并发症，提高病人的生活质量。在患者教育、饮食干预、运动治疗、血糖监测等措施的基础上，应用药物治疗。

（一）1 型糖尿病的药物治疗

1 型糖尿病患者的胰岛素分泌不足，可选用胰岛素注射给药，或与 α － 葡萄糖苷酶抑制剂、双胍类降糖药联合使用。

（二）2 型糖尿病的药物治疗

2 型肥胖型糖尿病患者（体重超过理想体重10%）首选二甲双胍。2 型非肥胖型糖尿病患者在有良好的胰岛 β 细胞储备功能、无高胰岛素血症时可应用促胰岛素分泌剂（磺酰脲类降糖药和格列奈类）。长效磺酰脲类控制不佳的 2 型糖尿病容易使胰岛 β 细胞功能恶化，磺酰脲类降糖药有低血糖不良反应，需密切监测血糖，老年人不建议使用。单纯餐后血糖升高，而空腹和餐前血糖不高的患者，首选 α － 葡萄糖苷酶抑制剂。以餐后血糖升高为主，伴餐前血糖轻度升高，首选胰岛素增敏剂噻唑烷二酮类。糖尿病合并肾病者可首选格列喹酮。

老年患者对低血糖的耐受能力差，应选择降糖平稳、安全的药物，如 α － 葡萄糖苷酶抑制剂、胰高血糖素样肽 － 1（GP － 1）类似物、二肽基肽酶 － 4（DPP － 4）抑制剂、甘精胰岛素等。儿童及青少年 2 型糖尿病目前仅有二甲双胍被批准使用（但 10 岁以下儿童不推荐使用）。

进餐不规律的患者，选择每日 1 次用药（如格列美脲）更为方便，依从性好。

（三）胰岛素制剂种类及其特点

胰岛素是控制高血糖的重要和有效手段。适用于：①T1DM；②各种严重的糖尿病急性或慢性并发症；③手术妊娠和分娩；④新发病且与 T1DM 鉴别困难的消瘦糖尿病病人；⑤新诊断的 T2DM 伴有明显高血糖；或在糖尿病病程中无明显诱因出现体重显著下降者；

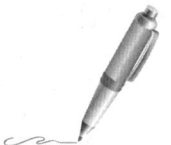

⑥T2DM 患者 β 细胞功能明显减退者；⑦某些特殊类型糖尿病。

按作用起效快慢和维持时间，胰岛素又可分为超短效、短效、中效、长效和超长效胰岛素短效胰岛素皮下注射后发生作用快，但持续时间短，可经静脉注射用于抢救 DKA；短效胰岛素和超短效胰岛素皮下注射主要控制一餐饭后高血糖。中效胰岛素主要用于提供基础胰岛素，可控制两餐饭后高血糖。长效胰岛素无明显作用高峰，主要提供基础胰岛素。

门冬胰岛素、赖脯胰岛素、地特胰岛素、甘精胰岛素等属于胰岛素类似物，由基因重组技术将胰岛素的氨基酸进行互换或取代而得到。其控制血糖能力与人胰岛素相似，但在模拟生理性胰岛素分泌和减少低血糖风险方面优于人胰岛素。详见表 6-11。

表 6-11　胰岛素的制剂种类及其特点

类别	制剂	起效时间	峰值时间	持续时间	给药方法
超短效	门冬胰岛素	10~15min	1~2h	3~5h	i. h. 餐前 5~10min
	赖脯胰岛素	10~15min	1~1.5h	2~5h	i. h. 餐前 5~10min
短效	常规胰岛素	0.5~1h	2~4h	5~8h	i. h. 餐前 10~30min
		10~30min	15~30min	0.5~1h	i. v. 抢救糖尿病酮症酸中毒和高血糖高渗性昏迷
中效	低精蛋白锌胰岛素	1~2h	6~12h	12~18h	i. h. 餐前 30~60min
长效	精蛋白锌胰岛素	3~4h	12~24h	24~36h	i. h. qd 早餐前 30~60min
超长效	地特胰岛素, 甘精胰岛素	2~3h	无峰	24h	i. h. qd 睡前 30~60min
预混	预混胰岛素 30R	0.5h	2~8h	24h	个体化给药，注射后 30min 内必须进食
	预混胰岛素 50R	0.5h	2~8h	24h	个体化给药，注射后 30min 内必须进食

（四）口服降糖药种类及特点

口服降糖药给药更方便，可用于治疗 2 型糖尿病，也可与胰岛素合用，改善胰岛素抵抗，但目前仍不能完全取代胰岛素。其分类与特点如表 6-12。

表 6-12　口服降糖药种类及特点

口服降糖药	每日剂量 mg	分服次数	主要不良反应
磺酰脲类促胰岛素分泌剂	用于新诊断的 T2DM 非肥胖病人，β 细胞功能尚存		
格列本脲	5~10	1~2	
格列齐特	80~240	1~3	
格列齐特缓释片	30~120	1	
格列吡嗪	5~15	2~3	低血糖、体重增加、皮肤过敏、消化道反应
格列吡嗪缓释片	5~15	1	
格列喹酮	90~120	2~3	
格列美脲	1~4	1	

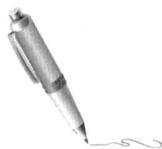

续表

口服降糖药	每日剂量 mg	分服次数	主要不良反应
格列奈类促胰岛素分泌剂 同磺酰脲类			
瑞格列奈	1.5 ~ 12	3	低血糖、体重增加、肝功能异常
那格列奈	180 ~ 360	3	
双胍类 作为 T2DM 治疗一线用药，可单用或联合其他药物，对 T1DM 可与胰岛素合用			
二甲双胍	1000 ~ 1500	2 ~ 3	消化道反应、皮肤过敏、乳酸性酸中毒
α - 葡萄糖苷酶抑制剂			
阿卡波糖	50 ~ 300	2 ~ 3	腹胀、腹泻、肠鸣音亢进
伏格列波糖	600	3	
胰岛素增敏剂			
罗格列酮	2 ~ 8	1 ~ 2	
吡格列酮	14 ~ 45	1	
二肽基肽酶 4（DPP - 4）抑制剂			
西格列汀	100	1	肌痛、关节痛、高血压
维格列汀	25 ~ 100	1 ~ 2	
胰高血糖素样肽 - 1 类似物 GLP - 1 受体激动剂			
利拉鲁肽	1.25 ~ 2	1 ~ 2	呕吐、低血糖

四、用药注意事项与患者教育

（一）用药注意事项

（1）糖尿病药物治疗中应根据患者情况，制定个体化的治疗方案。需注意各药的禁忌证和不良反应，特别是降糖药可诱发低血糖和休克，严重者甚至致死。药师应教育患者学会自我判断低血糖症状，一旦出现低血糖，立即口服葡萄糖水和糖块等，紧急情况时静脉滴注 50% 葡萄糖注射液。

（2）根据不同药物吸收、生物利用度和药效特点，告知患者适宜的使用时间。

（3）注射胰岛素时应注意：

1）注射时宜变换注射部位，两次注射点要间隔 2cm，以确保胰岛素稳定吸收，同时防止发生皮下脂肪萎缩。

2）未开启的胰岛素应冷藏保存，冷冻后的胰岛素不可再应用。

3）使用中的胰岛素笔芯不宜冷藏，可与胰岛素笔一起使用或随身携带，在室温下最长可保存 4 周。避免阳光照射。

（4）应用胰岛素及磺酰脲类降糖药宜注意监测血糖，警惕低血糖发作。

（二）患者教育

（1）建议中老年人每 1 ~ 2 年筛查血糖。

（2）关注糖尿病现代治疗的 5 个方面，即饮食疗法、运动疗法、药物疗法、血糖监测及糖尿病教育。

（3）严密监测血糖，避免低血糖。血糖仪使用应注意：

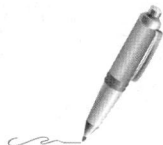

1）血糖试纸必须和其适配的血糖仪一起使用，患者自行购买试纸时要注意和自己血糖仪相适应；在首次使用血糖仪前，须放入测试卡带；血糖试纸有使用期限，购买和使用时一定要注意标签上的有效期，并注意按照规定温度保存。

2）使用前应仔细阅读使用说明书，在专业人员指导下使用。切勿用同一滴血进行多次检测。采集血样时，每次采血时要使用一枚新的采血针，这样会降低感染风险，且采血不会很痛。使用采血笔时，务必套上笔帽。没有笔帽采血针会穿刺太深，且加剧疼痛。采集的血滴必须足够大且形状完好。水肿或感染的部位不宜采血。

3）内源性和外源性药物可干扰结果，如对乙酰氨基酚、维生素 C、水杨酸、尿酸、胆红素、甘油三酯、麦芽糖、木糖等均为常见干扰物。当血液中存在大量干扰物时，血糖值会有一定偏差。pH、温度、湿度和海拔高度都可能对血糖仪的检测结果造成影响。定期对仪器进行校正，检查血糖仪的准确性。

（4）定期评估糖尿病并发症，如检查肾功能、视力及神经病变等。

拓展阅读

胰岛素泵

胰岛素泵治疗是采用人工智能控制的胰岛素输入装置，通过持续皮下输注胰岛素的方式，模拟胰岛素的生理性分泌模式从而控制高血糖的一种胰岛素治疗方法。

生理状态下胰岛素分泌按与进餐的关系分为两部分：一是不依赖于进餐的持续微量脉冲式分泌基础胰岛素，二是由进餐后高血糖刺激引起的大量胰岛素分泌。胰岛素泵通过人工智能控制，以可调节的脉冲式皮下输注方式，模拟体内基础胰岛素分泌；同时在进餐时，根据食物种类和总量设定餐前胰岛素以控制餐后血糖。因此胰岛素泵具有安全方便，血糖调节精确等特点。

使用时的注意事项有：1. 选择合适的进针角度，30°适合皮下脂肪较少的患者，90°适合皮下脂肪较多的患者；2. 选择合适的位置，根据患者自身情况选择胰岛素泵放置部位；3. 注意无菌操作，防止出现皮肤感染；4. 每2～3天更换一次输注部位和管路，避免延长输注管路使用时间而影响血糖控制水平，同时降低皮肤感染的风险；5. 检查注射部位周围皮肤是否有改变，如红肿、皮下脂肪萎缩、硬节等。

岗位对接

本任务是药学类、药品经营与管理、药品服务与管理专业学生必须掌握的内容，为成为一名合格的药学服务人员奠定坚实的基础。

本任务对应岗位包括西药药师、药品销售、医药购销员等岗位的相关工种。

上述从事药学服务及药品销售相关所有岗位的从业人员均需要掌握糖尿病的定义、分类、药物治疗基本原则和胰岛素及口服降糖药的合理使用，具备良好的沟通能力及一定的职业素养，会运用所学知识帮助患者选药并提供用药指导，能对糖尿病的治疗和预防提出合理的建议，减少糖尿病并发症，保障用药安全。

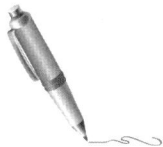

📊 **重点小结**

　　糖尿病是一组由于胰岛素分泌和（或）利用缺陷所引起，以慢性高血糖为特征的代谢性疾病。可分为 1 型糖尿病（胰岛素依赖型）与 2 型糖尿病（非胰岛素依赖性），其症状主要为"三多一少"，也会发生血管、神经、肾、眼等并发症。

　　治疗时除饮食控制、体育锻炼之外，应用的药物有口服降糖药与胰岛素。治疗中应根据患者情况，制定个体化治疗方案。另外应关注胰岛素笔和血糖仪的使用方法。

目标检测

一、单项选择题

1. 下列关于 2 型糖尿病的特点正确的是
    A. 起病急　　　　　　　　　B. 发病年龄轻
    C. 多数患者超重或肥胖　　　D. 终生使用胰岛素治疗
    E. 患者胰岛功能基本丧失

2. 2 型肥胖型糖尿病患者，首选
    A. 格列齐特　　　　　　B. 二甲双胍　　　　　　C. 阿卡波糖
    D. 罗格列酮　　　　　　E. 西格列汀

3. 单纯餐后血糖升高，空腹和餐前血糖不高的糖尿病患者，建议选择
    A. 格列喹酮　　　　　　B. 二甲双胍　　　　　　C. 阿卡波糖
    D. 罗格列酮　　　　　　E. 瑞格列奈

4. 下列属于超短效胰岛素的是
    A. 门冬胰岛素　　　　　　B. 常规胰岛素　　　　　　C. 地特胰岛素
    D. 甘精胰岛素　　　　　　E. 精蛋白锌胰岛素

二、多选选择题

1. 糖尿病的诊断标准包括
    A. 有典型糖尿病症状　　　　　B. 任意时间血糖≥11.1mmol/L
    C. 空腹血糖≥7.0 mmol/L　　　D. 糖耐量实验 2h 血糖≥6.6 mmol/L
    E. 糖化血红蛋白 >9%

2. 有关胰岛素储存的说法正确的是
    A. 未开启的胰岛素应冷藏保存
    B. 未开启的胰岛素可冷冻保存
    C. 使用中的胰岛素笔芯应冷藏保存
    D. 使用中的胰岛素笔芯在室温下最长可保存 4 周
    E. 胰岛素应避免阳光直射

二、思考题

　　患者，男，41 岁，糖尿病病史 16 年，在家以普通胰岛素 10U，每日 3 次餐前皮下注射，近两天无明显诱因常于夜间（22 时左右）出现烦躁不安、饥饿、心悸、冷汗淋漓等症

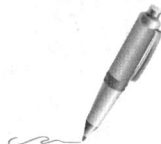

状，进食后得以缓解，今日午餐前病情加重，出现神志不清，呼之不应，时发抽搐。

请问，如何解释该患者的症状，如何处理，如何进行患者教育？

（袁　超）

扫码"学一学"

第四节　骨质疏松症的药物治疗与用药指导

学习目标

知识要求　**1. 掌握**　骨质疏松患者的药物治疗、用药注意事项及生活指导。

　　　　　2. 熟悉　常见的抗骨质疏松药物。

　　　　　3. 了解　骨质疏松的概念及分类。

技能要求　具备对骨质疏松患者的问病荐药及用药指导的药学服务基本技能。

案例导入

案例： 患者，女，60岁，2天前因摔倒而致右腕骨骨折，骨科处理；因背痛加重接收口服止痛治疗，结合骨密度和相关检查，经医生确诊为绝经后骨质疏松，推荐碳酸钙片、维生素 D 和替勃龙片。

讨论： 作为药店药师的你在接待该患者购买维生素 D 时，应该告知哪些用药事项？日常生活中应该注意哪些？

一、概述

骨质疏松症（OP）是一种以骨量低下，骨微结构破坏，导致骨脆性增加，易发生骨折为特征的全身性骨病。可发生于不同性别和年龄，但多见于绝经后女性和老年男性。OP 的严重后果是发生骨质疏松性骨折（脆性骨折），大大增加了老年人的病残率和死亡率。

OP 的风险因素有：高龄、绝经后女性、低体重、性激素低下、咖啡及碳酸饮料、少动和制动、膳食中钙和（或）VD 缺乏、光照少（户外活动少）、吸烟、酗酒（>2 次/d）和药物等。可引起或加重 OP 的药物有：锂盐、抗癫痫药、糖皮质激素、肝素、苯妥英钠、质子泵拮抗剂（≥1 年）、甲状腺素（过度替代或抑制的剂量）、选择性 5 - 羟色胺再摄取抑制剂等。

骨质疏松症分类：原发性骨质疏松症分为三种：①绝经后骨质疏松症（Ⅰ型），一般发生在女性绝经后 5～10 年内；②老年性骨质疏松症（Ⅰ型），一般指老年人 70 岁后发生的OP；③特发性骨质疏松症，主要发生在青少年，病因尚不明。

二、治疗药物的合理使用

一般多采用联合用药的方案治疗 OP，不同类型 OP 在药物选择上也有所不同。药物包括：

促进骨矿化剂：钙制剂、维生素 D；

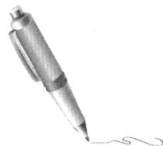

骨吸收抑制剂：双膦酸盐、雌激素或选择性雌激素受体调节剂、降钙素；

骨形成刺激剂：甲状旁腺素等。

（一）促进骨矿化剂

1. 钙剂

我国营养学会制定的成人每日钙摄入推荐量 800mg（元素钙量）是维护骨骼健康的适宜剂量，如果饮食中钙供给不足可选用钙剂补充，绝经后女性和老年人每日钙摄入推荐量为 1000~1200mg。我国老年人平均每日从饮食中获钙约 400mg，故每日应补充的元素钙量为 500~600mg。

2. 维生素 D

成年人每日摄入推荐量为 800IU，老年人因摄入和吸收问题、户外活动减少而日照不足以及皮肤合成维生素 D 的能力下降（约为成人的 40%），维生素 D 缺乏普遍存在。老年人维生素 D 推荐剂量为 800~1200IU/d。口服补充天然维生素 D，最为安全。当有肾功能减退时，其 $25-OH-VD_3$，转变为 $1,25-(OH)2-VD_3$ 的能力降低。宜用阿法骨化醇或骨化三醇。骨化三醇 0.25μg 每日 1 次或 0.25μg/d 与 0.5μg/d（分 2 次服）隔日交替服。阿法骨化醇 0.25μg/d，每日 1 次或 0.25μg/d 与 0.5μg/d（分 2 次服）隔日交替服用。

（二）骨吸收抑制剂

1. 双膦酸盐

能有效抑制破骨细胞活性、降低骨转换，对重度骨质疏松症的绝经后女性有益，可降低椎体骨折和髋骨骨折发生率。阿仑膦酸已被批准用于提早绝经女性 OP 的防治，预防剂量为 5mg/d 或 35mg/w，治疗剂量为 l0mg/d 或 70mg/w。如果单独应用阿仑膦酸治疗无效（骨丢失 >4% 或开始治疗 3 个月内发生骨折），可以阿仑膦酸与雷洛昔芬合用。双膦酸盐的最佳治疗时间尚不清楚，目前推荐可以连续使用 5 年。

2. 选择性雌激素受体调节剂

雷洛昔芬，能有效抑制破骨细胞活性，降低骨转换至妇女绝经前水平。用法是口服，60mg/次，每日 1 次，已经被批准用于绝经后女性 OP 的防治。其特点是选择性作用于雌激素的靶器官，对乳房和子宫内膜无不良作用，能降低雌激素受体阳性浸润性乳腺癌的发生率，不增加子宫内膜增生及子宫内膜癌的危险，对血脂有调节作用。

3. 降钙素

能抑制破骨细胞的生物活性和减少破骨细胞的数量，突出特点是能明显缓解骨痛，对脆性骨折或骨骼变形所致的慢性疼痛以及骨肿瘤等疾病引起的骨痛均有效，可提高脊柱的骨密度并减少椎体骨折的发生。目前用于临床的制剂有鲑鱼降钙素和鳗鱼降钙素类似物，使用剂型有皮下（肌内）注射和鼻喷剂型。鼻喷用药不良反应较少，患者更能接受，但是疗效较弱。少数患者可有面部潮红、恶心等不良反应，偶有过敏现象。①鲑鱼降钙素通常剂量 50IU/d，皮下或肌注，根据病情每周 2~5 次；鲑鱼降钙素鼻喷剂 200IU/d。②鳗鱼降钙素 20IU/w，肌注。

4. 雌激素

替勃龙，本品具有雄激素活性和弱的促孕激素活性，有明显的合成代谢作用，可以预防绝经后更年期综合征如妇女的骨质疏松，减轻颜面潮红、发汗等更年期症候。属于蛋白同化激素。用法是口服，用量是 1.25~2.5mg/次，每日一次。

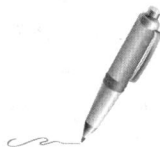

（三）骨形成刺激剂

甲状旁腺素（特立帕肽）具有促进骨形成的作用，间断使用能够有效地治疗绝经后严重骨质疏松，增加骨密度，降低椎体和非椎体骨折发生的危险，适用于严重骨质疏松症患者。治疗时间不宜超过 2 年。一般剂量是 $20\mu g/d$，皮下注射，用药期间要监测血钙水平，防止高钙血症的发生。雌激素和间断特立帕肽联用能够降低椎体骨折发生率，优于单纯雌激素治疗。阿仑膦酸盐与特立帕肽合用对骨骼有叠加效应。

（四）不同类型骨质疏松症的联合用药方案

1. 老年性骨质疏松症

钙剂、维生素 D 和一种骨吸收抑制剂（双膦酸盐尤其是阿仑膦酸钠为主）的三联药物治疗为目前较为公认的治疗方案。

2. 绝经后骨质疏松症

美国国家骨质疏松症基金会（NOF）建议：无危险因素但骨密度 T 值 < -2.5 的女性，根据 FRAX 工具（网上）计算出 10 年髋部骨折风险 $>3\%$，或主要骨质疏松性骨折风险 $>20\%$ 且骨密度 T 值为 $-1.0 \sim -2.5$ 的女性，应开始药物治疗。即在钙制剂 + 维生素 D 基础上，联合雌激素或选择性雌激素受体调节剂治疗是防治女性绝经后 OP 的有效措施。

3. 继发性骨质疏松症

继发性骨质疏松症往往具有特定的病因，如甲状旁腺功能亢进症、多发性骨髓瘤、肾小管性酸中毒及药物等。

（1）高尿钙继发甲状旁腺功能亢进症　应用氢氯噻嗪 $12.5 \sim 25mg/d$ 以减轻尿钙的丢失；另外可选择双膦酸盐或降钙素。

（2）糖皮质激素所致 OP　糖皮质激素刺激破骨细胞的骨吸收和抑制成骨细胞的骨骼形成。对于长期用药（$\geqslant 5mg$ 泼尼松等效剂量的糖皮质激素，连续服用 >3 个月），且存在其他骨折危险因素或 T 值 < -1.0 的患者，治疗上可应用双膦酸盐，补钙和维生素 D。

（3）抗癫痫药所致 OP　多年应用抗癫痫药的患者可以表现为骨质疏松和骨软化的混合型。治疗时需长期口服维生素 D，推荐剂量为 $400 \sim 800IU/d$。

（4）接受去势治疗的前列腺癌患者如果骨密度检查提示存在骨质疏松、有骨折史、年龄 >80 岁，需应用双膦酸盐治疗。

三、用药注意事项与患者教育

（一）用药注意事项

1. 雌激素

（1）严格掌握适应证，严格控制雌激素的禁忌证，并定期监测血浆雌激素水平。需长期用药维持治疗，若症状缓解后立即停药容易复发。提倡围绝经期即开始应用。

（2）采用联合用药，雌激素与钙制剂、维生素 D、孕激素、雄激素联合用药的预防或治疗效果会优于单一用药，也可减少雌激素的用量。

（3）监测雌激素不良反应，定期检查盆腔、乳房、血脂、骨密度等指标。

2. 降钙素

（1）对蛋白质过敏者可能对降钙素过敏，用前宜做皮肤敏感试验，对有皮疹、支气管哮喘者慎用。

（2）大剂量短期治疗时，少数患者可出现继发性甲状旁腺功能减退症。妊娠期妇女

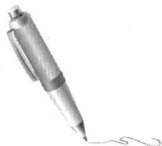

慎用。

3. 双膦酸盐

（1）为减少不良反应，不要同时使用2种双膦酸盐类药。

（2）食管炎为主要不良反应，粪潜血阳性、有食管裂孔疝、消化性溃疡者不宜应用。为了避免消化道不良反应也可静脉给药。

（3）低钙血症者禁用；心血管疾病、儿童、妊娠及哺乳期妇女、驾驶员慎用；对双膦酸盐类药过敏者禁用。

（4）多价阳离子可使双膦酸盐的吸收下降，使用过程中应监测血浆钙、磷等和血小板计数。

（5）严重肾功能不全者（Ccr ＜35ml/min）禁用。高浓度快速注入时，在血液中可能与钙整合形成复合物导致肾衰竭。缓慢注射2～4h，可有效避免上述不良反应出现。

（6）静脉注射大剂量的双膦酸盐，有时出现急性反应（短时间低热并伴血常规改变），应注意观察。

（7）不宜与非甾体类抗炎药联合应用。与抗酸药、铁剂或含二价金属离子的药物合用，会降低本药的生物利用度。建议在服用双膦酸盐后1h才可服用抗酸药、钙剂等。

（8）用药几年后可能引起骨骼、关节或肌肉疼痛、下颌骨坏死、枕骨炎等，要给予重视。

（9）口服双膦酸盐应于早晨空腹给药，以避免对食管和胃的刺激。建议用足量水送服，保持上身直立的坐位或站位，服后30分钟内不宜进食和卧床，不宜喝牛奶、咖啡、茶、矿泉水、果汁和含钙饮料。如在药疗中发生咽痛、吞咽疼痛和胸痛，应及时治疗。

4. 维生素 D 及其衍生物

（1）防止出现高钙血症和高尿钙症，定期监测血钙水平和尿钙排量。

（2）大量连续应用维生素 D 可发生中毒，维生素 D 的推荐剂量为800～1200IU，与中毒剂量相差甚远。一般成人超过50000IU/d，儿童超过20000IU/d，连续数月可能会发生中毒。

（3）配伍禁忌：活性维生素 D 代谢物与噻嗪类利尿剂合用，有发生高钙血症的风险。糖皮质激素对维生素 D 有拮抗作用，可减少消化道对钙、磷的吸收，降低血钙浓度，需定期测定尿钙水平。雌激素可增加钙吸收，应相应减少活性维生素 D 用量；阿法骨化醇与含镁制剂并用，可致高镁血症，应予慎用。考来烯胺、矿物油、硫糖铝等均能减少小肠对维生素 D 的吸收。强心苷类药物与维生素 D 同用时应谨慎，因为维生素 D 可引起高钙血症，易诱发心律失常。

（4）有高钙、高磷和高脂血症，动脉硬化和心功能不全者慎用；高磷血症伴肾性佝偻疾病者禁用；妊娠期使用过量可导致胎儿畸形、甲状旁腺功能抑制而使新生儿长期发生低血钙性抽搐，应慎用。

（5）降钙素与维生素 D 同用可抵消前者对高钙血症的疗效。

（6）各种 OTC 中钙和维生素 D 配比不同，要求患者仔细阅读说明书，确认剂量适当。

（二）患者教育

脆性骨折是可防治的。早期诊断，及时预测骨折风险，并采用规范的防治措施十分重要。预防策略包括如下。

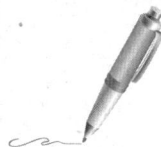

1. 保持健康生活习惯　摄入富含钙、蛋白质和低盐的均衡膳食，适度运动，戒烟限酒，少饮咖啡和碳酸饮料。日光照可以使皮肤维生素 D 合成增加，促进骨钙沉着。上臂暴露日光浴 15～20min，但需注意的是，紫外线受到玻璃、防晒霜阻隔，因而隔着玻璃晒太阳、涂防晒霜去户外对增高体内维生素 D 是没有效果的。北纬 35 度以北地区冬季的日光照度不足以合成维生素 D。

2. 预防跌倒和外伤　降低骨折风险。锻炼是 OP 治疗和预防的重要内容，少动或制动可引起骨质量下降，及肌肉质量的减少，建议缓慢开始，逐渐增加活动量，每天行走30min，每周 2～3 次抗阻运动。

3. 女性 >65 岁、男性 >70 岁（NOF 国家骨质疏松基金会）或有骨折史的 65 岁以上男性至少需要检查 1 次骨密度；骨密度的复查间隔尚无定论。

4. FRAX 是 WHO 评估骨折风险的工具，不管是否有骨密度的结果，可通过危险因素的计算来预测 10 年内发生严重骨质疏松性骨折和髋部骨折的可能性。在美国，FRAX 工具计算出髋部骨折概率≥3% 或任何重要的骨质疏松性骨折发生概率≥20% 时，视为骨质疏松性骨折高危患者，需要进行干预；而欧洲一些国家的治疗阈值为髋部骨折概率≥5%。

5. 在医生指导下合理选择、坚持规律服用抗 OP 药，注意服药方式及药物间相互作用。

6. 补充钙剂以清晨和睡前各用 1 次为佳，如采取 3 次日的用法，最好于餐后 1h 服用，以减少食物对钙吸收的影响。

拓展阅读

世界骨质疏松日

世界骨质疏松日在 1996 年由英国国家骨质疏松学会创立，从 1997 年由国际骨质疏松基金会(IOF)赞助和支持，当时定于每年 6 月 24 日为世界骨质疏松日。其宗旨是为那些对骨质疏松症防治缺乏足够重视的政府和人民大众进行普及教育和信息传递提供了一个非常重要的焦点信息。随着参与国和组织活动逐年稳定地增长，世界骨质疏松日的影响日益扩大，到了 1998 年世界卫生组织(WHO)开始参与并作为联合主办人，担当了一个非常重要的角色，并将世界骨质疏松日改定为每年 10 月 20 日。现在世界上已有 100 多个会员国家及组织均开展了这一活动，世界卫生组织和国际骨质疏松基金会还出版发行快讯，不定期刊登各成员国骨质疏松组织开展骨质疏松日活动的情况和经验，互相进行交流，使世界骨质疏松日这一天的活动成为世界上举足轻重的全球盛会。

岗位对接

本任务是药学类专业学生必须掌握的内容，为成为能够胜任在医疗机构或社会药房为患者提供专业药学咨询服务及用药指导的药学服务人员奠定坚实的基础。

本任务对应岗位包括执业药师、西药药师、药品销售岗位等。

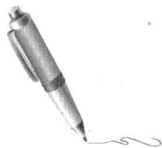

重点小结

　　本节内容主要介绍了骨质疏松的概念、药物的选择、不同类型骨质疏松症的合理用药方案、用药注意事项以及日常生活指导等几个方面的内容，希望大家重点掌握骨质疏松症的药物治疗、用药注意事项以及日常生活指导三个方面的内容。

目标检测

一、单项选择题

1. 患者，女，55 岁，患有骨质疏松症，根据该患者饮食习惯，每日需补充元素钙 600mg，药师为其推荐碳酸钙（0.5g/片），该患者适宜的用法用量是

　　A. 1 片，每日 3 次　　　　　　B. 2 片，每日 3 次　　　　　C. 3 片，每日 2 次

　　D. 5 片，每日 1 次　　　　　　E. 6 片，每日 3 次

2. 雌激素应用原则错误的是

　　A. 定期监测血中雌激素水平　　B. 采用联合用药

　　C. 注意监测不良反应　　　　　D. 严格控制禁忌证

　　E. 单一用药优于联合用药

3. 下列关于口服阿仑膦酸钠使用注意事项的说法，错误的是

　　A. 口服后 30 分钟内应保持立位或坐位

　　B. 应避免同时使用两种双膦酸盐

　　C. 随餐服用，并大量饮水，可增加吸收，减少胃肠道刺激

　　D. 食管炎为典型不良反应

　　E. 已批准用于提早绝经女性骨质疏松的防治

二、配伍选择题

A. 长期口服维生素 D

B. 钙制剂 + 维生素 D + 双膦酸盐

C. 单独用双膦酸盐

D. 用甲状旁腺激素

E. 钙制剂 + 维生素 D + 雌激素（或雌激素受体调节剂）

1. 糖皮质激素所致的骨质疏松治疗

2. 抗癫痫药所致的骨质疏松治疗

3. 老年性骨质疏松的"三联药物"治疗

4. 妇女绝经后骨质疏松的激素替代治疗包括

　　　　　　　　　　　　　　　　　　　　　　　　　　　　　　（李德知）

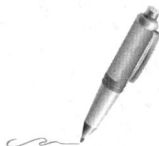

扫码"学一学"

第五节 消化性溃疡的药物治疗与用药指导

学习目标

知识要求 **1. 掌握** 消化性溃疡治疗药物的合理使用及用药注意事项。

　　　　2. 熟悉 消化性溃疡发生的病因和临床表现。

　　　　3. 了解 消化性溃疡的发病机制。

案例导入

案例：患者，女，60 岁。3 天前无明显诱因出现呕吐，呕吐物为咖啡样，伴腹泻，大便为咖啡色，内无血凝块，总量约 500ml，伴头晕、乏力，晕厥 1 次，无四肢抽搐，无口吐白沫，无大小便失禁，数分钟后清醒，无发热，近期内无进食动物内脏、铁剂、铋剂，起病前无剧烈咳嗽、恶心，无反酸、嗳气，无腹痛、腹胀等其他不适。至我院查"大便隐血阳性；Hp 阳性"。入院后上消化道内镜检查提示"胃溃疡（A_1 期）"。入院诊断：上消化道出血，胃溃疡。

讨论：试根据患者病情制定合理的用药方案。

一、概述

（一）消化性溃疡病因

消化性溃疡是指在各种致病因子的作用下，黏膜发生炎性反应与坏死、脱落、形成溃疡，溃疡的黏膜坏死缺损穿透黏膜肌层，严重者可达固有肌层或更深。其中以胃、十二指肠最常见。

消化性溃疡的发病机制主要与胃、十二指肠黏膜的损伤因素和黏膜自身防御修复因素之间失平衡有关。其中，幽门螺杆菌感染（Helicobacter pylori，HP）、非甾体类抗炎药的广泛应用是引起消化性溃疡最常见的损伤因素，胃酸和（或）胃蛋白酶引起黏膜自身消化亦是导致溃疡形成的损伤因素。此外，吸烟、饮食因素、遗传、应激与心理因素、胃十二指肠运动异常等在消化性溃疡的发生中也起一定作用。

（二）消化性溃疡的临床表现

消化性溃疡患者临床表现不一，多数表现为上腹部有局限性压痛或中上腹反复发作性节律性疼痛，伴反酸、嗳气，少数患者无症状，或以出血、穿孔等并发症的发生作为首发症状。十二指肠球部溃疡的疼痛多位于中上腹部，或在脐上方，或在脐上方偏右处，多发于两餐之间空腹时，持续不减直至下餐进食或服制酸药物后缓解。一部分患者尤其是在睡前曾进餐者，可发生半夜疼痛，疼痛的周期性较为明显，以秋末至春初较寒冷的季节更为常见。胃溃疡疼痛多位于中上腹部偏高处，或在剑突下和剑突下偏左处，发生较不规则，常在餐后 1h 内发生，经 1~2h 后逐渐缓解，直至下一餐进食后再重复出现上述规律。消化

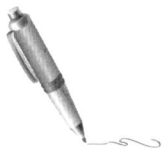

性溃疡的主要并发症包括上消化道出血、穿孔和幽门梗阻等，而胃溃疡是否会发生癌变则尚无定论。

（三）治疗原则

消化性溃疡的治疗目的在于缓解症状、促进溃疡愈合、防止并发症、预防复发，治疗的重点在于削弱各种损害因素对胃及十二指肠黏膜的损害、提高防御因子以增强对黏膜的保护。具体的方法包括消除病因、降低胃酸、保护胃黏膜、根除 Hp 等。通常十二指肠溃疡治疗 4~6 周，胃溃疡治疗 6~8 周，特殊类型溃疡的治疗时间要适当延长。消化性溃疡病在针对可能的病因治疗同时要注意饮食、休息等一般治疗。在消化性溃疡活动期，要注意休息，避免剧烈运动，避免刺激性饮食，戒烟戒酒。

二、治疗药物的合理使用

（一）抑制胃酸分泌药

1. 质子泵抑制剂（PPI） 抑酸治疗是缓解消化性溃疡病症状、愈合溃疡的最主要措施。PPI 是首选药物。胃内酸度降低与溃疡愈合存在直接的关系。如果用药物抑制胃酸分泌，使胃内 pH 升高 ≥3，每天维持 18~20h，则可使几乎所有十二指肠溃疡在 4 周内愈合。

质子泵抑制剂主要有奥美拉唑、兰索拉唑、泮托拉唑、雷贝拉唑等。PPI 主要通过抑制胃壁细胞内的质子泵即 $H^+ - K^+ - ATP$ 酶，有效抑制基础胃酸的分泌及各种刺激引起的胃酸分泌，具有抑酸作用强、特异性高、持续时间长的特点，是目前抑酸作用最强的一类药。消化性溃疡病治疗通常采用标准剂量的 PPI，每日 1 次，早餐前半小时服药。治疗十二指肠溃疡疗程 4~6 周，胃溃疡为 6~8 周，通常胃镜下溃疡愈合率均在 90% 以上。对于存在高危因素及巨大溃疡的患者建议适当延长疗程。PPI 的应用可减少上消化道出血等并发症的发生率。对于幽门螺杆菌阳性的消化性溃疡应常规行根除治疗，在抗 HP 治疗结束后，仍应继续使用 PPI 至疗程结束。

2. H_2 受体拮抗剂（H_2RA） 常见药物有西咪替丁、雷尼替丁、法莫替丁、罗沙替丁等。H_2 受体拮抗剂的抑酸效果略逊于 PPI，能够抑制由于组胺、胃泌素及胆碱能药物刺激引起的胃酸分泌。常规采用标准剂量，每日 2 次，对十二指肠溃疡需要 8 周，用于治疗胃溃疡时应当更长。西咪替丁能选择性地抑制组胺途径胃酸的分泌，使空腹和进食后的胃酸分泌显著减少，而雷尼替丁抗酸在消化性溃疡中的作用效果比西咪替丁还要强 5~10 倍，同样具有良好的治疗效果，法莫替丁抑酸作用比西咪替丁强 30 倍，具有不易受肝代谢与肾小管排泄影响的优点，在消化性溃疡的临床治疗中同样具有良好的疗效，但长时间用药容易导致胃内的细菌过度生长，使患者感染弯菌肠炎与伪膜性肠炎等的风险性不断升高。

（二）抗酸药

常见药物有氢氧化铝、铝碳酸镁、碳酸氢钠、三硅酸镁等，一般用于临时给药以缓解症状，不作长期治疗。口服后能中和胃酸而降低胃内容物酸度，从而解除胃酸对胃、十二指肠黏膜的侵蚀和对溃疡面的刺激，并降低胃蛋白酶活性，发挥缓解疼痛和促进愈合的作用。部分抗酸药在中和胃酸的同时，可形成胶状物，覆盖于溃疡面上，起保护和收敛作用，如氢氧化铝、铝碳酸镁等。一般情况下，抗酸药的用药以饭后 1~2h 疗效较佳。

（三）胃黏膜保护药

这类药物能黏附覆盖在溃疡面上，能有效避免攻击因子对溃疡面的侵蚀，并刺激表皮生长因子分泌，常用胃黏膜保护剂有铋剂（枸橼酸铋钾、胶体果胶铋等）、硫糖铝、米索

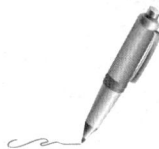

前列醇等。

米索前列腺醇能有效抑制胃酸的分泌，并增加胃肠黏膜的黏液、碳酸氢盐的分泌与黏膜血流作用。从而不仅能防止溃疡的形成，而且能促进溃疡的愈合。用于预防阿司匹林类药物所致的胃肠损害，胃溃疡及十二指肠溃疡及慢性糜烂性胃炎。

硫糖铝可有效黏着于器官黏膜表面，治疗中可将溃疡表面进行有效覆盖，以防受胃酸、胆汁酸对胃黏膜的刺激而进一步侵蚀，具有机械屏障保护作用且与受黏膜损伤底部的清蛋白成分结合，起到较好的保护和促进愈合作用，增强免疫能力。硫糖铝对生长抑制素和内源性前列腺素 E_2 释放等具有刺激作用，促使溃疡局部纤维组织及血管加速生成，加快修复效果，有益于病情快速恢复。主要用于急慢性胃炎，胃及十二指肠溃疡，药物性、应激性胃黏膜损伤，反流性食管炎和食管溃疡等。

枸橼酸铋钾在胃的酸性环境中形成弥散性的保护层覆盖于溃疡面上，阻止胃酸、酶及食物对溃疡的侵袭；可降低胃蛋白酶活性，增加黏蛋白分泌，促进黏膜释放前列腺素，从而保护胃黏膜；同时对幽门螺杆菌具有杀灭作用，因而可促进溃疡的愈合。主要用于胃及十二指肠溃疡。

（四）抗 HP 药

我国 HP 感染率总体上仍然很高，成人中感染率达到 40%～60%，根除 HP 应成为 HP 阳性消化性溃疡的基本治疗，是溃疡愈合和预防复发的有效防治措施。《第四次全国幽门螺杆菌感染处理共识报告》推荐铋剂 + PPI + 2 种抗菌药物组成的四联疗法。其中抗生素的组成方案：①阿莫西林 + 克拉霉素；②阿莫西林 + 左氧氟沙星；③阿莫西林 + 呋喃唑酮；④四环素 + 甲硝唑或呋喃唑酮。青霉素过敏者推荐的抗菌药物组成方案为：①克拉霉素 + 左氧氟沙星；②克拉霉素 + 呋喃唑酮；③四环素 + 甲硝唑或呋喃唑酮；④克拉霉素 + 甲硝唑。疗程为 10 天或 14 天。可选择其中的 1 种方案作为初次治疗，如初次治疗失败，可在剩余的方案中再选择 1 种方案进行补救治疗。补救治疗建议间隔 2～3 个月。

拓展阅读

幽门螺杆菌

幽门螺杆菌或幽门螺旋菌 (Hp)，是一种寄居于人胃黏膜上皮的革兰阴性螺旋形细菌。胃黏膜是它的自然定植部位，它具有高活性的尿素酶，分解尿素产生氨，在菌体周围形成保护层，从而可在酸性胃液中存活。幽门螺杆菌感染是慢性活动性胃炎、消化性溃疡、胃黏膜相关淋巴组织(MALT) 淋巴瘤和胃癌的主要致病因素。1994 年世界卫生组织/国际癌症研究机构 (WHO/IARC) 将幽门螺杆菌定为 I 类致癌原。同时幽门螺杆菌具有传染性，其主要传播途径是口－口传播、粪－口传播，比如，共餐、亲吻、咀嚼后喂食、如厕不卫生等均可能导致幽门螺杆菌人际间传染。检测 Hp 的方法目前常用活检组织尿素酶试验，^{13}C 或 ^{14}C 呼吸试验，测定血清中抗 Hp 抗体等方法。治疗上，Hp 对多种抗生素、阿莫西林、庆大霉素、克拉霉素等敏感，但易产生耐药，故主张联合用药。此外铋剂和质子泵抑制剂亦有抗 Hp 的作用。

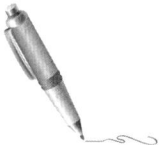

（五）促胃肠动力药

部分消化性溃疡患者有明显的恶心、呕吐和腹胀，此类药物可加速胃排空，减少促胃液素分泌，减轻胃酸对胃黏膜的损害，常用药物有甲氧氯普胺、多潘立酮、莫沙必利等。

（六）解除平滑肌痉挛药物

解除平滑肌痉挛的药物主要有阿托品、山莨菪碱、溴丙胺太林、颠茄片等。

三、用药注意事项与患者教育

（一）用药注意事项

（1）提醒患者在确定了合适的方案后，必须坚持治疗 4～6 周，期间不宜随意更换药物，疗程结束后及时复查。

（2）在活动性溃病得以控制后，药物维持治疗可选择以下三种方案：①正规维持治疗：适用于经常复发、症状持久不缓解，合并多种危险因素或伴有并发症者，方案为标准剂量的半量，睡前服用，即西咪替丁 400mg 或雷尼替丁 150mg 或法莫替丁 20mg 睡前 1 次服用。NSAIDs 溃疡复发的预防不推荐使用 H_2RA，而代之以 PPI 或米索前列醇。正规长程维持治疗一般至少维持 1～2 年，对老年人预期溃病复发可发生严重后果者可终身维持。②间隙全剂量治疗：当患者出现严重症状复发时，可给予 1 个疗程的全剂量治疗。③按需治疗：在症状复发时给予短程治疗，症状消失后即停药，目的在于控制症状而让溃疡自发愈合。

（3）消化性溃疡患者要注意避免同时使用对胃、十二指肠黏膜有损伤作用的药物，如阿司匹林、吲哚美辛、红霉素、糖皮质激素、甲硝唑、抗肿瘤药物和抗凝药等。若需要同时使用，请在医师的指导下进行。

（4）服用最高剂量二甲双胍的糖尿病患者，长期服用 PPI，可导致维生素 B_{12} 缺乏。

（5）使用抗酸药如氢氧化铝凝胶有便秘作用，铝碳酸镁有轻泻或便秘作用；老年人长期服用氢氧化铝片或凝胶时，可影响肠道吸收磷酸盐，导致骨质疏松；铝盐吸收后沉积于脑，可引起老年性痴呆；阑尾炎或急腹症时，服用氢氧化铝制剂可使病情加重，增加阑尾穿孔的危险，应禁用；碳酸氢钠或碳酸钙易引起胀气。

（6）服用铋剂期间，口中可能带有氨味，并可使舌苔及大便呈灰黑色；个别病人服用时可出现恶心、呕吐、食欲减退、腹泻、便秘等症状。上述表现停药后可自行消失。铋剂的疗程最长不得超过 4 周，以防体内铋的蓄积，损伤肾脏及中枢。

（7）抗酸药、铋剂、氢氧化铝凝胶和铝碳酸镁等形成黏膜保护膜制剂不要于餐后服用，应多在上腹痛前、腹痛时临时服用；且不要与铁剂、钙剂及喹诺酮类等多种药物合用，以免影响药物吸收。

（8）米索前列醇的不良反应有头晕、头痛、腹部不适、腹泻，对子宫有收缩作用，孕妇禁用。

（9）溃疡病活动期应停用胃黏膜损害药物，如阿司匹林等 NSAIDs；如果需要服用这些药物，应事先询问消化道疾病史和有无出血、上腹痛等病史；并先行根除 Hp 治；可选用胃肠损害相对较小的药物，或给予最小有效剂量，或联合使用抑酸药物（如 H_2RA，PPI）。

（二）患者教育

（1）生活规律，按时进餐，每餐 8 分饱，可在两餐之间加餐；避免食用一些刺激胃酸分泌的食物；注意碗筷消毒或采用分餐制避免 HP 交叉感染。

（2）戒烟戒酒：如出现季节性上腹不适，可每晚服用维持量 H_2RA。

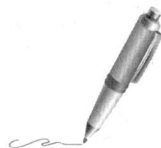

（3）告知患者 HP 根除方案的潜在不良反应及用药依从性的重要性。

岗位对接

本任务是药学类、药品服务与管理专业学生必须掌握的内容，为成为合格的药学服务人员奠定坚实的基础。

本任务对应岗位包括西药药师、医药商品购销员、药品销售岗位的相关工种。

上述从事药学服务及药品销售相关所有岗位的从业人员均需掌握常见病消化性溃疡的常用药物及其用法用量、不良反应、注意事项等。培养学生问病荐药及合理用药的能力，有助于开展药学服务工作。

重点小结

1. 消化性溃疡是指在各种致病因子的作用下，消化道黏膜发生的炎症与坏死性病变，以胃溃疡和十二指肠溃疡多见。

2. 消化性溃疡的治疗目的在于缓解症状、促进溃疡愈合、防止并发症、预防复发。

3. 治疗药物包括：①抗酸药；②抑制胃酸分泌药物：H_2 受体拮抗剂、PPI 等，PPI 是治疗消化性溃疡的首选药；③加强胃黏膜保护作用的药物：米索前列醇、硫糖铝、枸橼酸铋钾等；④根除幽门螺杆菌（Hp）药物：推荐四联疗法：铋剂 + PPI + 2 种抗菌药物；⑤促进胃动力药物：甲氧氯普胺、多潘立酮、莫沙必利等；⑥解除平滑肌痉挛药物：溴丙胺太林、阿托品、山莨菪碱等。

4. 正规维持治疗：方案为标准剂量的半量，睡前服用，即西咪替丁 400mg 或雷尼替丁 150mg 或法莫替丁 20mg 睡前 1 次服用。NSAIDs 溃疡复发的预防不推荐使用 H_2RA，而代之以 PPI 或米索前列醇。

5. 药物治疗的同时要注意规律饮食，多吃清淡细软饮食，注意细嚼慢咽。

目标检测

单项选择题

1. 西咪替丁的药理作用机制是
    A. 激动 H_1 受体　　　　B. 阻断 H_1 受体　　　　C. 激动 H_2 受体
    D. 阻断 H_2 受体　　　　E. 阻断质子泵受体

2. 抑制胃酸最强的药物是
    A. 多潘立酮　　　　　　B. 奥美拉唑　　　　　　C. 雷尼替丁
    D. 哌仑西平　　　　　　E. 枸橼酸铋钾

3. 奥美拉唑的作用机制是
    A. 阻断 H_2 受体　　　　B. 阻断 M 受体　　　　C. 阻断质子泵
    D. 阻断胃泌素受体　　　E. 阻断多巴胺受体

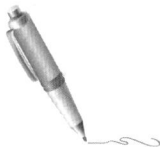

4. 硫糖铝属于

    A. 抗酸药   B. 胃酸分泌抑制药   C. 黏膜保护药

    D. 胃肠解痉药   E. 抗幽门螺杆菌药

5. 宜于餐后或睡前服用的组胺 H_2 受体阻断剂是

    A. 奥美拉唑   B. 地塞米松   C. 枸橼酸铋钾

    D. 多潘立酮   E. 法莫替丁

6. 宜于晨起或餐前服用的质子泵抑制剂是

    A. 奥美拉唑   B. 地塞米松   C. 枸橼酸铋钾

    D. 多潘立酮   E. 法莫替丁

7. 宜于餐前 1 小时服用的胃黏膜保护剂是

    A. 奥美拉唑   B. 塞米松   C. 枸橼酸铋钾

    D. 多潘立酮   E. 法莫替丁

8. 患者，女，45 岁，因强直性脊柱炎住院，同时伴有胃溃疡、高血压及糖尿病，药师审核医嘱，发现应当禁用的药品是

    A. 硝苯地平   B. 阿司匹林   C. 雷尼替丁

    D. 格列齐特   E. 二甲双胍

9. 组胺 H_2 受体阻断的抑酸作用强度比较，正确的是

    A. 法莫替丁 > 雷尼替丁 > 西咪替丁

    B. 西咪替丁 > 雷尼替丁 > 法莫替丁

    C. 雷尼替丁 > 法莫替丁 > 西咪替丁

    D. 雷尼替丁 > 西咪替丁 > 法莫替丁

    E. 法莫替丁 > 西咪替丁 > 雷尼替丁

10. 服用后可能导致口中有氨味、舌苔、大便呈灰黑色的药物是

    A. 奥美拉唑   B. 硫糖铝   C. 枸橼酸铋钾

    D. 西咪替丁   E. 泮托拉唑

11. 抗酸剂碳酸氢钠可引起的典型不良反应是

    A. 血糖升高   B. 血尿酸升高   C. 低镁血症

    D. 定向力障碍   E. 胀气

12. 消化性溃疡病药物治疗的要求是

    A. 缓解症状，治愈溃疡   B. 防止复发和并发症，价格合理

    C. 缓解症状，治愈溃疡，防止复发和并发症，避免药物严重不良反应

    D. 避免药物严重不良反应   E. 缓解症状，防止不良反应

13. 下列哪一症状，主张联用胃动力药

    A. 明显的腹胀、胃酸反流   B. 上腹压痛

    C. 恶心呕吐、腹泻   D. 胃出血

    E. 腹痛症状明显

14. 男性患者，59 岁，诊断为消化性溃疡病，医生为其开具了抗菌药物，该患者应用抗菌药的目的是

    A. 抗幽门螺杆菌   B. 保护胃黏膜

    C. 减轻溃疡病的症状   D. 抑制胃酸分泌

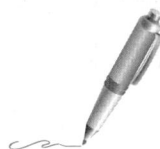

E. 清除肠道寄生菌

15. 消化性溃疡的正规维持治疗下列说法正确的是

A. 方案为 H_2RA 标准剂量的半量，睡前服用

B. 方案为 H_2RA 标准剂量，睡前服用

C. 首选 PPI

D. 米索前列醇半量睡前服用

E. NSAIDs 溃疡复发的预防推荐使用 H_2RA

（蒋　鸣）

第六节　慢性阻塞性肺疾病的药物治疗与用药指导

扫码"学一学"

学习目标

知识要求　**1. 掌握**　慢性阻塞性肺病治疗药物的合理使用及用药注意事项。

　　　　　　2. 熟悉　慢性阻塞性肺病的临床表现与分期。

　　　　　　3. 了解　慢性阻塞性肺病的病因。

案例导入

案例：患者，男，65 岁，因"反复咳嗽、咳痰 30 多年，加重伴喘息 4 天"入院。4 天前患者受凉后咳嗽、咳痰加重，痰量明显增多，伴有喘息、气紧、口唇发绀、面色潮红等症状，无畏寒、发热、鼻塞和头昏症状，偶有痰中带血。患者的咳嗽、咳痰症状常于季节变化时复发，每年大于 3 个月，就诊于当地医院。本次患者入院后，痰的一般细菌和真菌涂片检查显示革兰阳性球菌（4＋），革兰阴性杆菌（4＋）、真菌（－）。肺功能检查结果显示患者存在以极重度阻塞性为主的混合性通气功能障碍，大、小气道气流重度受阻，气道阻力增高，气道传导下降，重度肺气肿，弥散功能重度降低，通气储备功能重度下降，过度通气，肺功能极重度受损。肺功能检查结果表明气道阻塞可逆性小。入院诊断：慢性阻塞性肺疾病急性加重。

讨论：试根据患者病情拟定合理治疗方案。

一、慢性阻塞性肺疾病概述

（一）慢性阻塞性肺疾病因

慢性阻塞性肺疾病（chronic obstructive pulmonary disease，COPD）是由于慢性支气管炎和肺气肿导致气流受限为特征的一类疾病。气流受限不完全可逆，呈进行性发展，部分患者可伴有气道高反应性，与肺部对有害气体或有害颗粒的异常炎症反应有关。本病以气道、

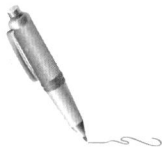

肺实质和肺血管的慢性炎症为特征。

慢阻肺的发病是遗传与环境因素共同作用的结果。

1. 遗传因素　某些遗传因素可增加慢阻肺发病的危险，即慢阻肺有遗传易感性。已知的遗传因素为 α1 – 抗胰蛋白酶缺乏。α1 – 抗胰蛋白酶是一种蛋白酶抑制剂，重度 α1 – 抗胰蛋白酶缺乏与非吸烟者的肺气肿形成有关。

2. 吸烟　吸烟是慢阻肺最重要的环境发病因素。吸烟者的肺功能异常率较高，吸烟者死于慢阻肺的人数多于非吸烟者。被动吸烟也可能导致呼吸道症状及慢阻肺的发生。

3. 空气污染　空气中的烟尘或二氧化硫明显增加时，慢阻肺急性加重显著增多。其他粉尘也能刺激支气管黏膜，使气道清除功能遭受损害，为细菌入侵创造条件。木材、动物粪便、农作物残梗、煤炭等，以明火或在通风功能不佳的火炉中燃烧，可导致严重的室内空气污染，是导致慢阻肺的重要危险因素。

4. 职业性粉尘和化学物质　当职业性粉尘及化学物质（烟雾、过敏原、有机与粉尘、工业废气等）的浓度过大或接触时间过久，均可导致慢阻肺的发生。接触某些特殊物质、刺激性物质、有机粉尘及过敏原也可使气道反应性增加。

另外，呼吸道感染及社会经济地位也与慢性阻塞性肺疾病有密切的关系。

拓展阅读

慢性阻塞性肺疾病发病机制

慢阻肺的发病机制尚未完全明确，肺部炎症反应、氧化应激、蛋白酶和抗蛋白酶失衡等在慢阻肺的发病中起重要作用。

1. 慢性炎症反应：慢阻肺主要以外周气道、肺实质和肺血管中增加的巨噬细胞为特征，同时还伴有活化的中性粒细胞和 T 淋巴细胞等炎症细胞均参与了 COPD 的发病过程。急性加重期较稳定期炎症反应更为明显。所有这些炎症细胞和上皮细胞及其他结构细胞一起释放多种炎症介质。炎症介质水平增高，吸引循环中的炎症细胞，放大炎症过程，诱导结构改变。

2. 氧化应激：氧化应激可能是慢阻肺重要的炎症放大机制。氧化应激的生物标志物(如过氧化氢)在慢阻肺患者呼出气冷凝液、痰、体循环中浓度升高。慢阻肺急性加重时，氧化应激进一步加重。氧化剂由香烟及其他吸入颗粒刺激产生，并通过巨噬细胞和中性粒细胞等活化的炎症细胞释放出来。

3. 蛋白酶 – 抗蛋白酶失衡：已有证据表明慢阻肺患者肺组织中蛋白酶与抗蛋白酶表达失衡，前者可降解结缔组织，后者与之相反。蛋白酶介导弹性蛋白的破坏，后者是肺实质中重要的结缔组织成分，这种破坏是肺气肿的重要特征。

（二）慢性阻塞性肺疾病临床表现

1. 症状　多于中年发病，好发于秋冬寒冷季节。症状为慢性咳嗽、咳痰，少数可仅咳嗽不伴咳痰，甚至有明显气流受限但无咳嗽症状。痰为白色泡沫或黏液性，合并感染时痰量增多，转为脓痰。典型症状为气促或呼吸困难，早期仅于剧烈活动时出现，后逐渐加重，甚至发生于日常活动和休息时。晚期常有体重下降、食欲减退、精神抑郁和/或焦虑等，合

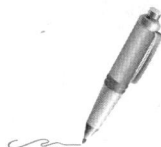

并感染时可咳脓痰。后期出现低氧血症和/或高碳酸血症，可并发慢性肺源性心脏病和右心衰竭。

2. 体征　患者可出现桶状胸，部分患者呼吸变浅，频率增快，严重者可有缩唇呼吸等。两肺呼吸音减弱，呼气期延长，部分患者可闻及湿性啰音和/或干性啰音。低氧血症者可出现黏膜和皮肤发绀等。

（三）慢性阻塞性肺疾病临床分期

1. 急性加重期　患者呼吸道症状加重，超过日常变异水平，需要改变治疗方案。表现为咳嗽、咳痰、气短和/或喘息加重，痰量增多，脓性或黏液脓痰，可伴有发热等。

2. 稳定期　咳嗽、咳痰和气短等症状稳定或症状轻微，病情基本恢复到急性加重前的状态。

二、治疗药物的合理使用

（一）常用治疗药物

药物治疗可以缓解慢阻肺症状，减少急性加重的频率和严重程度，改善健康状况和运动耐量。慢阻肺常用药物包括支气管扩张剂、糖皮质激素、磷酸二酯酶抑制剂以及其他药物（祛痰药、抗氧化剂等）。

1. 支气管扩张剂　支气管扩张剂可松弛支气管平滑肌、扩张支气管、缓解气流受限，是控制慢阻肺症状的主要治疗措施。短期按需应用可缓解症状，长期规律应用可预防和减轻症状，增加运动耐力。与口服药物相比，吸入剂的不良反应小，因此多首选吸入治疗。主要的支气管扩张剂有 β_2 受体激动剂、抗胆碱能药物及茶碱类药物。

（1）β_2 受体激动剂　β_2 受体激动剂分为短效（SABA）和长效（LABA）。沙丁胺醇和特布他林为短效定量雾化吸入剂，数分钟内起效，15～30min 达到峰值，疗效持续 4～6h，每次剂量 100～200μg（每喷 100μg），24h 内不超过 8～12 喷。主要用于缓解症状，按需使用。福莫特罗为长效定量吸入剂，1～3min 起效，作用持续 12h 以上，常用剂量为 4.5～9μg，每日 2 次。

（2）抗胆碱能药物　主要品种有异丙托溴铵气雾剂，为短效 M 受体阻断剂（SAMA），可阻断 M 胆碱受体，30～90min 达最大效果，可维持 6～8h，使用剂量为 20～40μg（每喷 20μg），每日 3～4 次，该药不良反应小，长期吸入可改善慢阻肺患者的健康状况。噻托溴铵是长效 M 受体阻断剂（LAMA），作用长达 24h 以上，干粉剂为 18μg（每吸 18μg），每日 1 次，喷雾剂为 5μg（每吸 2.5μg），每日 1 次，长期使用可增加深吸气量，减低呼气末肺容积，改善呼吸困难，提高运动耐力和生命质量，也可减少急性加重频率。

（3）茶碱　可解除气道平滑肌痉挛、改善心搏出量、舒张全身和肺血管、增加水钠排出、兴奋中枢神经系统、改善呼吸肌功能及某些抗炎作用。缓释型或控释型茶碱每日口服 1～2 次可以达到稳定的血浆浓度，对治疗慢阻肺有一定效果。

2. 抗炎药物

（1）糖皮质激素　很多研究发现规律单独吸入糖皮质激素（ICS）不能改变 FEV1（最大深吸气后做最大呼气，最大呼气第一秒呼出的气量的容积）的长期下降，也不能改变慢阻肺患者的病死率，因此不推荐单用吸入激素治疗。对于中度到极重度的慢阻肺患者而言，有频发急性加重风险的患者，ICS/LABA 联合使用，在改善肺功能、健康状态和减少急性加重方面比单药更有效。慢阻肺稳定期不推荐长期口服糖皮质激素。

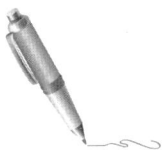

（2）磷酸二酯酶－4（PDE－4）抑制剂　PDE－4抑制剂的主要作用是通过抑制细胞内环腺苷酸降解来减轻炎症。罗氟司特为口服药物，1次/d，无直接扩张支气管作用。

3. 其他药物

（1）祛痰药　慢阻肺患者的气道内产生大量黏液分泌物，可促使其继发感染，并影响气道通畅，应用祛痰药有利于气道引流通畅，改善通气功能，但其效果并不确切，仅对少数有黏痰的患者有效。常用药物有盐酸氨溴索、乙酰半胱氨酸、羧甲司坦等。

（2）抗氧化剂　慢阻肺患者的气道炎症导致氧化负荷加重，促使其病理生理变化。应用抗氧化剂大剂量N－乙酰半胱氨酸（0.6g，2次/d）等可降低疾病反复加重的频率。

（3）抗菌药　只用于有感染的情况，不需长期使用。

（二）药物治疗分期

慢阻肺急性加重的治疗目标是尽量降低本次急性加重的不良影响，预防未来急性加重的发生。根据慢阻肺急性加重严重程度的不同和/或基础疾病严重程度的不同，患者可以在门诊接受治疗或住院治疗。超过80%的急性加重的患者可以在门诊接受药物治疗，包括使用支气管扩张剂、糖皮质激素和抗生素。

1. 急性加重期治疗

（1）支气管扩张剂治疗　增加短效支气管扩张剂的剂量和/或频率，联合SABA（如沙丁胺醇2.5mg或特布他林5mg，3次/d，雾化吸入）和SAMA（如异丙托溴铵500μg，每日3~4次，雾化吸入），或者两种速效支气管扩张剂的复方制剂（如复方异丙托溴胺，每支2.5ml，含异丙托溴铵500μg和沙丁胺醇2.5mg，每次2.5ml，每日3~4次，雾化吸入）。

（2）考虑雾化ICS（如吸入用布地奈德混悬液，每次2mg，3~4次/d，疗程10~14d，雾化吸入等）或口服糖皮质激素（如泼尼松30~40mg，5~7d）治疗。

（3）目前推荐抗菌药物治疗的指征　①呼吸困难加重、痰量增加和脓性痰3个必要症状；②脓性痰在内的2个必要症状；③需要有创或无创机械通气治疗。

（4）其他对症支持治疗。如祛痰止咳，可口服溴己新8~16mg，每日3次；氨溴索30mg，每日3次等。

（5）急性加重病情缓解后纳入慢阻肺稳定期管理。

2. 稳定期治疗

慢阻肺稳定期患者的治疗目标是减轻当前症状，包括缓解症状，改善运动耐力和改善健康状况；降低未来风险，包括预防疾病进展，预防和治疗急性加重，减少病死率。

（1）按需使用支气管扩张剂如沙丁胺醇或特步拉林。

（2）对于轻度或中度气流受限的患者，如果短效支气管扩张药未控制症状，可增加LAMA或LABA，上述药物治疗患者仍持续存在症状，建议采用联合治疗，包括ICS/LABA、双支气管扩张剂（LAMA/LABA）。

（3）有严重气流阻塞（FEV1占预计值% <50%）、症状多或频发急性加重的患者，建议采用联合治疗，包括ICS/LABA或LAMA/LABA。

（4）如果诊断慢阻肺合并哮喘，起始治疗应该为ICS/LABA。

（5）经上述治疗如果症状缓解不明显、频发急性加重的患者，可以采取ICS/LABA/LAMA三联治疗。

（6）疫苗：流感疫苗的应用可减少慢阻肺患者发生严重疾病和死亡，所有年龄≥65岁

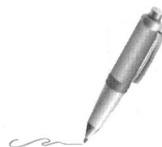

的患者推荐注射肺炎链球菌疫苗。

（7）其他辅助治疗药物包括茶碱缓释片、抗氧化治疗等。

三、用药注意事项与患者教育

（一）用药注意事项

1. 规范应用抗菌药物

（1）严格把握抗菌药物使用指征：COPD 患者出现呼吸困难加重、痰量增加、脓性痰时，或患者需要无创或有创机械通气时可考虑应用抗菌药物。

（2）应按照患者生理、病理、免疫状态而进行合理用药，注意特殊人群如新生儿、老年人、妊娠与哺乳期妇女、肝肾功能减退、重度营养不良、低蛋白血症与免疫缺陷等者的抗感染药选用品种、剂量、疗程的特殊性，确保用药安全。

2. 规范应用糖皮质激素

（1）当 COPD 急性加重时可考虑短期给予全身性激素治疗，待缓解后改为维持量或转为吸入给药。

（2）稳定期不主张应用口服或静脉激素。

（3）吸入型糖皮质激素长期、高剂量用药时，可能发生全身不良反应，包括肾上腺皮质功能低下、儿童青少年发育迟缓、骨内矿物质密度减少、白内障和青光眼，对长期接受吸入型糖皮质激素治疗的患儿建议定期监测身高。

（4）患有活动性肺结核者及肺部真菌、病毒感染者，儿童、妊娠及哺乳期妇女慎用吸入型糖皮质激素。

（5）鉴于少数患者在用药后可发生声音嘶哑和口腔咽喉部位的念珠菌感染，吸入后立即采用氯化钠溶液漱口，以降低进入体内的药量和减少口腔真菌继发感染的机会。

（6）如发生感染，则应给予抗菌药物，应用抗菌药物前宜采样进行细菌培养和药物敏感试验。

（7）联合应用茶碱等磷酸二酯酶抑制剂时，建议进行血浆药物浓度监测。

3. β₂受体激动剂　对心血管功能不全、高血压、甲状腺功能亢进症患者及妊娠期妇女慎用；老年人及对 β₂ 受体激动剂敏感者慎用；使用时应从小剂量开始，逐渐加大剂量。

4. 异丙托溴铵　对妊娠期妇女慎用；对阿托品类药过敏者禁用；患有闭角型青光眼、良性前列腺增生症者（可导致急性尿潴留）慎用。

（二）患者教育

（1）减少危险因素暴露：戒烟是影响慢阻肺自然病程最有力的干预措施。减少室外空气污染暴露，减少生物燃料接触，使用清洁燃料，改善厨房通风，并减少职业粉尘暴露和化学物质暴露。

（2）秋冬季注意保暖，预防感冒；保持室内空气新鲜，定时开窗通风。

（3）学会自我控制病情的技巧如腹式呼吸及缩唇呼吸锻炼等。

（4）掌握吸入剂的正确使用方法。

（5）若有严重肺功能不全、精神不安者，慎用镇静药，因其能抑制呼吸、促使肺性脑病的发生。必要时可用少量镇静剂，如水合氯醛，但禁用吗啡、可待因等。

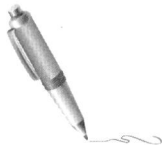

岗位对接

本任务是药学类、药品服务与管理专业学生必须掌握的内容，为成为合格的药学服务人员奠定坚实的基础。

本任务对应岗位包括西药药师、医药商品购销员、药品销售岗位的相关工种。

上述从事药学服务及药品销售相关所有岗位的从业人员均需掌握慢性阻塞性肺病的常用药物及其用法用量、不良反应、注意事项等。培养学生合理用药的能力，有助于开展药学服务工作。

重点小结

1. 慢性阻塞性肺疾病（COPD）是由于慢性支气管炎和肺气肿导致气流受限为特征的一类疾病。

2. 慢阻肺病因与遗传、吸烟、空气污染、职业性粉尘、呼吸道感染及社会经济地位有关。

3. 慢阻肺临床分为急性加重期和稳定期。

4. 治疗药物包括：①支气管扩张剂（β_2受体激动剂、抗胆碱能药物、茶碱）。②抗炎药物（糖皮质激素、PDE – 4抑制剂）。③祛痰药。④抗氧化剂。⑤抗菌药。

5. 急性加重期增加短效支气管扩张剂的剂量和/或频率，可联合雾化吸入糖皮质激素治疗。如有感染配合应用抗菌药物。其他对症支持治疗。

6. 稳定期按需使用支气管扩张剂。有严重气流阻塞、症状多或频发急性加重的患者，建议采用联合治疗。

目标检测

扫码"练一练"

单项选择题

1. 患者，77岁，患阻塞性肺疾病10年余，近日着凉后，咳嗽、咳黄痰、气喘加剧，伴发热，患者最需要的治疗是

　　A. 抗心律失常治疗　　　　B. 抗菌药物治疗　　　　C. 保肝治疗

　　D. 强心剂治疗　　　　　　E. 平喘、镇咳、祛痰治疗

2. 控制COPD症状的最重要治疗药物是

　　A. 利尿药　　　　　　　　B. 祛痰药　　　　　　　C. 抗菌药

　　D. 支气管舒张剂　　　　　E. 糖皮质激素

3. COPD症状加重、痰液增加且呈脓性时应给予的药物

　　A. 利尿药　　　　　　　　B. 祛痰药　　　　　　　C. 抗菌药

　　D. 支气管舒张剂　　　　　E. 糖皮质激素

4. 罗氟司特属于

　　A. 祛痰药　　　　　　　　B. 糖皮质激素

　　C. 磷酸二酯酶抑制剂　　　D. β_2受体激动剂　　　E. 抗氧化剂

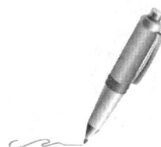

5. 起效快、迅速缓解急性哮喘发作和支气管平滑肌痉挛的药品是
　　A. 布地奈德　　　　　　　　　B. 扎鲁司特　　　　　　　　　C. 沙丁胺醇
　　D. 羧甲司坦　　　　　　　　　E. 多索茶碱

6. 可稀释痰液并借助咳嗽反射帮助痰液排出避免堵塞气管的药品是
　　A. 布地奈德　　　　　　　　　B. 扎鲁司特　　　　　　　　　C. 沙丁胺醇
　　D. 羧甲司坦　　　　　　　　　E. 多索茶碱

7. 起效较缓慢，应告知患者使用后漱口的药物是
　　A. 异丙托溴铵气雾剂　　　　　B. 孟鲁司特钠咀嚼片　　　　　C. 茶碱片
　　D. 沙丁胺醇气雾剂　　　　　　E. 布地奈德吸入剂

8. 患者，男，48 岁，患有青光眼 3 年。今日因慢阻肺急性发作，给予舒张支气管、抗炎等治疗，该患者应慎用的药物是
　　A. 多索茶碱注射液　　　　　　B. 布地奈德混悬液
　　C. 孟鲁斯特钠咀嚼片　　　　　D. 沙丁胺醇气雾剂
　　E. 异丙托溴铵气雾剂

9. 慢性阻塞性肺病急性加重期伴脓痰者宜选用的治疗方案是
　　A. 长效 β_2 受体激动剂 + 吸入型糖皮质激素
　　B. 吸入型糖皮质激素 + 磷酸二酯酶抑制剂
　　C. 抗菌药物 + 短效支气管舒张剂 + 糖皮质激素
　　D. 吸入型糖皮质激素 + 镇咳药 + 抗过敏药
　　E. 吸入型糖皮质激素 + 祛痰药 + 镇咳药

10. 慢性阻塞性肺病稳定期患者（FEV1 < 50%）宜选用的治疗方案是
　　A. 长效 β_2 受体激动剂 + 吸入型糖皮质激素
　　B. 吸入型糖皮质激素 + 磷酸二酯酶抑制剂
　　C. 抗菌药物 + 短效支气管舒张剂 + 糖皮质激素
　　D. 吸入型糖皮质激素 + 镇咳药 + 抗过敏药
　　E. 吸入型糖皮质激素 + 祛痰药 + 镇咳药

11. 属于磷酸二酯酶抑制剂的平喘药是
　　A. 沙美特罗　　　　　　　　　B. 孟鲁司特　　　　　　　　　C. 多索茶碱
　　D. 布地奈德　　　　　　　　　E. 噻托溴铵

12. 可与吸入性糖皮质激素合用的长效 β_2 受体激动剂是
　　A. 多索茶碱　　　　　　　　　B. 孟鲁司特　　　　　　　　　C. 福莫特罗
　　D. 噻托溴铵　　　　　　　　　E. 沙丁胺醇

13. 可与吸入性糖皮质激素合用的长效 M 胆碱受体阻断剂是
　　A. 多索茶碱　　　　　　　　　B. 孟鲁司特　　　　　　　　　C. 沙美特罗
　　D. 噻托溴铵　　　　　　　　　E. 沙丁胺醇

14. 慢阻肺急性发作期首选的治疗药物是
　　A. 短效 β_2 受体激动剂　　B. 白三烯受体阻断剂　　　　　C. 吸入性糖皮质激素
　　D. 磷酸二酯酶抑制剂　　　　　E. M 胆碱受体阻断剂

（蒋　鸣）

实训五　常见疾病用药咨询实训

项目一　高血压的用药指导

一、实训目的

1. 掌握常用高血压药物的药品名称、用法用量、不良反应及注意事项。
2. 熟悉高血压的问病内容。
3. 能够根据患者的病情和特点，推荐相应的药品，并进行合理用药指导。.
4. 提高接待礼仪水平和沟通交流能力。

二、实训器材

模拟病人、高血压常用药物、典型病例

三、实训内容

1. 原发型高血压
2. 高血压伴糖尿病
3. 妊娠性高血压
4. 高血压伴消化性溃疡

四、实训方法

1. 将班级学生分为若干组，每组根据教师要求准备剧本，通过情景模拟的形式，进行问病练习。其余同学认真观看。

2. 问病内容

（1）问患者基本情况：姓名、年龄、性别、职业、药物过敏史。

（2）问主要症状：是否测过血压，血压具体多高；是否头晕、头痛，休息能否缓解；每次发作的时间及持续时间，有无规律性。

（3）问诱因：发病前是否有发热、精神刺激或是否用药。

（4）问伴随症状：有无恶心、呕吐、耳鸣、胸闷、气促，肢体活动障碍等。

（5）问诊疗经过：发病后作过什么检查，检查结果如何？有无确诊？曾用何药治疗，药物的剂型、剂量、用法是什么，疗效如何。

（6）问一般情况：饮食、睡眠、大小便、体重有无改变，生活是否规律，有无不良生活习惯（如抽烟、酗酒、经常熬夜等），工作是否受影响。

（7）问既往病史、用药史、家族史（家中有无相同症状患者）。

3. 明确诊断：说出诊断依据。

4. 推荐药品：说出具体药品名称、用法用量。

5. 指导用药：告知用药疗程、常见不良反应、药物相互作用、用药注意事项。

6. 健康教育：指导饮食、运动、情绪管理等。

7. 讨论：各小组指出其问病和回答的成功和不足之处，由教师最后进行总结。

五、考核方式

根据课堂讨论总结，每组制定出高血压患者的药物治疗方案，说明选药依据，写出用

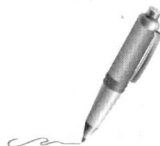

药注意事项。

项目二　消化性溃疡的用药指导

一、实训目的

1. 掌握常用治疗消化性溃疡药物的药品名称、用法用量、不良反应及注意事项。
2. 熟悉消化性溃疡的问病内容。
3. 能够根据患者的病情和特点，推荐相应的药品，并进行合理用药指导。.
4. 提高接待礼仪水平和沟通交流能力。

二、实训器材

模拟病人、消化性溃疡常用药物、典型病例

三、实训内容

1. 胃溃疡（Hp 阴性）
2. 十二指肠溃疡
3. 胃溃疡（Hp 阳性）

四、实训方法

1. 将班级学生分为若干组，每组根据教师要求准备剧本，通过情景模拟的形式，进行问病练习。其余同学认真观看。

2. 问病内容

（1）问患者基本情况：姓名、年龄、性别、职业、药物过敏史。

（2）问主要症状：有无腹痛，腹痛的部位、程度、发作时间（餐前或餐后）、持续时间、进食后能否缓解，好发季节。

（3）问诱因：发病前是否饮食不规则、受凉、压力大、情绪激动。有无长期应用非甾体类抗炎药史。

（4）问伴随症状：有无反酸、嗳气、上腹饱胀、厌食。大便次数、性状、颜色。

（5）问诊疗经过：发病后作过什么检查（如内镜检查、^{13}C 呼吸试验），检查结果如何？有无确诊？曾用何药治疗，药物的剂型、剂量、用法是什么，疗效如何。

（6）问一般情况：睡眠、体重有无改变，生活是否规律；询问饮食习惯及生活习惯。

（7）问既往病史、用药史、家族史。

3. 明确诊断：说出诊断依据。

4. 推荐药品：说出具体药品名称、用法用量。

5. 指导用药：告知用药疗程、常见不良反应、药物相互作用、用药注意事项。

6. 健康教育：指导饮食、运动、情绪管理等。

7. 讨论：各小组指出其问病和回答的成功和不足之处，由教师最后进行总结。

五、考核方式

根据课堂讨论总结，每组制定出消化性溃疡患者的药物治疗方案，说明选药依据，写出用药注意事项。

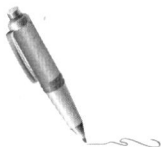

第七章

临床常见药物的中毒与解救

学习目标

知识要求　**1. 掌握**　药物中毒的一般救治原则，掌握巴比妥类、苯二氮䓬类镇静催眠药、阿片类药物、有机磷、香豆素类杀鼠药、重金属等中毒的救治措施，掌握药物中毒的特效解毒剂或拮抗剂。
　　　　　　2. 熟悉　常见药物中毒的症状表现。
　　　　　　3. 了解　常见药物中毒的对症治疗方法。

案例导入

案例： 患者小李，女性，24 岁，有抑郁病史，近期因找工作屡遭拒绝而受到打击，表现的抑郁沉闷，情绪低落，某日因服用安定（地西泮）15 片约 2 小时后由家属送往医院救治。入院时，出现嗜睡的表现，但是可以将其唤醒，生命体征比较平稳，患者仍有判断能力，但会有一定的定向力障碍，走路摇晃，走不太稳，说不清楚话，医生诊断为顿服大量安定片导致的急性中毒，并立即为其进行催吐、洗胃处理，过程顺利，至洗液澄清、无色无味。另以硫酸钠导泻，促进药物排泄，并给予输液，保持体液平衡并促进药物从肾排除。状态稳定后，准予出院。

讨论： 1. 患者的症状属于是哪类药物中毒？
　　　　 2. 医护人员给予的救治措施有哪些？

第一节　中毒的一般救治措施

一、概述

　　某种物质接触或进入机体后，能够侵害机体组织器官，并在其中发生化学或物理作用，从而破坏机体的正常生理功能，引起机体功能性或器质性病理改变的过程，称为中毒。具有这种作用的物质称为毒物。

　　中毒在临床上可以分为急性中毒（毒物进入体内后 24h 内发病）、慢性中毒、亚急性中毒。中毒的严重程度与后果往往取决于毒物的剂量、毒物的作用时间以及诊断和救治是否准确与及时等因素。对于急性中毒，因起病急骤，症状严重，病情变化迅速，常危及患者生命，必须尽快依据症状表现，准确诊断并采取紧急救治措施，以挽救生命、降低损害、

扫码"学一学"

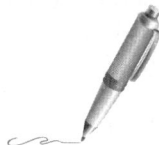

避免后遗症。对未知毒物中毒不能判定时，应尽快进行毒物成分分析。

二、中毒的一般救治原则

毒物种类很多，中毒方式各异，部分毒物有特效解毒药，而有些毒物尚无特效解毒药，但救治原则大致相同。急性中毒救治的步骤是：①快速脱离中毒环境；②迅速判断患者的生命体征，及时处理威胁生命的症状；③尽快清除尚未吸收的毒物；④对已吸收的毒物加快排泄；⑤有特效解毒剂的及时进行解毒治疗；⑥支持与对症治疗。

（一）清除未吸收的毒物

1. 吸入性中毒 应尽快使患者脱离中毒环境，呼吸新鲜空气，必要时给氧或进行人工呼吸。

扫码"看一看"

2. 经皮肤和黏膜吸收中毒

（1）除去污染的衣物，清除皮肤、黏膜上的毒物，并用清水或相应的溶剂清洗；皮肤接触腐蚀性毒物者，冲洗时间要求达 15~30min，并用适当的中和液或解毒液冲洗。

（2）对由伤口进入或进入身体局部的药物中毒，要用止血带结扎，阻止毒物扩散，必要时进行局部引流排毒。

（3）眼内污染毒物时，必须立即用清水冲洗 5min 以上，并滴入相应的中和剂；对固体的腐蚀性毒物颗粒，要用眼科器械将异物取出。

3. 经消化道吸收中毒 即经口摄入的毒物，对于神志清醒的患者，只要胃内尚有毒物，均应采取催吐、洗胃的方法以清除胃内毒物。

（1）催吐 清醒患者可饮水 500~600ml，刺激咽弓和咽后壁使之呕吐。或用阿扑吗啡皮下注射进行药物催吐。

注意事项：

①昏迷及休克患者禁止催吐；

②中毒引起抽搐、惊厥未被控制之前不宜催吐；

③患有食管静脉曲张、主动脉瘤、胃溃疡出血、严重心脏病等不宜催吐；

④孕妇慎用；

⑤当呕吐时，应将患者头部放低或转向一侧，以防呕吐物吸入气管发生窒息或引起肺炎。

（2）洗胃 洗胃即洗除胃内毒物，阻止毒物进一步吸收或吸附，特别适用于水溶性药物中毒。

对清醒患者灌注洗胃液 200~400ml 后，用压舌板刺激咽部，促使呕吐，反复进行，直到吐出清水无特殊气味为止。也可采用胃管插入进行洗胃，对急性中毒患者尽量将胃内容物抽出后再进行洗胃，应多次反复冲洗，直到洗出液与注入液一样清澈为止。常用洗胃液见表 7-1。

表 7-1 常用洗胃液的种类、作用及注意事项

洗胃液	作用与用途	注意事项
1:5000~1:10000 高锰酸钾溶液	为氧化剂，可破坏生物碱及有机物，常用于巴比妥类、阿片类、士的宁、烟碱、奎宁、毒扁豆碱及砷化物、氰化物、无机磷等药物中毒	①有很强的刺激性，未溶颗粒不得与胃黏膜、皮肤等接触 ②1605、1059、3911、乐果等中毒时禁用

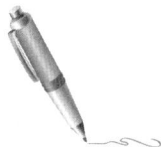

洗胃液	作用与用途	注意事项
活性炭混悬液（0.2%~0.5%）	强效吸附剂，可阻止毒物吸收，适用于有机及无机毒物中毒	对氰化物中毒无效
牛奶与水 1:1 混合	可缓解硫酸铜、氯酸盐等物质的胃肠道刺激	
鸡蛋白	可吸附砷、沉淀汞，用于砷、汞中毒	
淀粉溶液（米汤、面糊、1%~10%淀粉）	可中和碘，用于碘中毒	至洗出液不显蓝色为止
1%~2%氯化钠溶液或生理盐水	可用于砷化物、硝酸银等中毒，还可用于中毒物不明的急性中毒，可形成腐蚀性较小的氯化物	避免使用热溶液以防血管扩张，促进毒物吸收
3%~5%鞣酸溶液	可使大部分有机及无机物沉淀，如阿扑吗啡、士的宁、生物碱、强心苷类及铅等重金属	可用浓茶代替，不易久置胃中

注意事项：

①毒物经口服摄入应在 4~6h 洗胃，超过 4~6h 毒物大多已吸收，但若服毒量很大或者毒物过多，或所服毒物存在胃 - 血 - 胃循环，尽管超过 6h，仍有洗胃的指征；

②中毒引起的惊厥未被控制之前禁止洗胃，洗胃过程中若发生惊厥或呼吸停止，应立即停止洗胃并对症治疗；

③每次灌入洗胃液为 200~400ml，最多不超过 500ml，过多易将毒物驱入肠中；

④强腐蚀剂中毒患者禁止洗胃，避免引起食管及胃穿孔；

⑤洗胃时要注意减少注入液体压力，防止胃穿孔；

⑥挥发性烃类化合物（如汽油）口服中毒患者不宜洗胃，因胃反流后可引起类脂质性肺炎；

⑦应将胃内容物抽出做毒物分析鉴定。

（二）加速毒物排泄，减少吸收

经口进入的毒物，除催吐及洗胃外，还需进行导泻及洗肠等，使进入肠道的毒物尽快排出，以减少毒物在肠道的吸收。

1. 导泻 一般用硫酸钠或硫酸镁 15~30g 溶解于 200ml 水中内服导泻，以硫酸钠较为常用。注意事项：

①若毒物引起严重腹泻，禁用该法。

②腐蚀性毒物中毒或极度衰弱者禁用导泻法。

③镇静催眠药中毒时，避免使用硫酸镁导泻，因其可加重中枢抑制作用。

2. 洗肠 一般用 1% 微温盐水、1% 肥皂水或清水，或将药用炭加于洗肠液中，以加速毒物吸收后排出。

3. 利尿 大多数毒物进入机体后由肾脏排泄，因此强化利尿可加速毒物排泄，通常采用静脉补液后，静脉注射呋塞米 20~40mg，也可选用其他利尿剂。注意事项：

①因利尿剂可影响电解质平衡，患者使用时必须密切观察，以免发生电解质紊乱；

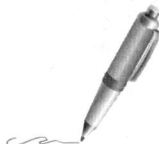

②肾衰竭患者不宜使用强效利尿剂;

③应同时考虑心脏负荷等情况。

4. 血液净化 若毒物毒性强烈或大量毒物突然进入体内后,在短时间内可导致中毒患者心、肾功能受损,采用血液净化疗法可以迅速清除体内毒物,使重症中毒患者的预后大为改观。血液净化的方法主要有血液透析、腹膜透析、血液灌注、血液滤过和血浆置换等。

(三)中毒后药物的拮抗

某些毒物有特效的拮抗剂,若在排毒的同时,配合使用特效拮抗剂效果更佳。拮抗剂可分为四类。

1. 物理性拮抗剂 药用炭等可吸附中毒物质,蛋白、牛乳可沉淀重金属,并对黏膜起保护润滑作用。

2. 化学性拮抗剂 如弱酸中和强碱,弱碱中和强酸,二巯丙醇夺取已与组织中酶系统结合的金属物等。

3. 生理性拮抗剂 生理拮抗剂能拮抗中毒毒物对机体生理功能的扰乱作用,例如,阿托品拮抗有机磷中毒、毛果芸香碱拮抗颠茄碱类中毒。

4. 特殊解毒剂 特殊解毒剂能排除或取代毒物,对抗毒性作用,减弱毒性反应,解除或减轻中毒症状,降低中毒死亡率。具体见表7-2。

表7-2 特殊解毒剂种类及适用范围

解毒剂	适用范围	解毒剂	适用范围
二巯丙醇	用于砷、汞、金、铋及酒石酸锑钾中毒	盐酸戊乙奎醚	用于有机磷农药中毒和中毒后期或胆碱酯酶(ChE)老化后维持阿托品化
二巯丁二钠(二巯琥珀酸钠)	用于锑、铅、汞、砷的中毒,并预防镉、钴、镍的中毒	亚硝酸钠	治疗氰化物中毒
依地酸钙钠(解铅乐、EDTA Na-Ca)	用于铅、锰、铜、镉等中毒,尤以铅中毒疗效好,也可用于镭、钚、铀、钍中毒	盐酸烯丙吗啡(纳络芬)	用于吗啡、哌替啶急性中毒
青霉胺(D-盐酸青霉胺)	用于铜、汞、铅中毒的解毒,治疗肝豆状核变性病	谷胱甘肽	用于丙烯腈、氟化物、一氧化碳、重金属等中毒
亚甲蓝(美蓝)	用于氰化物中毒,小剂量可治疗高铁血红蛋白血症(亚硝酸盐中毒等)	乙酰胺(解氟灵)	用于有机氟杀虫农药中毒
硫代硫酸钠(次亚硫酸钠)	主要用于氰化物中毒,也用于砷、汞、铅中毒等	乙酰半胱氨酸	用于对乙酰氨基酚过量所致的中毒
碘解磷定(解磷定)	用于有机磷中毒	纳洛酮	用于急性阿片类中毒(表现为中枢和呼吸抑制)及急性乙醇中毒

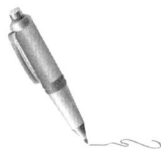

续表

解毒剂	适用范围	解毒剂	适用范围
氯磷定	用于有机磷中毒	氟马西尼	用于苯二氮䓬类药过量或中毒
双复磷	同氯磷定,用于有机磷中毒,其特点是能通过血脑屏障		
双解磷	用途同双复磷,用于有机磷中毒但其不能通过血脑屏障		

特殊解毒剂在使用时要对毒物本身的毒副作用和解毒剂的局限性有充分的认识,如有机磷和氨基甲酸酯中毒时解毒药应尽快使用,但汞中毒用巯基类络合剂的治疗时机要恰当,过分积极反而可能加强汞的肾毒性。解毒剂剂量要适宜,既要避免用量不足,又不能因过量而造成解毒剂中毒。要掌握解毒剂的适应证和禁忌证,根据不同情况正确使用。

(四)支持与对症治疗

有些毒物至今尚无有效拮抗剂及特殊的解毒疗法,抢救措施主要依赖于及时排除毒物及合理的支持对症治疗。支持与对症治疗是为了保护及恢复患者重要器官的功能,维持机体的正常代谢状态,是促使危重患者转危为安的重要措施。主要包括以下几点:

(1)卧床休息、保暖、密切观察神志、体温、脉搏、呼吸和血压等;

(2)输液或鼻饲以维持营养、水及电解质平衡;

(3)昏迷患者应注意保持呼吸道通畅,维持呼吸和循环功能,定时翻身以预防肺炎和压疮;

(4)中毒性高热必须物理降温,如无禁忌证可考虑同时使用氯丙嗪降温;

(5)惊厥时,选用抗惊厥药,如苯巴比妥钠、异戊巴比妥或地西泮等;脑水肿时,应用甘露醇或山梨醇和地塞米松等。

(6)对中毒性肾衰竭者尽早进行血液透析或腹膜透析。

第二节 催眠药、镇静药、阿片类药物中毒与解救

一、巴比妥类镇静催眠药

巴比妥类镇静催眠药主要有长效的苯巴比妥、巴比妥,中效的戊巴比妥、异戊巴比妥,短效的司可巴比妥以及超短效的硫喷妥钠等。

服用长、中效巴比妥类药物,中毒后至出现昏迷、休克或呼吸衰竭的时间往往较长,相反,短效巴比妥类中毒后,往往较快出现休克和缺氧血症,昏迷更深,预后也相对较差。

(一)中毒症状

巴比妥类药物中毒分为急性中毒和慢性中毒。急性中毒即短时间内大量服用巴比妥类药物,临床表现主要以中枢神经系统抑制症状为主,需要紧急救治。慢性中毒主要是由于长期滥用或过量使用所致,除有轻度中毒症状外,还伴有精神症状。

扫码"学一学"

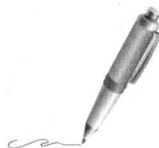

1. 中枢神经系统症状 轻度中毒时，有头胀、眩晕、头痛、语言迟钝、动作不协调、嗜睡、感觉障碍、瞳孔缩小或扩大、血压下降、恶心、呕吐等，神志尚清醒。

重度中毒可有一段兴奋期，而后抑制，患者可发生狂躁、谵妄、幻觉、惊厥、瞳孔放大（有时缩小）、全身反应迟缓，角膜、咽、腱反射均消失，瞳孔对光反射存在，昏迷逐渐加深。

2. 呼吸系统症状 轻度中毒时，一般呼吸正常或稍缓慢。重度中毒时，由于呼吸中枢受抑制，呼吸减慢、变浅不规则，或呈潮式呼吸，如并发肺部感染时，则有呼吸困难及发绀，严重时可引起呼吸衰竭。最终可因呼吸中枢麻痹、休克或长期昏迷并发肺部感染而死亡。

3. 循环系统症状 可引起血流动力学及微循环的改变，致使血管扩张及血管通透性增加引起血浆渗出，使血压下降，最终导致休克。皮肤发绀、湿冷，脉搏快而微弱，尿量减少或尿闭。

4. 消化系统症状 轻度中毒可有恶心、呕吐。重度中毒可发生中毒性肝炎，出现黄疸、出血及肝功能异常。

（二）中毒解救

（1）给予人工呼吸、给氧等支持治疗。

（2）洗胃。服药 5~6h 内的中毒患者应立即洗胃，一般可用 1:5000 高锰酸钾溶液，将胃内药物尽量洗出；洗胃后可留置硫酸钠溶液于胃内（成人 20~30g），以促进药物排泄。不宜用硫酸镁，其可加重中枢抑制。

（3）洗肠。凡是应用巴比妥类药物灌肠引起中毒者，应用上述洗胃液洗肠。

（4）利尿。应用利尿剂可加速毒物排泄。呋塞米 40~80mg 静注，病人尿量应保持在 300~400ml/h，但须注意维持水、电解质平衡。长效巴比妥类排尿量增加最明显，而中、短效巴比妥类排泄量增加不明显。

（5）碱化尿液。以 5% 碳酸氢钠液静脉滴注以碱化尿液，加速排泄。但异戊巴比妥主要经肝脏代谢，碱化尿液的效果稍差。

（6）酌用中枢兴奋剂。中毒者深度昏迷或呼吸衰竭时可酌情使用贝美格、尼可刹米、洛贝林等，但一般不做常规用药，应用中注意防止惊厥和心律失常，给予输液支持血液循环，并根据情况给予必要的药物。

二、苯二氮䓬类镇静催眠药

苯二氮䓬类因安全范围大，不良反应较少，是目前临床上最常用的镇静催眠药。常用的有地西泮、硝西泮、氯硝西泮、氟西泮、三唑仑等。

（一）中毒症状

（1）表现有嗜睡、眩晕、运动失调、精神异常、尿闭、便秘、乏力、头痛、反应迟钝等症状。

（2）严重中毒时，可出现昏迷、血压降低、呼吸抑制、心动缓慢和晕厥。

（3）偶可发生过敏性皮疹、白细胞减少症和中毒性肝炎。

阿普唑仑与其他苯二氮䓬类药物混合中毒时可引起死亡，与酒精混合中毒也可引起死亡。

（二）中毒解救

（1）应立即催吐、洗胃、硫酸钠导泻，以排除药物。

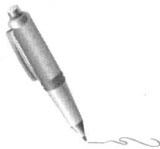

（2）血压下降时，选用去甲肾上腺素、间羟胺等升压药。

（3）输液，保持体液平衡并促进药物从肾脏排出。

（4）呼吸抑制时给氧，必要时做人工呼吸，酌用呼吸中枢兴奋药如尼可刹米等。

（5）使用特异性拮抗剂。

支持治疗是足够的，需注意的是血液透析和血液灌流疗法不能清除血液中的本类药品。

（三）特效解毒剂

氟马西尼是苯二氮䓬类镇静催眠药的特异性拮抗剂，能通过竞争抑制苯二氮䓬类受体，阻断苯二氮䓬类药物的中枢神经系统作用。小剂量即可快速逆转苯二氮䓬类的作用，起效快，但作用时间短，用于解救时，应多次重复使用。首次静脉注射剂量为 0.3mg，如果在 60s 内未达到所需的清醒程度，可重复使用直至患者清醒或达总量 2mg。如果再度出现昏睡，可以每小时静脉滴注 0.1～0.4mg 药物。滴注的速度应根据所要求的清醒程度进行个体调整。氟马西尼可致焦虑、头痛、眩晕、恶心、呕吐、震颤等不良反应，可能引起急性戒断状态；对本品过敏者、对苯二氮䓬类药或乙醇曾经出现过戒断症状者、对苯二氮䓬类药有身体依赖者、癫痫患者和颅内压较高者禁用。

拓展阅读

镇静催眠药及合理使用

当今社会不少人受到失眠的困扰，长时间失眠会对身体、精神、工作、学习造成影响。此时，可通过镇静催眠药干预治疗。镇静催眠药物是一类中枢神经系统抑制药，用来诱导和维持睡眠，包括苯二氮䓬类、巴比妥类和其他镇静催眠药。镇静催眠药对中枢神经系统的作用随着剂量的增加，发生由量变到质变的变化：依次起到镇静、催眠、抗惊厥、麻醉、麻痹的作用。当中枢系统处于麻痹状态时已经达到中毒剂量。因此，镇静催眠药用对了才是"药"，用错了就是"毒"。

催眠药的品种较多，各有特点，不可简单地认为催眠药就能够使人睡好觉，而随意使用。要针对失眠的原因和病情做出正确的诊断。合理使用镇静催眠药，我们需要注意以下几点：

1. 偶尔失眠，尽量不吃催眠药，要尽快找出失眠原因，对因施治。

2. 饮酒后忌用催眠药，因酒与药物可产生双重抑制作用，使人昏睡、不醒、呼吸及循环中枢受到抑制，出现呼吸减慢，血压下降，休克甚至呼吸停止而死亡。

3. 长期应用同一种镇静催眠药易产生耐药性及依赖性，应交替使用。

4. 半夜醒来最好不要追加催眠药，极可能带来抑制呼吸和抑制大脑神经等严重后果。

5. 服用镇静催眠药次日白天可引起困倦、头晕、嗜睡等症状，服用后应避免驾车、操纵机器和高空作业，以免发生事故。

三、阿片类药物

阿片类药物主要包括阿片、吗啡、可待因、复方樟脑酊及罂粟碱等，这类药物在作用

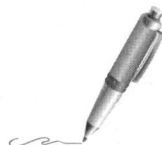

的同时还可产生欣快感，增加患者重复用药的欲望，易成瘾，误服大量或反复应用本品，可引起中毒，主要作用在中枢神经系统，为先兴奋后抑制，以抑制为主。巴比妥类及其他催眠、镇痛药与本类药物有协同作用，合用时需谨慎。饮酒者使用治疗量吗啡也可致中毒。

（一）中毒症状

（1）轻度急性中毒患者有头痛、头晕、恶心、呕吐、兴奋或抑郁。患者有幻想，失去时间和空间感觉，并可有便秘、尿潴留及血糖增高等。

（2）重度中毒时有昏迷、针尖样瞳孔和高度呼吸抑制三大特征。当脊髓反射增强时，常有惊厥、牙关紧闭和角弓反张。呼吸先变浅而慢，后出现叹息样呼吸或潮式呼吸，常并发肺水肿。发生休克时，瞳孔散大。

（3）急性中毒12h内多死于呼吸麻痹，或可并发肺部感染，超过48h存活者，预后较好，因此应尽量争取抢救时间。

（4）慢性中毒（阿片瘾或吗啡瘾）表现为食欲不振、便秘、消瘦、衰老及性功能减退。戒断药物时有精神萎靡、呵欠、流泪、冷汗、失眠，甚至虚脱等表现。

（二）中毒解救

发现阿片类药物中毒后，首先确定中毒途径，尽快排出毒物。

（1）对口服中毒者，以1∶2000高锰酸钾溶液洗胃，或诱导催吐；因幽门痉挛可能导致少量药物长时间滞留胃内，故口服中毒较久者也应洗胃，但禁用阿扑吗啡催吐，以免加重中毒。同时，还应服用利尿剂和泻药，促进毒物的排泄，减少人体对毒素的吸收。

（2）若为皮下注射过量吗啡，应速用止血带扎紧注射部位上方，局部冷敷以延缓吸收，结扎时应间歇放松，以免肢体坏死。

（3）静滴葡萄糖生理盐水，促进排泄，防止脱水。

（4）维持呼吸功能，保持呼吸道通畅，当呼吸抑制时，可吸氧或人工呼吸，用阿托品以刺激呼吸中枢，禁用士的宁等中枢兴奋剂，因其可与吗啡类对中枢神经的兴奋作用叠加而诱发惊厥。

（5）对重度中毒患者，可给予血液透析和血液灌流治疗。

（6）使用阿片类药物拮抗剂。

（7）对慢性中毒患者的治疗，在2~3周内逐渐撤药物，同时给予巴比妥类或其他镇静剂对症处理。

（三）特效解毒剂

纳洛酮和烯丙吗啡（纳洛芬）为阿片类中毒的首选拮抗剂，其化学结构与吗啡相似，可与吗啡样物质竞争阿片受体，阻断吗啡的作用，从而消除吗啡等药物引起的呼吸和循环抑制等症状。纳络酮0.4~0.8mg肌注或静注，阿片类及其他麻醉性镇痛药成瘾者，注射本品时，会立即出现戒断症状，要注意掌握剂量。个别患者可诱发心律失常、肺水肿、甚至心肌梗死。高血压及心功能不良患者慎用。纳络芬（丙烯吗啡）5~10mg/次肌注或静注，必要时间隔10~15min重复注射。小剂量时可促使吗啡成瘾者发生戒断反应，大剂量时有一定镇痛作用及烦躁和焦虑等拟精神作用。

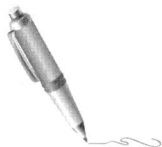

拓展阅读

使用阿片类药物一定会上瘾吗？

阿片类药物是从阿片（罂粟）中提取的生物碱及其衍生物，为中枢镇痛药，用于缓解急性锐痛，如严重创伤、烧伤、手术等以及晚期癌痛。它通过与中枢神经系统内的阿片受体结合而发挥作用。阿片类镇痛药主要包括可待因、双氢可待因、氢吗啡酮、羟考酮、美沙酮、吗啡、芬太尼和哌替啶(度冷丁)等。

阿片类药物有其双面性，不规范的使用易产生依赖性和成瘾性。阿片类药物是良药还是毒药关键在于是否合理、规范、科学的镇痛。在医生的指导下使用阿片类药物控制急性疼痛是较为安全的，应选择适当的镇痛剂量，即在整个用药期间既能充分镇痛又无不可耐受的副作用的剂量。给药途径应以无创给药为首选途径。制定合理的给药时间，即按时给药非按需给药。依药物不同的药代动力学特点，制定合适的给药间隔，如患者突发性疼痛反复发作，需根据个体耐受情况调整调整药物剂量。

阿片类药物目前的给药剂型有片剂、缓释片、控释片、透皮贴剂、注射剂、栓剂、舌下含片等，长期使用该类药物治疗癌痛，尤其是口服或透皮贴剂按时给药，发生成瘾的危险性极小。控释、缓释型或透皮给药的方式，按时用药可以避免出现过高的峰值血药浓度，从而减少发生成瘾的危险。

第三节 有机磷、香豆素类杀鼠药及各种重金属中毒与解救

扫码"学一学"

一、有机磷中毒

有机磷酸酯类是我国使用广泛、用量最大的杀虫剂，如敌敌畏、对硫磷、内吸磷、乐果、敌百虫、马拉硫磷等。急性有机磷农药中毒以神经系统损害为主，临床上主要表现为胆碱能兴奋或危象。有机磷农药进入人体主要有三个途径：经口、经皮肤及黏膜以及经呼吸道进入体内。

（一）中毒症状

有机磷农药是胆碱酯酶抑制剂，进入体内后可与胆碱酯酶结合，使其失去水解乙酰胆碱的能力，致乙酰胆碱在体内大量蓄积，使胆碱能神经受到持续冲动，导致先兴奋后衰竭的一系列的毒蕈碱样、烟碱样和中枢神经系统等症状，严重者可因昏迷和呼吸衰竭而死亡。

1. 毒蕈碱样症状 毒蕈碱样症状又称 M 样症状，是由于有机磷农药进入体内后引起副交感神经末梢兴奋，平滑肌痉挛和腺体分泌增加所致。该症状出现最早，表现为恶心、呕吐、腹痛、腹泻、多汗、流涎、尿频、大小便失禁、心跳减慢、瞳孔缩小呈针尖样、支气管痉挛且分泌物增加、咳嗽、气急，严重患者可出现憋喘、极度呼吸困难、发绀、大汗淋漓等症状。

2. 烟碱样症状 烟碱样症状又称 N 样症状，是由于乙酰胆碱在横纹肌神经肌肉接头处过度蓄积和刺激所致。表现为骨骼肌兴奋，如肌束震颤、肌力减退、肌痉挛、肌麻痹（包

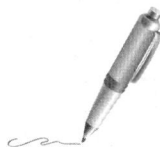

括呼吸肌）、血压升高等。

3. 中枢神经系统症状　主要是引起中枢神经调节功能紊乱，大量积聚主要表现为中枢神经系统抑制，早期可有头晕、头痛、乏力，逐渐出现烦躁不安、谵妄、抽搐及昏迷。严重时可发生呼吸中枢衰竭或脑水肿而死亡。

（二）中毒解救

（1）将患者立即脱离中毒现场，呼吸道吸入者，应立即到新鲜空气场所，有条件者可吸氧，若为皮肤黏膜沾染，应立即脱去衣物，并用肥皂水或其他碱性溶液充分清洗皮肤和黏膜。

（2）经口中毒者，应先抽出胃液和毒物，并用 2% 碳酸氢钠溶液（敌百虫忌用，因其可在碱性溶液中转化为毒性更强的敌敌畏）或 1∶5000 高锰酸钾溶液（对硫磷忌用）反复洗胃，直至洗出液中无农药味，然后给予硫酸镁导泻。

（3）及早应用特殊解毒剂。

（三）特效解毒剂

1. 阿托品　阿托品能迅速对抗体内乙酰胆碱的 M 样作用，表现为松弛多处平滑肌、抑制多种腺体分泌、加快心率和扩大瞳孔等，有效减轻或消除有机磷农药中毒引起的前述 M 样症状。对中枢的烟碱受体无明显作用。1～2mg 静脉注射或肌内注射，如无效，可每隔 5～10min 重复 1 次，直至 M 胆碱受体兴奋症状消失或出现阿托品轻度中毒症状，即阿托品化，并维持 2～3 天。阿托品化的指征是面部潮红、皮肤干燥、口干、瞳孔扩大、心率加快。用阿托品治疗的原则是"早期、足量、重复给药"，达到阿托品化而避免阿托品中毒。当患者出现谵妄、躁动、幻觉、全身潮红、高热甚至昏迷时，则为阿托品中毒，应立即停用，并用毛果芸香碱解毒，不宜用毒扁豆碱。轻度中毒者，可单用阿托品治疗，中毒与重度中毒者，因阿托品不能使胆碱酯酶复活，故必须与胆碱酯酶复活剂同时应用。

2. 胆碱酯酶复活剂　胆碱酯酶复活剂可使被有机磷酸酯类抑制的胆碱酯酶恢复活性，水解体内蓄积的乙酰胆碱，常用的有碘解磷定、氯磷定、双复磷等，一般注射给药。胆碱酯酶复活剂对内吸磷、对硫磷、甲拌磷、乙硫磷、治螟磷、苯硫磷、辛硫磷、毒死蜱、特普等中毒疗效较好，对敌敌畏、敌百虫、乐果、氧乐果、马拉硫磷、二嗪磷等中毒疗效较差或无效，此种情况应以阿托品治疗为主。切勿两种或多种复活剂同时应用，以免其毒性增加。复活剂只可解除 N 样作用和中枢症状，促进昏迷的苏醒，对 M 样作用和防止呼吸中枢抑制的作用较差，故与阿托品合用有协同效果。但复活剂用量过大、注射过快或未经稀释直接注射，均可引起中毒，须特别注意。复活剂在碱性溶液可以水解生成剧毒的氰化物，故不能与碱性药物并用。若中毒已超过 3 天或慢性中毒患者体内的乙酰胆碱酯酶已老化，则使用复活剂无效。碘解磷定水溶性较低，久置可释放出碘，对碘过敏者禁用该品，可改用氯解磷定。

二、香豆素类杀鼠药中毒

香豆素类杀鼠药常因误食或主动吞食自杀而中毒。它属于抗凝血类杀鼠药，作用机理是干扰凝血酶原的合成，破坏正常凝血机制及增加出血倾向。

（一）中毒症状

出血是最大特征，但在此症状出现前常有 2～5 天潜伏期，主要表现为精神极度沉郁，体温升高，恶心、呕吐、食欲减退，随后出现贫血、鼻出血、齿龈出血、呕血、血尿、血便等出血表现，出血、凝血时间延长。出血还可发生在胸腹腔、大脑、脊椎、关节，出现呼吸困难、跛行、关节疼痛等。皮肤可见疱疹状紫癜。慢性中毒可表现为贫血、水肿、心力衰竭，末期可出现痉挛和麻痹。

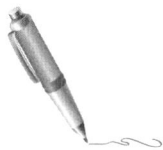

（二）中毒解救

（1）口服中毒者，应及早催吐、洗胃和导泻。注意洗胃禁用碳酸氢钠溶液。

（2）使用特效解毒剂。

（3）大剂量维生素 C 可降低血管的通透性，促进止血，出血严重者可输新鲜全血治疗。

（三）特效解毒剂

维生素 K_1 可促使肝脏合成凝血酶原，起到凝血的作用，为特效拮抗药。维生素 K_3 和维生素 K_4 无效。维生素 K_1 10～30mg 静脉滴注，每日 1～3 次，或先静脉注射 50mg，再改为 10～20mg 肌内注射，每日 1～4 次。出血症状好转后逐渐减量，可继续口服维生素 K_1，出血现象消失、凝血酶原时间及凝血酶原活动度正常后停药。

三、重金属中毒

重金属中毒包括铅、汞、砷、镉、铬等中毒。重金属离子能够使蛋白质的结构发生不可逆的改变，从而影响组织细胞功能，会引起中毒反应。中毒时可引起消化系统、神经系统、呼吸系统、血液系统、肾脏、心血管等组织器官的损害，对人体健康造成威胁，严重者可致死。

（一）铅中毒

患者由于长期接触铅及铅化物，引起人体组织产生一定毒性，铅中毒的途径有很多，一般由呼吸道进入，还可被消化系统吸收进入血液循环发生中毒。

1. 中毒症状

主要表现在神经系统、消化系统和血液系统方面。

（1）神经系统 可出现神经衰弱、多发性神经病和脑病。神经衰弱是铅中毒早期和较常见的症状之一，有头昏、头痛、全身无力、记忆力减退、睡眠障碍、多梦等症。多发性神经病表现为肢端麻木。脑病，为最严重的铅中毒，表现类似癫痫发作、脑膜炎、精神病等综合征。

（2）消化系统 轻者表现为一般消化道症状，如恶心、呕吐和食欲不振，还会导致持续的肚子疼，重者出现腹绞痛，严重者甚至还会影响到肝脏的正常运转功能。

（3）血液系统 主要是铅干扰血红蛋白合成过程而引起其代谢产物变化，最后导致贫血，多为低色素正常红细胞型贫血。

2. 中毒解救

（1）清除毒物 尽快脱离污染源，经口进入引起的急性中毒的应立即用 1% 硫酸钠或硫酸镁洗胃，形成难溶性盐，防止大量吸收，洗胃后可灌服活性炭以吸附毒物。以硫酸镁或硫酸钠导泻。

（2）驱铅治疗 铅中毒的特效解毒药为金属络合剂，常用有二巯丁二钠、硫代硫酸钠、依地酸钙钠（解铅乐）等，解铅乐对铅中毒的效果最好。依地酸钙钠、二巯丁二钠均可静脉注射给药，二巯丁二钠也可口服给药。络合剂不能移出骨铅，治疗后体内铅再分布，可使血铅水平反弹，症状反复，可再给予络合剂治疗。

（3）对症治疗 如果出现腹部绞痛，可给予 0.5mg 阿托品肌内注射或 10% 葡萄糖酸钙 10ml 静脉注射进行治疗。有中毒性肝病、中毒性肾病、中毒性脑病、继发性贫血时，应对症处理。

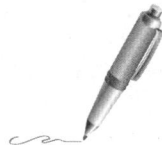

（二）汞中毒

汞是液态金属，易在常温下蒸发，故汞中毒是常见的职业中毒。汞中毒以慢性为多见，主要是长期吸入汞蒸气和汞化合物粉尘所致。短时间吸入高浓度汞蒸气或口服大量无机汞可致急性汞中毒。

1. 中毒症状

（1）急性汞中毒　患者经口摄入大量的汞，十几分钟就会对口腔造成急性腐蚀，引发口腔炎、胃肠炎。随即还会出现咽喉灼痛、恶心、呕吐、腹痛、腹泻等一系列消化道症状，呕吐物和排泄物中均可见血性黏液以及脱落的胃肠坏死组织，胃肠道病变继续发展可至胃肠道穿孔。3～5d后，可出现肾功能衰竭及肝肾损害。短时间大量吸入高浓度汞蒸气会有明显的口内金属味，继而头昏、乏力、发热，牙龈红肿出血，口腔黏膜溃疡，呼吸系统出现咳嗽、胸痛，少数患者出现间质性肺炎，肾功能衰竭等。

（2）慢性汞中毒　长期与汞元素接触，患者会头晕头痛，睡眠质量差，随病情发展情绪易激动、易抑郁、焦虑。患者可有面红、易出汗、皮肤容易出现划痕等自主神经功能紊乱症状。另外肌肉震颤与牙龈充血等一些口腔症状也比较典型。口腔卫生不良者，齿龈交界处会出现蓝黑色硫化汞"汞线"。慢性汞中毒也会对患者肾脏造成损害，但其损害程度较轻。

2. 中毒解救

（1）急救处理　口服汞中毒者，应立即用碳酸氢钠或温水洗胃催吐，切忌用盐水，有增加汞吸收的可能。然后口服生蛋清、牛奶或豆浆，吸附毒物，保护胃黏膜并防止大量吸收，或用活性炭吸附，再用硫酸镁导泻。吸入汞中毒者，应立即撤离现场，更换衣物。

（2）驱汞治疗　使用驱汞剂可降低汞负荷，缓解中毒症状，临床上使用的驱汞剂有二巯基丙磺酸钠、二巯基丁二钠、二巯丙醇、青霉胺等。急性汞中毒可用5%二巯基丙磺酸钠溶液，静脉注射，一般治疗1周左右。也可选用二巯丁二钠肌内注射或静脉注射，疗程5～7天，二巯丙醇肌内注射，疗程一般为10天。青霉胺在以上药物无效时可考虑使用。需注意霉素过敏者禁用。治疗过程中若患者出现急性肾功能衰竭，则驱汞应暂缓，对症治疗，或在血液透析配合下作小剂量驱汞治疗。

（3）对症支持治疗　重症患者补液，纠正水、电解质紊乱，注意口腔护理，并可应用糖皮质激素，改善病情。发生接触性皮炎时，可用3%硼酸湿敷。对症支持疗法对有机汞中毒尤为重要，主要用以保护各重要器官特别是神经系统的功能，单纯驱汞并不能阻止神经精神症状的发展。

岗位对接

熟悉药物的使用方法和不良反应，熟悉特效解毒剂的使用和注意事项。做好药物中毒的预防措施，加强毒物宣传，普及有关中毒的预防和急救知识。加强麻醉药品处方、精神类药品处方适宜性的审核，正确调配处方，对麻醉药品、精神类药品分别登记账卡，严格执行四查十对制度，以免误服药物或用药过量，指导患者正确使用镇静催眠药和镇痛药，加强对麻醉药品和精神类药品的管理和保管，防止药物外泄和出现差错。

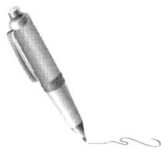

重点小结

　　药物中毒在临床上较常见，可分为急性中毒、慢性中毒和亚急性中毒。对于药物的急性中毒，救治原则一般为：先让患者尽快脱离中毒环境，迅速判断患者的中毒来源，并及时处理威胁生命的症状；通过清洗皮肤和黏膜、催吐、洗胃等方式清除体表及体内未吸收的毒物，利用导泻、洗肠、利尿、血液净化等方法加速毒物排泄，减少毒物吸收；对有特效解毒剂或拮抗剂者适时的给予解毒处置，并积极地开展对症与支持治疗。本章详细介绍了巴比妥类及苯二氮䓬类镇静催眠药的中毒症状和解救方法，苯二氮䓬类镇静催眠药的特效解毒剂氟马西尼的使用和注意事项；阿片类药物发生中毒时的主要症状和解救措施，以及阿片类药物的特效解毒剂纳洛酮和纳洛芬的使用和注意事项；有机磷中毒的症状和解救方法，特效解毒剂阿托品和胆碱酯酶复活剂的使用和注意事项；香豆素类杀鼠药中毒及解救，铅、汞等重金属的中毒与救治措施，以及驱铅、驱汞的金属络合剂等。

目标检测

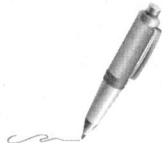

扫码"练一练"

一、单项选择题

1. 一般情况下，以洗胃方式解救毒性物质中毒的有效时间为
　　A. 毒物进入体内 2~4h 以内　　　B. 中毒后 4~6h 以内
　　C. 毒物进入体内 6~8h 以内　　　D. 中毒后 6~8h 以内
　　E. 毒物经口进入体内 6h 以内

2. 以下所列项目中，处理误服毒物不久、神志尚清醒的中毒患者的首要措施是
　　A. 给氧气吸入　　　　　　B. 静脉补液　　　　　　C. 导泻与洗肠
　　D. 催吐、洗胃　　　　　　E. 清除皮肤、黏膜上的毒物

3. 以下药物中毒事例中不宜用硫酸镁导泻的是
　　A. 降压药中毒　　　　　　B. 镇静药中毒　　　　　　C. 解热镇痛药中毒
　　D. 抗结核药中毒　　　　　　E. 镇痛药中毒

4. 不宜选静滴 5% 碳酸氢钠注射液碱化尿液的情况是
　　A. 司可巴比妥中毒　　　　B. 异戊巴比妥中毒　　　　C. 苯巴比妥中毒
　　D. 苯妥英钠中毒　　　　　　E. 巴比妥类中毒

5. 下列有机磷酸酯类中毒的症状中，阿托品应用后不能缓解的是
　　A. 大汗淋漓　　　　　　　　B. 骨骼肌震颤
　　C. 恶心、呕吐、腹痛、腹泻
　　D. 心率减慢　　　　　　　　E. 呼吸困难

6. 下列药物中，能解救香豆素类灭鼠药中毒的是
　　A. 乙酰胺　　　　　　　　B. 阿托品　　　　　　　C. 维生素 B_6
　　D. 维生素 K_1　　　　　　E. 普萘洛尔

7. 苯二氮䓬类药物中毒的特异性治疗药物为
　　A. 氟马西尼　　　　　　　B. 去甲肾上腺素　　　　　C. 纳洛酮

D. 醒脑静

E. 回苏灵

8. 阿片类药物中毒的首选拮抗剂为

A. 美沙酮

B. 纳洛酮

C. 士的宁

D. 阿托品

E. 可拉明

9. 实施某些毒物中毒解救过程中，应用胆碱酯酶复活剂解救的注意事项是

A. 胆碱酯酶复活剂对毒蕈碱样作用较强

B. 胆碱酯酶复活剂不需要稀释，可直接注射

C. 胆碱酯酶复活剂与阿托品联用无协同作用

D. 中毒已经超过 3 日使用胆碱酯酶复活剂仍然有效

E. 切勿两种或多种胆碱酯酶复活剂同时应用，以免毒性增加

10. 发生铅中毒时，下列哪种金属解毒剂对铅效果最好

A. 二巯丁二钠

B. 硫代硫酸钠

C. 依地酸钙钠

D. 青霉胺

E. 二巯基丙磺酸钠

二、配伍选择题

[1-3] 解救毒物经口中毒的注意事项

A. 强利尿

B. 实施血液净化

C. 催吐

D. 洗胃

E. 导泻

1. 肾衰竭者不能

2. 严重心脏病患者不能

3. 毒物引起严重腹泻者不能

[4-6]

A. 1∶2000 ~ 1∶5000 高锰酸钾溶液

B. 药用炭 2 份，鞣酸、氧化镁各 1 份的混合物 5g 加温水 500ml

C. 3% 过氧化氢溶液 10ml 加入 100ml 水中

D. 1% ~ 2% 氯化钠溶液或生理盐水

E. 3% ~ 5% 鞣酸溶液

4. 常用于中毒药物不明的急性中毒的洗胃液是

5. 可吸附、沉淀或中和药物的洗胃液是

6. 可使大部分有机及无机化合物沉淀的洗胃液是

[7-11] 药物中毒症状

A. 引发口腔炎、胃肠炎甚至胃肠穿孔，肾功能衰竭

B. 头昏、头痛、全身无力、记忆力减退、睡眠障碍、多梦等症

C. 精神萎靡、呵欠、流泪、冷汗、失眠

D. 嗜睡、眩晕、运动失调、精神异常、尿闭、便秘、乏力、头痛、反应迟钝等症状

E. 肌束震颤、肌痉挛、肌麻痹

7. 苯二氮䓬类轻度中毒出现的症状为

8. 阿片类药物慢性中毒症状为

9. 汞中毒的症状为

10. 有机磷中毒的症状为

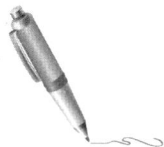

11. 铅中毒时出现的神经系统症状为

三、多项选择题

1. 为中毒病人洗胃时应注意

A. 毒物进入体内时间在 4～6h 之内应洗胃，任何毒物在体内超过 6h 洗胃均无效

B. 中毒引起的惊厥未被控制之前禁止洗胃

C. 每次灌入洗胃液的量越多，洗胃效果越好

D. 洗胃时要注意减低注入液体的压力，防止胃穿孔

E. 挥发性烃类化合物口服中毒患者不宜洗胃

2. 有机磷中毒表现出来的三方面症状包括

A. M 样症状   B. 消化道症状   C. N 样症状

D. 中枢神经系统症状   E. 皮肤黏膜刺激症状

3. 苯二氮䓬类药物中毒的治疗措施有

A. 催吐、洗胃、导泻   B. 血压升高时，选用降压药物

C. 呼吸抑制时给氧   D. 必要时做人工呼吸

E. 特异性治疗药物为氟马西尼

4. 处理经消化道吸收中毒患者的过程中，不适于导泻的患者包括

A. 胃溃疡患者   B. 心脏病患者   C. 中毒后极度衰弱者

D. 腐蚀性毒物中毒者   E. 中毒物引起严重腹泻者

5. 应用阿托品治疗有机磷中毒时应注意

A. 轻度中毒者，可单用阿托品；中度与重度中毒者，必须与胆碱酯酶复活剂同时应用

B. 应用原则是达到"阿托品化"后改维持治疗

C. 严重缺氧的中毒者使用阿托品时应同时给氧

D. 对伴有体温升高的中毒者，慎用阿托品

E. 患者出现阿托品中毒症状时，立即停用阿托品，并用毒扁豆碱解毒

（杨　季）

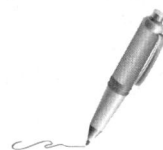

第八章

药品管理

学习目标

知识要求　**1. 掌握**　药品外观质量的识别方法和验收药品的基本方法；药品贮存和养护的基本方法；特殊管理药品的管理和使用。

　　　　　　2. 熟悉　药品陈列的基本原则、方式、技巧和艺术。

　　　　　　3. 了解　医院制剂管理与使用。

技能要求　1. 熟练掌握药品验收的基本程序和方法、合理陈列药品的基本操作技巧。

　　　　　　2. 学会根据药品固有特性合理存放和养护药品。

案例导入

案例：72岁的陈大爷患继发性高血压，一直服用左旋氨氯地平片和氢氯噻嗪片，但最近出现头晕症状，去某三甲医院就诊时，老人拿出这两种药物给医生看，接诊医生检查药品发现：药品出现松片现象，表面不光滑，部分有缺损，但没有超过该药品有效期。医生问老大爷："你在家里把这两种药片放在何种位置的？"老人回答："我住在一楼，习惯把药品放在盥洗间靠墙的水泥柜里。"

讨论：1. 根据以上药品存放信息分析药品出现松片现象，表面不光滑，部分有缺损的原因是什么？

　　　　2. 如何指导陈大爷合理贮存药品片剂？

扫码"学一学"

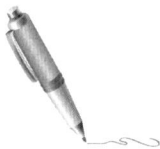

第一节　药品分类管理

　　做好药品的保管与养护工作，首先必须充分了解各种药品的分类、物理化学性质，以及剂型和包装材料与稳定性的关系。同时还要熟悉外界各种因素对药品质量产生的各种不利影响。从而提供良好的保管条件和养护方法，有效的保证有效期内药品的质量。

一、药品分类

　　根据不同的分类依据，药品各种剂型有多种不同的分类方法，便于药品陈列、管理和使用。

（一）现代药与传统药

　　1. 现代药　是用现代医学、药学理论方法和化学技术、生物学技术等现代科学技术手段发现或获得的并在现代医学、药学理论指导下用于预防、治疗、诊断疾病的具有国药准字号或进口药品注册证号、医药产品注册证号的物质。现代药是 19 世纪初发展起来的，包括化学药品、抗生素、生化药品、放射性药品、血清、疫苗、血液制品和诊断药品等，如：阿司匹林肠溶片、来曲唑片、左氧氟沙星片、注射用干扰素等。

2. 传统药 是人类在与疾病做斗争的漫长历史过程中发现、使用的，并在传统循证医学、药学理论指导下用于预防、治疗疾病的物质，如：我国的中药、蒙药、藏药、维药等。

（二）按国家基本药物和城镇职工基本医疗保险药品目录对药品进行分类

扫码"看一看"

1.《国家基本药物目录》 目录中的药品包括化学药品和生物制品、中成药和中药饮片 3 部分。化学药品和生物制品主要依据临床药理学分类；中成药主要依据功能分类；中药饮片不列具体品种，用文字表述。

化学药品和生物制品、中成药分别按药品品种编号，有"注释"的除外。不同剂型同一主要化学成分或处方组成的编一个号，重复出现时标注"＊"号。

2. 城镇职工基本医疗保险药品 为了保障职工基本医疗用药，合理控制药品费用，规范基本医疗保险用药范围管理，由国务院医疗保险行政管理部门在国家药品标准收载药品、进口药品中依据"临床必需、安全有效、价格合理、使用方便，市场能保证供应"的原则遴选了城镇职工基本医疗保险用药并列入《国家基本医疗保险和工伤保险药品目录》中。又分为"甲类目录"和"乙类目录"。

拓展阅读

《医保目录》为何要分甲类目录和乙类目录？

《医保目录》中，"甲类目录"的药品是临床治疗必需，使用广泛，疗效好，同类药物中价格低的药物。"乙类目录"的药品是可供临床治疗选择，疗效好，同类药物中比"甲类目录"药品价格略高的药物。

将《医保目录》分为甲、乙两类，主要是考虑到我国各地区间经济水平和医疗消费水平的差异很大。一方面，通过甲类目录，保障大多数职工基本的医疗需求，又能使职工根据用药适应证的个体差异和经济能力选择使用乙类目录的药品，保证职工获得有效的药品。另一方面，通过甲类目录控制全国用药的基本水平，可以宏观控制药品费用支出，同时通过乙类目录给各地根据用药习惯和经济水平留出进行调整的余地。

另外，乙类目录药品发生的费用由参保人员自付一定比例，再按基本医疗保险的规定支付。

（三）根据库区对药品进行分类

按照药品生产或经营企业所设药品库房对药品进行分类，便于在库药品编号上架和电脑查询，同时使药品易于储存养护和出库复核，一般药品生产或经营企业将药品库房分为：常温库药品、冷库药品、易串味库药品、阴凉库药品、中药材库、中药饮片库、不合格药品库、非药品库等，再对各库药品按剂型进行细化分类。例如：把常温库药品分为片剂、胶囊剂、针剂、其他剂型包括外用制剂和内服制剂。药品库房分类如下。

阴凉库：片剂、胶囊、针剂、其他剂型。

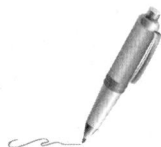

常温库：片剂、胶囊、针剂、其他剂型。

易串味库：片剂、胶囊、针剂、其他剂型。

冷库：片剂、胶囊、针剂、其他剂型。

非药品库：片剂、胶囊、针剂、其他剂型。

（四）根据药品的两重性对药品进行分类

为了准确地把握药品的治疗作用和不良反应，做到合理用药及个性化给药，根据药品的治疗作用将现代药品进行分类，能更好地反映药品的有效性和安全性。因此很多学者赞同此类分类，但这种分类方法对药品的正确储存和科学养护带来一定的难度。此类分类方法有：抗微生物药品；抗寄生虫药品；维生素、矿物质类药品；非甾体抗炎药、抗痛风药品；激素及影响内分泌药品；局部麻醉药；神经系统疾病药品；呼吸系统疾病药品；血液系统疾病药品；泌尿系统疾病药品；消化系统疾病药品；心血管系统疾病药品；抗变态反应药品；免疫系统药品；抗肿瘤病药品；调节水、电解质及酸碱平衡药品；解毒药品；诊断药品；皮肤科疾病药品；眼科疾病药品；耳鼻喉口腔疾病药品；妇产科疾病药品；计划生育药品。

（五）其他分类方法

药剂学中将现代药品按剂型或分散系统进行分类：针剂类、片剂类、水剂类、粉剂类。还有以下分类方法，根据药品来源分类：天然药品类、化学药品类、混合药品类；按照药品化学组成分类：无机药品类、有机药品类、生药类、其他生物性药品类；根据药品经营习惯和药品分类管理等进行分类：处方药、非处方药。

二、药品批准文号

生产新药或者生产已有国家标准的药品，必须经中华人民共和国药品监督管理局（NMPA）批准，并在批准文件和包装上规定该药品的专有编号，此编号包括字母称为药品批准文号，是合法药品的特征。只有获得药品批准文号，药品才可以生产、销售和使用。

（一）中华人民共和国境内生产的药品批准文号

药品批准文号格式为：国药准字 + 一位字母 + 八位数字；新药证书批准文号格式为：国药证字 + 一位字母 + 八位数字；试生产药品批准文号格式为：国药试字 + 一位字母 + 八位数字。其中化学药品使用字母"H"，中成药使用字母"Z"，通过 NMPA 整顿的保健药品使用字母"B"，生物制品使用字母"S"，体外化学诊断试剂使用字母"T"，药用辅料使用字母"F"，进口分包装药品使用字母"J"。数字第一、二位为原批准文号的来源代码，其中"10"代表原卫生部批准的药品；"19""20"代表 2002 年 1 月 1 日以前 NMPA 批准的药品；其他药品批准文号的第一、二位数字为各行政区划代码前两位，这些药品是原各省级卫生行政部门批准的转为 NMPA 的药品。第三、四位为换发批准文号或新的批准文号之年公元年号的后两位数字，原年份为"1998""1999"的换发后为"19"，原年份为"2000""2001"的换发后为"20"，但来源于 2002 年 1 月 1 日以前卫生部和 NMPA 的批准文号仍使用原文号年号的后两位数字。数字第 5 位至 8 位为顺序号。

药品批准文号采用的中华人民共和国行政区划城市 – 数字代码为：北京市 – 11、天津市 – 12、河北省 – 13、山西省 – 14、内蒙古自治区 – 15、辽宁省 – 21、吉林省 – 22、黑龙江省 – 23、上海市 – 31、江苏省 – 32、浙江省 – 33、安徽省 – 34、福建省 – 35、江西省 – 36、山东省 – 37、河南省 – 41、湖北省 – 42、湖南省 – 43、广东省 – 44、广西壮族自治区 –

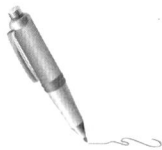

45、海南省 –46、重庆市 –50、四川省 –51、贵州省 –52、云南省 –53、西藏自治区 –54、陕西省 –61、甘肃省 –62、青海省 –63、宁夏回族自治区 –64、新疆维吾尔自治区 –65。

有药品批准文号统一格式的识别方法，可以很快判断药品的一些基本情况，可初步鉴别药品真伪，判定该药品的合法性，保障用药安全有效，因为此批准文号在 NMPA 网上可以查询。人们在买药时，要看清药品批准文号，无国药准字的批准文号或批准文号标注有问题的药品，千万不要购买和使用。

可以咨询和链接药监局网站 http：//www.nmpa.gov.cn/

（二）进口药品批准文号

1. 未经过分包装的进口药品

（1）批准文号　进口药品注册证 + 一个类别字母 + 四位数年份 + 四位数顺序号。

（2）进口药品注册证　如注射用盐酸柔红霉素，药品注册证号：H20130940；头孢呋辛酯片，药品注册证号：H20130343。

2. 经过分包装的进口药品　分包装批准文号：国药准字 + 一个类别字母 + 四位数年份 + 四位数顺序号。如精蛋白生物合成人胰岛素注射液（预混 30R），分包装批准文号：国药准字 J20160056。又如复方甘草酸苷片，分包装批准文号：国药准字 J20130077。又如甲钴胺注射液，分包装批准文号：国药准字 J20170016。

3.《医药产品注册证》　注册证号：（字母）C + 4 位年号 + 4 位数顺序号，其中 H 代表化学药品，Z 代表中药，S 代表生物制品。对于境内分包装用大包装规格的注册证，其证号在原注册证号前加字母 B。

每一种进口药品的每一规格必须有批准文号，除经 NMPA 批准的药品委托生产和异地加工外，同一药品同一规格不同生产企业有不同的药品批准文号。

岗位对接

1. 药品的分类与安全储存、科学养护具有一定的关系，不同类型的药品对储存养护的要求条件也常常不一样。

2. 掌握药品分类的主要类型，对学习药品储存与养护相关知识具有的一定帮助，更好地储存和养护药品，保证其在有效期内的质量安全。

3. 通过药品基本知识的认知，从感性到实物真真领悟药品的本质所在，即国药准字标识的物品为药品。

4. 药品品种规格数量巨大，理解药品的分类依据，是药品与临床结合的前提。

5. 不同的方法给不同药品分类，便于药品储存于养护。

三、药品验收

1. 验收原则　验收员应对购进药品和销后退回药品进行逐批抽样验收。

2. 抽样的原则　验收抽取的样品应具有代表性，采用逐批随机原则抽取。

3. 抽样检查的方法　对到货的同一批号的整件药品或单包装零药按照堆码情况随机抽样检查，药品批发或零售连锁单位按照 GSP 规定抽样，单包装零药逐一抽样。

4. 验收的内容　按照批号逐批查验药品合格证明文件；应当按照药品批号查验同批号

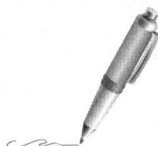

的检验报告书；验收进口药品应当有加盖供货单位原印章或质量管理专用章原印章的相关证明文件的复印件；检查药品外观质量：依据比较法需将包装容器打开，通过人的视觉、触觉、听觉、嗅觉检查，依据药品质量标准、药剂学、药物分析及药品说明书的相关知识与内容进行判断，一旦判定药品变质应按照假药处理，不得再使用。外观质量检查主要是对药品性状进行检查，药品外包装应坚固耐压、防潮、防震动，包装用的衬垫、缓冲材料应清洁卫生、干燥、无虫蛀，外包装还须印有体积、重量以及易碎、小心轻放、向上、请勿倒置、防潮、防热、防冻等储运图示标志及危险药品的包装标志，最小包装必须附有说明书；标签检查；说明书是否符合有关规定；药师应能正确识别药品有效期并加强效期药品管理，避免由于管理不当而出现近效期药品甚至过期药品，药品有效期按照年、月、日的顺序标注，年份用四位数字表示，月、日用两位数表示，其具体标注格式为"有效期至XXXX年XX月"或者"有效期至XXXX年XX月XX日"；符合规定的，予以记录；应当检查运输储存包装的封条有无损坏；验收后，对符合规定要求的已开箱药品进行复原并加盖验收标识；在验收过程中，凡发现有不符合规定要求的药品拒收，报采购部和质管部处理。

四、药品养护

药品批发或零售连锁单位养护员根据库房条件、外部环境、药品特性进行养护。重点是根据温湿度监控，及时调控。确定重点养护品种，每季度设置一次养护计划，遵循"三、三、四"养护原则。填写好相应的《药品养护档案表》。

质量疑问药品的处理：检查中如发现有质量疑问的药品，养护员立即在药品堆垛上设置黄色"暂停销售"标志牌，并在软件系统锁定该药品；养护员通知质管部进行质量复查。

养护员随时检查库房内的温湿度情况，发现其上、下限值达到临界值或接到温湿度自动监测系统预警信息时，养护员立即开启温湿度调控设备进行有效调控，并做好相关运行记录。温度：阴凉库19.5℃时，及时开启空调降温，阴凉库2.5℃时开启空调升温。相对湿度74%时，及时开启空调除湿，相对湿度36%时，及时采取增湿措施，如用湿拖把拖地等方法。温湿度调控设备在使用中发生故障时，养护员及时通知办公室联系维修处理。

五、不合格药品

媒体公布、各级药品监督部门检验出的不合格药品或监督管理部门发出禁止销售的不合格药品、购进验收中发现的不合格药品、销后退回药品中发现的不合格药品、在库养护中发现的不合格药品，质管人员根据不合格因素分类处理：属假、劣药品立即封存并及时上报上级药品监督管理部门，听候处理；不属假、劣药品因素的不合格药品，由采购部负责退回。

不合格品的处理：转入不合格品库的不合格药品，填写《不合格药品报损审批表》，在药监部门和质管部的监督下销毁。销毁结束监督和销毁人员应在《不合格药品销毁记录》上签字，《不合格药品销毁记录》由质管部保存。

六、药品易发生的变异现象和原因

无论何种药品，欲保证药品出厂后在有效期内的质量，除应重视药品的生产工艺和技术操作的改进外，绝不能忽视药品的包装材料和储存养护所规定的条件和方法；否则就会造成药品质量与药品质量标准不符的情况，使企业蒙受巨大的经济损失。因此，药学专职人员必须高度重视和严格控制药品的储存养护条件和要求，使药品在保管和养护过程中基

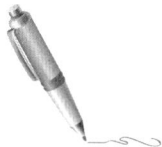

本保持其固有的理化性质，从而保证药品的有效性、安全性、均一性和稳定性。

药品在储存和养护过程中一般要受到外界环境因素如水分、氧气、二氧化碳、紫外光、温度、湿度、鼠、蛇、蚊、虫等影响，如果储存方法不当极易发生变异（变质、失效、变形等）现象，因此我们必须要采取有力措施：观察、试验、闻，降低药品发生变异的概率。

观察实例：①胃蛋白酶（实物）很容易吸收空气中的水分而产生吸湿、结块、发霉等变异现象，使其助消化能力大大降低，应采取密封置于干燥处储存。②水杨酸毒扁豆碱干燥时不易被氧化，吸湿后酯键会发生水解，进一步被氧化，颜色由白色变为红色的依色林红，使其毒性增加。

试验实例：①取阿司匹林片粉适量，加水使阿司匹林溶解立即过滤，在滤液中加入三氯化铁试液，如果溶液立即变为紫红色，证明阿司匹林部分或全部水解为水杨酸。②煅石膏吸水后试验其固化作用。闻实例：川芎含有挥发油，如果有酸气，说明酸败了。

影响药品在储存与养护中发生变异的因素有两方面，一是内在因素，主要是药品本身的物理性质、化学性质等变化引起的；二是外部因素，主要的因素有：空气、温度、湿度、紫外光、时间、霉菌、虫鼠、容器以及包装方法等。外界环境影响会促使药品变质、疗效降低或丧失药用价值，药品发生的变异现象通常有三种情况：物理变化、化学变化、生物学变化。

（一）内在因素使药品发生的变异现象

1. 药品物理性质发生的变异现象 为了做好药品的储存养护工作，药房及药品库房的工作者必须首先全面了解药品本身的物理性质，包括相对密度、燃点、熔点、挥发性、凝固点、溶解性等。例如：同样是挥发作用，有的是液体如醇、醚等，有的也可能是固体如碘或樟脑（通常称为升华）；前者变成蒸气之后极易燃烧爆炸，非常危险；而乙醇则需达到相当高的浓度才可发生燃烧。药品的物理性质引起的变异现象一般有熔化、挥发、吸湿、潮解、结块、稀释、风化、升华、凝固、变形、分层、沉淀、蒸发等，如栓剂受热熔化变形、片剂吸潮崩解、粉剂吸潮结块、甘油吸收空气中水分而稀释黏度降低等都属于物理变化。这种变异现象一般不会引起药品本身的化学性质发生改变，但化学性质引起的药品变异现象一般常伴随有物理变化。

2. 药品化学性质发生的变异现象 药品的化学结构是影响其化学性质最重要的决定因素，一般说来，有什么样的化学结构，就会表现出什么样的化学性质，有还原性基团（官能团）或低价态无机物的药物，此药品就易被氧化，影响氧化的因素对此药品都将有一定的影响，如醛基、芳伯氨基、酚羟基、巯基、吩噻嗪环、二烯醇、硫酸亚铁、碘化钾、氯化亚汞等结构的药物，这些药品就易被氧化。有氧化性的基团就能被还原剂还原。药品有酯键、酰胺键、苷键、醚键等，一般情况下易被水解。药品酸性比碳酸弱的有机酸碱金属盐的水溶液，在空气中就不稳定，易吸收二氧化碳发生置换反应本身溶解性或化学性质改变而显浑浊。例如：四环素在 pH2~6 条件下易发生差向异构化；头孢噻肟钠在光照下顺式异构向反式异构转化；氨苄西林水溶液室温放置 24h 可生成无抗菌活性的聚合物；药品的钠盐在储存与养护中，一般易发生吸湿现象；含有巯基的药品一般具有大蒜气味。由化学结构引起的药品变异现象很多，主要表现为水解、氧化、光化分解、碳酸化、变旋、聚合、异构化、脱羧等。药品与药品之间、药品与溶剂、药品与附加剂、药品与容器、药品与外界物质、药品与杂质等都能发生化学反应而导致药品的变异，因此在药品的储存养护中必须引起高度重视，克服引起药品变异现象的根源，是保证药品性质稳定的重要手段和途径。

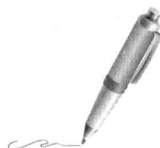

3. 剂型和辅料　同一药品制备成不同的剂型，其稳定性也不相同，加入的辅料如抗氧剂不同，对药品的稳定性也不同。

4. 包装材料　易氧化变质的药品用金属器具包装，其金属离子将加速药品的氧化速度，含有酚羟基的药品与铁剂结合将使药品变色。

（二）外界因素使药品发生的变异现象

1. 空气　空气是各种气体的混合物。主要有氮气、氧气、二氧化碳及稀有气体等，氧气、二氧化碳对某些药品的质量影响较大。此外，在空气中还含有水蒸气及灰尘等固体杂质和微生物。在工业城市和工厂附近还混杂有氯、三氧化硫、二氧化硫、盐酸蒸气、氨等有害气体。

（1）氧气。氧的化学性质非常活泼，露置空气中的药品常易受氧的作用而被氧化变质、失效，甚至产生毒性。许多药品都能被空气中的氧缓缓氧化，如亚铁、亚汞盐类、碘化物、亚硝酸盐、硫代硫酸盐等能被氧化成高铁、高汞、碘、硝酸盐、二氧化硫；醇氧化成醛，醛氧化成酸；油脂及含油脂软膏因氧化而酸败；各种挥发油氧化后产生臭味、沉淀或颜色变深；有机砷剂因氧化而变质；维生素 C 因氧化分解失效等等。药品的氧化，往往可以使药品发生变色、异臭等的改变。此外，还要注意氧的助燃性，可促使易燃药品燃烧，甚至产生爆炸。

（2）二氧化碳。药品吸收空气中的二氧化碳而变质的作用叫碳酸化。二氧化碳使药物产生的变异现象有：改变药物的酸度，促使药物分解变质，导致药物产生沉淀，引起固体药物变质，和药物发生化合反应。如氨茶碱露置空气中吸收二氧化碳后，析出茶碱而不溶于水；磺胺类钠盐、巴比妥类钠盐、苯妥英钠等与二氧化碳作用后，分别生成游离型磺胺类药品、巴比妥类药品、苯妥英等游离体皆难溶于水；某些氢氧化物、氧化物和钙盐等药品都可吸收空气的二氧化碳而生成碳酸盐或碱式碳酸盐。硫酸亚铁是一个用于缺铁性贫血的药品，人体口服后，经过代谢，由大便排出，颜色是黑色的。本品有还原性，同时还能吸收空气中的水分和二氧化碳，形成碱式碳酸铁，失去其应有的疗效作用，这时人体口服后，虽然排出的大便是黑色，但并没有达到治疗的目的。

2. 光　药品在光的作用下进行的反应称为光化反应也称光歧化反应。红外线有显著的热效应，紫外线能量较大，它能直接引起或促进（催化）药品的氧化、变色、分解等化学反应，因此储存与养护不当，就会加速药品的变异。光化作用的结果因药品性质不同产生的变异现象也不同，有的变色、有的产生沉淀、有的在外观上并没有什么特异的变化。药品发生此种变异现象后，往往使药品的疗效降低或失效，毒性增加，这类药品应该避光或遮光保存。硝酸甘油片、氨茶碱片、地平类片降压药等在紫外光作用下，会发生光分解，引起变质。地平类药品如硝苯地平片在紫外光作用下，生成氢化吡啶衍生物和硝基吡啶衍生物即 2，6 – 二甲基 –4 –（2 – 硝基苯基）–3，5 – 吡啶二甲酸二甲酯（杂质）与 2，6 – 二甲基 –4 –（2 – 亚硝基苯基）–3，5 – 吡啶二甲酸二甲酯（杂质），毒性增加。

3. 温度　温度是药品变异现象的重要影响因素，常引起药物的变异现象有：高温失效、低温变质。因此每一种药品在储存养护中都要求在一定的温度范围内，中国药典及其他各国药典也都对此项作了专门规定。保持适当的温度是保证药品储存质量的关键环节。如有的生物制品类药品在 2 ~ 10℃以上就会发生质量变异，有的生物制品类药品在阴凉处保存。

4. 湿度　水蒸气在空气中的含量叫湿度，一般用相对湿度（RH）的大小来量度，药品随地区和温度的高低而变化。一般来说，温度愈高，空气中含的水蒸气愈多。湿度太大

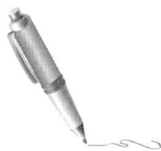

能使药品潮解、液化、稀释、水解、形状变化、变质或霉烂；湿度太小，也容易使含结晶水的某些药品风化，因此药品储存要求相对湿度（RH）为 35%～75%。

储存药品时间的长短对药品本身的安全性、稳定性和原有质量也有影响，超过有效期的药品按劣药论处，所有药品都有有效期，必须在有效期内使用。另外就是其他人为因素如放置方向、运输速度、堆码压力等都对药品的质量也有一定影响。因此，各国药典对药品均规定了不同的有效期，我国药品有效期表示方式为有效期至，国外药品有效期表示方式为失效期，表示的意义和时间期限是不相同的，如有效期至 2019 年 02 月表示该药品只能按规定剂量在 2019 年 02 月 28 日（包括 28 日）内使用完，而失效期为 2019 年 02 月表示该药品只能按规定剂量在 2019 年 02 月 01 日（不包括 01 日）前使用完。

案例导入

案例：2017 年 2 月 16 日，经宁夏回族自治区药品检验所等 6 家药品检验机构检验，标示为成都明日制药有限公司生产的批号为 150502 的地氯雷他定片，山西太原药业有限公司（原太原制药厂）和昆明振华制药厂有限公司生产的批号分别为 160204、160103、160705 和 20141104 的复合维生素 B 片，山西云鹏制药有限公司生产的批号为 A160401、C151103 的胱氨酸片等不合格。

分析：样品来源于医院和药品批发公司。不合格项目包括性状、鉴别、含量测定，以及检查项下的有关物质、重量差异、细菌数等。这与药品养护密切相关。

国家食品药品监督管理总局对上述不合格药品，相关省（区、市）食品药品监督管理局已采取查封扣押等控制措施，要求企业暂停销售、使用、召回产品，并进行整改。并指定生产企业所在地省（区、市）食品药品监督管理局对上述企业依据《中华人民共和国药品管理法》第七十三、七十四、七十五条等规定对生产销售不合格产品的违法行为进行立案调查，在一个月内做出处罚决定，将处罚结果报告总局并向社会公开。所有处罚均应处罚到相关责任人。

岗位对接

1. 药品本身的物理性质、化学性质会随储存时间的增长而变化，这是造成药品质量不稳定的内在因素，要十分熟悉或掌握基本药物的理化性质。

2. 空气、温度、湿度、光线、霉菌、虫鼠、包装容器以及包装方法等外界环境因素的影响，会促使药品变质、疗效降低或丧失药用价值，储存药品时务必综合考虑这些因素。根据药品性质合理储存药品，并能解决药品储存中存在的问题。

（三）人为因素使药品发生的变异现象

1. 震荡因素 人促红素在慢性肾病和非肾病所致贫血的治疗中起着重要作用。但不同的配方和储存条件变化（搬运时震动）可能会改变人促红素二级结构，导致先前隐藏的抗原决定簇暴露或产生具有免疫原性的结构，而使人促红素具有抗原性。这使得一些人促红素制剂较易刺激人体产生抗体，而出现纯红细胞再生障碍性贫血（PRCA）。因此，人促红

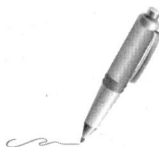

素在流通、储存和使用过程中应注意：尽量静脉注射或皮下注射；冷处储存；切勿震动。

2. 人和软件因素 药学人员的素质对药品质量的优劣起关键性的影响。包括：人员设置；药品质量监督管理情况，如规章制度的建立、实施及监督执行；药学人员药品保管养护技能及对药品质量的重视程度等、责任心的强弱，身体条件、精神状态的好坏等。

3. 留样稳定性因素 某日国家食品药品监督管理总局收到 XX 药业有限公司报告，XX 药业有限公司决定在中国范围内对特定批次的盐酸氨溴索注射液实施主动召回。

盐酸氨溴索注射液由 XX 药业有限公司国外工厂生产，由 XX 药业有限公司贴标签、包装并放行到中国市场。国外工厂在留样稳定性试验中检测到有关物质的量有偏高的现象，但所有的检测结果都在产品质量标准范围内，目前原因正在调查中。基于对现有数据的评估，XX 药业有限公司未监测到受影响批次产品的安全性风险。XX 药业有限公司决定主动召回在标准范围内出现有关物质含量偏高现象的批次。

七、药品的贮存与保管

（一）易受光线影响而变质的药品及保管方法

药品 生物制品：肝素、核糖核酸、泛癸利酮片等。

维生素、辅酶、氨基酸：维生素 C、维生素 K、维生素 B_1、维生素 B_2、维生素 B_6、维生素 E、维生素 B_{12} 片剂及注射剂，复方水溶性维生素（水乐维他）、辅酶 Q_{10}、赖氨酸、谷氨酸钠注射液等；

平喘药：氨茶碱及茶碱制剂；

糖皮质激素：氢化可的松、醋酸可的松、地塞米松注射液；

抗结核药：对氨基水杨酸钠、异烟肼片及注射剂、利福平片；

止血药：酚磺乙胺、卡巴克络注射液、卡络磺钠；

抗贫血药：硫酸亚铁片、甲钴胺制剂；

抗休克药：多巴胺、肾上腺素；

利尿药：呋塞米、布美他尼片剂及注射剂、氢氯噻嗪片、吲哒帕胺片、乙酰唑胺片；

镇痛药：哌替啶、复方氨基比林（安痛定）片剂及注射剂、布洛芬胶囊；

心血管系统用药：硝普钠、硝酸甘油、单硝酸异山梨酸、胺碘酮、噻氯匹定片及胶囊、奥扎格雷；

消毒防腐药：过氧化氢溶液（双氧水）、乳酸依沙吖啶溶液、呋喃西林溶液、聚维酮碘溶液（碘伏）、碘酊、磺胺嘧啶银乳膏；

滴眼剂：普罗碘胺、水杨酸毒扁豆碱、毛果芸香碱、利巴韦林、硫酸阿托品、丁卡因、利福平。

保管方法 可采用棕色或用黑色纸包裹的玻璃瓶包装；放在阴凉干燥、阳光不易直射处；门窗黑帘遮光。

（二）易受湿度影响而变质药品及保管方法

药品 抗生素：注射用氨苄西林及氨苄西林胶囊、注射用普鲁卡因青霉素、注射用阿洛西林钠、头孢米诺钠、注射用乳糖酸红霉素、琥乙红霉素、罗红霉素片及胶囊、制霉菌素；

维生素：维生素 B_1 片、维生素 B_6 片、维生素 C 片及泡腾片、复合维生素 B 片、鱼肝油丸、复方氨基酸片或胶囊、多种维生素和微量元素片；

消化系统用药：胰酶片、淀粉酶片、胃蛋白酶片及散剂、含糖胃蛋白酶散、多酶片、

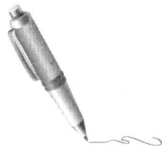

酵母片、硫糖铝片、双八面蒙脱石散、胃膜素、颠茄片、聚乙二醇电解质散剂；

抗贫血药：硫酸亚铁片、乳酸亚铁片、葡萄糖酸亚铁片、多糖铁丸、富马酸亚铁片；

电解质及微量元素：氯化钾片、氯化铵片、碘化钾片、复方碳酸钙片、碳酸氢钠片、口服补液盐；

镇咳祛痰平喘药：复方甘草片、苯丙哌林片、福尔可定片、异丙肾上腺素片、氨茶碱片、多索茶碱片；

降糖药：阿卡波糖片；

解热镇痛药：阿司匹林片、卡巴匹林钙散；

镇静及抗癫痫药：溴化钾片、苯妥英钠片；

消毒防腐药：含碘喉片、西地碘片、氯己定片；

含水溶性基质的栓剂：甘油栓、克霉唑栓、氯己定栓。

含有结晶水的药物易风化，常因露置在干燥的空气中，逐渐失去其所含结晶水的一部分或全部，以致本身变成不透明的结晶体或粉末。

风化后的药品，其化学性质一般并未改变，但在使用时剂量难以掌握，可能因超过用量而造成事故。易风化的药品有阿托品、可待因、硫酸镁等。

保管方法 软木塞、蜡封、外加螺旋盖盖紧密封包装；控制药库内的湿度：保持相对湿度 55% ±20%；设置除湿机、排风扇或通风器；可辅用吸湿剂（石灰、木炭等）。

（三）易受温度影响而变质药品及保管方法

1. 需在阴凉处（不超过 20℃）贮存的药品

（1）抗感染药物：头孢拉定、头孢呋辛钠（国产）、头孢曲松钠、硫酸奈替米星。

（2）注射液、克拉霉素片、诺氟沙星、利福平片及胶囊、左氧氟沙星片及注射剂、两性霉素 B 阴道泡腾片、替硝唑注射液、阿昔洛韦片及胶囊。

（3）钙通道阻滞剂：维拉帕米片及注射剂。

（4）解痉药：硫酸阿托品注射液。

（5）其他：溶菌酶、复方脑蛋白水解物片。

2. 需在凉暗处（遮光，且不超 20℃）贮存的药品

（1）抗菌药物：头孢他啶（国产）、头孢哌酮舒巴坦（国产）、头孢克洛片及胶囊、头孢氨苄片及胶囊、注射用青霉素、青霉素 V 钾（国产）、注射用哌拉西林钠、美洛西林钠、头孢唑林钠、硫酸庆大霉素注射液、硫酸妥布霉素注射液、硫酸阿米卡星注射液、乙酰螺旋霉素片。

（2）消化系统用药：托烷司琼注射剂、硫普罗宁片及注射液、曲匹布通片、熊去氧胆酸片、鹅去氧胆酸片、胶体酒石酸铋、枸橼酸铋钾颗粒、硫糖铝混悬液。

（3）止咳药：复方甘草合剂等。

（4）维生素：维生素 AD 制剂。

（5）酶类制剂：胰蛋白酶、糜蛋白酶、玻璃酸酶、注射用辅酶 A、三磷腺苷注射液、乳酶生。

（6）氨基酸制剂：复方氨基酸注射剂。

（7）眼科用药：硝酸毛果芸香碱滴眼液。

（8）其他：曲克芦丁注射液、肝素钠注射液。

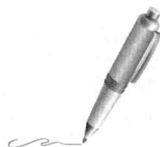

3. 需要在冷处（冰箱冷藏，2～10℃）贮存的常用药品

（1）胰岛素制剂：胰岛素、胰岛素笔芯、低精蛋白胰岛素、珠蛋白锌胰岛素、精蛋白锌胰岛素（含锌胰岛素）、重组人胰岛素、中性胰岛素。

（2）人血液制品：胎盘球蛋白、人血丙种球蛋白、乙型肝炎免疫球蛋白、破伤风免疫球蛋白、人纤维蛋白原。

（3）抗毒素、抗血清：精制破伤风抗毒素、精制白喉抗毒素、精制肉毒抗毒素、精制气性坏疽抗毒素、精制抗炭疽血清、精制抗蛇毒血清、精制抗狂犬病血清、旧结核菌素。

（4）生物制品：促肝细胞生长素、促红素、重组人干扰素 α–2b 制剂、重组人血管内皮抑制素注射液。

（5）子宫收缩及引产药：缩宫素、麦角新碱、地诺前列酮、垂体后叶素注射剂。

（6）抗凝血药：尿激酶、凝血酶、链激酶、巴曲酶、降纤酶注射剂。

（7）止血药：奥曲肽注射液、生长抑素（国产）。

（8）微生态制剂：双歧三联活菌胶囊等。

（9）抗心绞痛药：亚硝酸异戊酯吸入剂。

4. 不宜冷冻的常用药品

（1）胰岛素制剂：胰岛素、胰岛素笔芯、低精蛋白胰岛素、珠蛋白锌胰岛素、精蛋白锌胰岛素。

（2）人血液制品：人血白蛋白、胎盘球蛋白、人免疫球蛋白、人血丙种球蛋白、乙型肝炎免疫球蛋白、破伤风免疫球蛋白，人纤维蛋白原。

（3）输液剂：甘露醇、羟乙基淀粉氯化钠注射液。

（4）乳剂：脂肪乳、前列地尔注射液、康莱特注射液等。

（5）活菌制剂：双歧三联活菌制剂等。

（6）局部麻醉药：罗哌卡因、丙泊酚。

（7）其他：亚砷酸注射液、西妥昔单抗注射液等。

5. 不宜振摇的药品 重组人促红素。

保管方法：对怕热药品，可根据具体情况，分别存放于"阴凉处"、"凉暗处"或"冷处"；对挥发性大的药品（如浓氨、乙醚等），在温度高时容器内压力大，不应剧烈震动。开启前应充分降温，以免药液冲出造成伤害事故。

库房的温湿度检测记录仪必须每年由具有合法资质的单位进行检定验证，并形成验证报告。

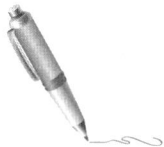

岗位对接

1. 通过对常见剂型药品的特点了解，掌握其质量变异的现象及原因，为科学储存养护打下基础。

2. 药品入库必须对其质量进行检查，包括包装检查、药品外观检查、内在质量检查等。绝不能让不合格的药品进入仓库，这是一名合格药品养护人员必须具备的职责。

3. 不同剂型的药品在库储存养护的条件有所不同，要根据不同药品的特点有针对性地采取不同的措施。

4. 通过不同剂型药品养护实例分析，以点带面掌握该类药品的储存养护必备知识。

第二节　需要特殊注意的药品的管理和使用

扫码"学一学"

一、高危药品的管理

高危药品——是指药理作用显著且迅速，一旦使用不当可对人造成严重伤害和死亡的药品。

高危药品包括高浓度电解质制剂、肌肉松弛剂及细胞毒类药品等。

中国药学会医院药学专业委员会推出了《高危药品分级管理策略及推荐目录》，根据危害风险程度将高危药品分为三级：A 级、B 级、C 级。危险程度：A 级 > B 级 > C 级。

A 级高危药品是高危药品管理的最高级别，一旦用药错误，患者死亡风险最高，必须重点管理和监护。常见的有：静脉用肾上腺素能受体激动药如肾上腺素、静脉用肾上腺素能受体拮抗药如普萘洛尔、高渗葡萄糖注射液（20% 或以上）、胰岛素（皮下或静脉用）、硫酸镁注射液、浓氯化钾注射液、100ml 以上的灭菌注射用水、硝普钠注射液、磷酸钾注射液、吸入或静脉麻醉药（丙泊酚等）、静脉用强心药如地高辛、静脉用抗心律失常如胺碘酮、浓氯化钠注射液、阿片酊。

扫码"看一看"

B 级高危药品是指使用频率较高，一旦用药错误，会给患者造成严重伤害，但给患者造成伤害的风险等级较 A 级低。常见的有抗血栓药（抗凝剂，如华法林）、硬膜外或鞘内注射药、放射性静脉造影剂、肠外营养液（PN）、静脉用异丙嗪、依前列醇注射液、秋水仙碱注射液、心脏停搏液、注射用化疗药、静脉用催产素、静脉用中度镇静药（如咪达唑仑）、小儿口服用中度镇静药（如水合氯醛）、阿片类镇痛药，注射给药、凝血酶冻干粉。

C 级高危药品是指使用频率较高，一旦用药错误，会给患者造成伤害，但给患者造成伤害的风险等级较 B 级低。常见的有口服降糖药、甲氨蝶呤片（口服，非肿瘤用途）、阿片类镇痛药（口服）、脂质体药物、肌肉松弛剂（如维库溴铵）、口服化疗药、腹膜和血液透析液、中药注射剂。

A 级高危药品管理措施。

（1）应有专柜或专区贮存，药品储存处有明显专用标识如"高危药品"。

（2）A 级高危药品应严格按照法定给药途径和标准给药浓度给药。超出标准给药浓度的医嘱医生须加签字，紧急时医生口头医嘱护士必须口头复述。

（3）医生、护士和药师工作站在处置 A 级高危药品时应有明显的警示信息。如"必须穿防护鞋"、"正确佩戴防护眼睛"、"正确加锁"、"必须戴防护面罩"、"必须穿戴绝缘用品"并配有相应的图案标识。

高危药品有时用三角塔形标识，A 级用红底黑字 A 表示，B 级用黄底黑字 B 表示，C 级用蓝底白字 C 表示。

二、麻醉药品和精神药品的管理

1. 麻醉药品和第一类精神药品管理　麻醉药品和第一类精神药品专用处方为红色或淡红色，右上有"麻"标识，不得零售。处方保存 3 年。

（1）"麻醉药品和第一类精神药品购用印鉴卡"的管理。

"麻醉药品和第一类精神药品购用印鉴卡"是购进麻醉药品和第一类精神药品的专用凭

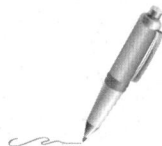

证。按照申请或换发"麻醉药品和第一类精神药品购用印鉴卡"规定办理。"麻醉药品和第一类精神药品购用印鉴卡"有效期 3 年。批准核发的"麻醉药品和第一类精神药品购用印鉴卡"由专人保管。

（2）专用保险柜。药库及各调剂部门贮存麻醉药品、一类精神药品必须使用专用保险柜，专人负责。

（3）基数卡的管理。药库与各调剂部门、各调剂部门与临床用药科室实行基数管理，基数卡注明所用药品名称、规格、数量，由双方麻醉药品管理人员及负责人签字，人员变更时，须办理变更手续。

（4）药品采购与验收。药库特殊药品管理人员根据药品用量和库存情况提出购药计划，院部审核同意签字后向有合法资质并经院部审核合格的麻醉药品和第一类精神药品供货单位送达计划。药品采购员凭印鉴卡向指定的麻醉药品和第一类精神药品经营单位采购药品。采购人员不得自提麻醉药品和第一类精神药品，不能现金交易。由供货单位用运输麻醉药品和第一类精神药品专用车（运输证）送到使用单位。

药品到达后，由采购员和库管员按照麻醉药品和第一类精神药品验收规程验收，验收药品至最小包装，并核验购药票据凭证无误后，办理入库手续。

麻醉药品、一类精神药品验收合格后，由药库特殊药品管理人员及时入专库，按规定条件储存药物。每次购药后及出库后，药库特殊药品管理人员须检查印鉴卡、购货发票、入库单、账卡、药品、处方、领药单等无误后方可进行其他工作。

（5）药品的储存和保管。医疗机构麻醉、精神药品库必须配备保险柜，门、窗有防盗报警监控设施。必要时与公安部门联网。

专人负责、专用库房，库房钥匙由指定人员保管。贮药保险柜双人双锁负责，除库管人员和调剂部门专门领药人员外，任何人不得进入库内。打开保险柜密码锁时，除操作者外其他人员应回避，避免直视。

（6）药品的领发。各调剂部门指定专人，凭处方、专册登记表、领药本领取麻醉药品、第一类精神药品；数量不得超过"基数卡"限定的数量。

发药人和领药人需认真核对发药名称、数量、产品批号、有效期后在领药手续上签字。

领药人员必须亲自运送药品至领药部门并将药品存入专用保险柜，完成入账登记等相关手续，中途不得停留或办理其他事宜。

（7）调剂部门的药品使用管理。实行"五专管理"——即专用处方，专用账册，专册登记，专柜加锁，专人负责。调剂部门应指定符合资质的药学专业技术人员管理麻醉药品、第一类精神药品，做到"日清日结"。管理人员每天下班（或交班）前，应核对麻醉药品和第一类精神药品相关信息和相关记录。

药品调剂应指定发药窗口，调配人员应严格按照麻醉药品和第一类精神药品处方管理规定审核、发药。

2. 第二类精神药品管理

资质：除医疗机构外，经各省、自治区、直辖市药品监督管理局认定和批准的第二类精神药品制剂经营企业方可经营该类制剂。

管理：专人采购，双人验收，存于有防盗措施的固定位置。

账目管理：出账入账要有购（领）药或处方使用凭据，做到购（领）入、发出、结存数量平衡。调剂部门使用药品要做到账物相符。

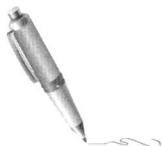

处方调剂管理：第二类精神药品每张处方不超过 7 日常用量。处方应当留存两年备查。

第二类精神药品零售企业必须按规定剂量凭加盖医疗机构公章的处方销售该类精神药品，禁止超剂量销售、无处方销售，禁止用现金交易。

三、兴奋剂的管理

兴奋剂是指运动员参赛时禁用的药物，具体是指能起到增强或辅助增强自身体能或控制能力，以达到提高比赛成绩的某些药物或生理物质。

世界反兴奋剂机构每年会调查并公布当年兴奋剂目录，一般分为：蛋白同化制剂、肽类激素、麻醉药品、刺激剂（含精神药品）、药品类易制毒化学品、医疗用毒性药品及其他类。

兴奋剂的危害及避免使用的原因如下。

1. 蛋白同化激素　甲睾酮、苯丙酸诺龙。

滥用目的：因能促使体格强壮、肌肉发达、增强爆发力。

代价：男性长期应用，会导致阳痿、睾丸萎缩、精子生成减少，甚至无精子，而影响生育；女性长期应用，可导致月经紊乱，甚而闭经和不孕，出现男性化症状，像多毛、长胡须、声音变粗、脱发、性功能异常等，即使停药也不可逆转。更为严重的是，不论男女，均会诱发高血压、冠心病、心肌梗死与脑动脉硬化和脑血管破裂，以及引起肝癌、肾癌等疾病。

2. 肽激素类　人生长激素、人促红素（EPO）、重组人促红素（rhEPO）、促性腺激素。

（1）人生长激素。

滥用目的：人生长激素的作用是刺激骨骼、肌肉和组织的生长发育。常被田径、举重项目等选手滥用。

代价：其危害表现为手、足、脸以及内部器官的不正常发育。

（2）红细胞生成素。

滥用目的：作用是刺激血红细胞的生长，以提高血液中携氧量。可被自行车、赛艇、短跑和长跑选手滥用。

代价：其危害是导致肝功能和心脏功能衰竭，并将引起糖尿病。

药品批发企业经营蛋白同化制剂、肽类激素应有专门的管理人员；有专储仓库或者专储药柜；有专门的验收、检查、保管、销售和出入库登记制度；记录应当保存至超过蛋白同化制剂、肽类激素有效期 2 年。

3. 麻醉药品　可待因、哌替啶、芬太尼。

滥用目的：其作用是让运动员能长时间忍受肌肉疼痛。可被游泳和长跑选手滥用。

代价：但其能使伤口进一步恶化，导致呼吸困难和药物依赖。

4. 精神刺激剂　可卡因。

滥用目的：会使运动员情绪高涨、斗志昂扬，还能产生欣快感，能忍受竞技造成的伤痛，并提高攻击力。

代价：但用量大时，会出现中毒症状，呼吸快而浅，血压上升等，严重时会因呼吸麻痹而死亡。

5. 药品类易制毒化学品　麻黄碱、伪麻黄碱、苯丙胺。

滥用目的：能提高运动员的呼吸功能，改善循环，增加供氧能力，并能振奋精神。

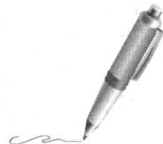

代价：长期服用，会有头痛、心悸、焦虑、失眠、耳鸣、颤抖等不良反应，严重中毒时，会因心力衰竭和呼吸衰竭而死亡。

6. 其他 β受体阻断剂、利尿剂。

（1）β受体阻断剂。本类药物有镇静效果，如射击、体操、滑雪、赛车等项目的运动员滥用后，使之正常或超常发挥竞技水平，取得良好成绩。此类药物会引起头晕、失眠、抑郁、幻觉、心动过缓、低血压，严重者可诱发支气管哮喘。若长期使用后突然停药，则会引发心动过速，心肌梗死，乃至突然死亡。

（2）利尿剂。运动员用利尿剂达成"剥皮"外观目的。能促使拳击、举重运动员体格强壮、肌肉发达、增强爆发力。滥用可引起电解质紊乱，如低钾、低钠、低氯、低钙、低镁、直立性低血压或血压明显下降、血尿酸升高或痛风、甘油三酯和胆固醇升高等。大剂量长疗程使用时会引发心脏病、心力衰竭。

四、血液制品的管理

血液制品是指由健康人血浆或经特异性免疫的人血浆经分离、提纯或由重组 DNA 技术制成的血浆蛋白组分，以及血液细胞有形成分蛋白的统称。如：人血白蛋白、人凝血因子Ⅷ、静脉注射用人免疫球蛋白、肌注人免疫球蛋白、组织胺人免疫球蛋白、人胎盘血白蛋白等 13 种制品。

1. 原料血浆的管理 国家实行单采血浆站统一规划、设置的制度，单采血浆站由血液制品生产单位或由县级人民政府卫生行政部门设置，专门从事单采血浆活动。其他任何单位和个人不得从事单采血浆活动。

一个单采血浆站只能与一个血液制品生产单位签约和提供原料血浆，并接受其业务技术指导和质量监督。

2. 血液制品的管理 药库设置血液制品待验区、合格区、不合格区，且应严格按色标划分。

我国对疫苗类制品、血液制品、用于血源筛查的体外生物诊断试剂以及国家药品监督管理局规定的其他生物制品实行批签发管理，每批制品出厂上市或者进口时进行强制性检验、审核的制度。

检验不合格或者审核不被批准者，不得上市或者进口，因此，入库验收时供货单位必须提供批签发报告和其他合法资质。

购入验收时，专业人员需详验与质量标准项目一致的检验报告书，进口者还需查验进口药品注册证、血液制品批签发报告。入库药品按照说明书要求贮存。

医务人员要严格掌握血液制品特别是人血白蛋白等使用的适应证和禁忌证。

调配生物制品须凭执业（助理）医师开具的处方或医嘱单，经药师审核合格后予以调配、复核、发放或配置。使用中密切观察药物不良反应。

对使用中的血液制品进行有效的血液警戒和药物警戒，遵循不良反应"可疑即报"的原则，并注意血液制品中的防腐剂、稳定剂等辅料的不良反应或潜在风险。

3. 血液制品的运输

运输三原则：采用最快速的运输方法，缩短运输时间；必须用冷链方法运输并时时记录温湿度数据，此数据交给收货方一并验收；运输时应注意防止制品冻结。

五、医疗机构制剂的管理

医疗机构制剂是指医疗机构根据本单位临床需要经批准而配制、自用的固定处方制剂。

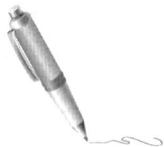

禁止配置的情况：市场上已有供应的品种；含有未经国家食品药品监督管理总局批准的活性成分的品种；生物制品（除变态反应原外）；中药注射剂；中药、化学药组成的复方制剂；麻醉药品、精神药品、医疗用毒性药品、放射性药品等不能配制。

医疗机构制剂只能在本医疗机构内凭执业医师或者执业助理医师的处方使用，不得进入市场。遇到灾情、疫情、突发事件或者临床急需而市场没有供应时，提出申请。

医疗机构制剂调剂使用，不得超出规定的期限、数量和范围。

六、危险品的管理

危险品是指受光、热、空气等外来因素影响而引起自燃、助燃、爆炸或具有强腐蚀性、刺激性、剧烈毒性的药品。

危险品应贮于危险品库内；包装和封口坚实、牢固、密封，库内有消防安全设备，禁止明火操作；危险品分类堆放，性质相抵触或灭火方法不同者应该隔离贮存。危险品库管理主要依据危险品的品种、性质、数量。危险品分为以下几种。易爆：苦味酸、硝化纤维、硝酸铵、高锰酸钾等；遇火燃：钠与钾、碳、锌粉；极毒：氰化钾（钠）、亚砷酸及其盐、汞制剂、可溶性钡制剂等；腐蚀：硫酸、硝酸、盐酸、甲酸、冰醋酸、苯酚、氢氧化钾、氢氧化钠；易燃：如乙醚、乙醇、甲醇、松节油等。

第三节　药品的陈列

扫码"学一学"

GSP规定，企业应当定期对陈列、存放的药品进行检查，重点检查拆零药品和易变质、近效期、摆放时间较长的药品以及中药饮片。发现有质量疑问的药品应当及时撤柜，停止销售，由质量管理人员确认和处理，并保留相关记录。企业应当对药品的有效期进行跟踪管理，防止近效期药品售出后可能发生的过期使用。

一、药品的摆放与陈列原则及注意事项

（一）药品的摆放与陈列原则

1. 合理有效陈列药品原则　正确、合理、有效的陈列药品，可以刺激和吸引消费者的购买欲望，促使或增加其购买行为。正确、合理、有效的陈列药品就是在日常的陈列药品管理中，坚持做到所有陈列的药品必须具有吸引性、方便性、稳定性、固定性等特点。

扫码"看一看"

2. 分区分类关联陈列药品原则　分区分类关联原则是药品陈列的基本原则，一般将经营场所分为非处方药区（OTC）、处方药区（RX）、非药品区、医疗器械区，这样既便于药品监管部门的监管，又有利于药店自身内部的品类管理，使顾客进店就容易找到所需药品品类的大致区域。在保证分区正确的前提下，再将相关联的药品与非药品在不违反药品分区管理原则的前提下，尽可能地陈列在一起，或者陈列于相邻的位置，比如妇科OTC药品与妇科消字号的非药品摆放在相邻位置，可以方便消费者正确区分，有对比的选购。将功能相同的药品放在一起陈列。

3. 分层分架陈列药品原则　分层分架陈列药品原则是销售药品的第一技巧，分层分架陈列药品原则要注意三个方面：一是将名牌药品品种、主推药品品种陈列在货架（柜）易拿易看的第一、二层，策略药品品种、一般药品品种陈列在货架（柜）的第三、四层，同时要备齐药品品种；二是主推药品品种的陈列面积要大于一般药品品种、策略药品品种的

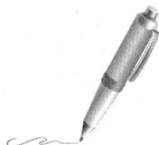

陈列面积，货架端头统一摆放主推药品品种，刺激进店人员的视觉注意力，使消费者在药店门口、进店时和在店内转悠的时候，随时随地能看到主推药品品种；三是适时调整和移动近效期、滞销品种的药品陈列位置，提醒店员随时随地注意优先推荐这些药品，以达到降低过期药品的报损率，增加药品的出库率。

4. 货架标准化陈列药品原则 对于药店药品零售来说，药品柜台及货架既要便于各种顾客的选购活动，又要便于药店营业员正常开展工作。为此，药品柜台高度一般为 90 ~ 95cm；宽度为 46 ~ 60cm；货架宽度一般为 46 ~ 56cm，高度不应超过 160 ~ 183cm；药店营业员活动区域宽度为 76 ~ 122cm；顾客活动区域宽度为 45 ~ 610cm；考虑到有的顾客需坐着挑选药品，而营业员需站着挑选服务，陈列柜的高度可降至 86 ~ 91cm。

5. 醒目陈列药品原则 药品大、中、小包装分类清晰合理，使顾客进入店内很容易找到药品的具体陈列位置。药品陈列位置尽可能设置在顾客易于看见的地方，不宜太高或太低。

附加文字说明，文字说明不仅用来阐述药品的有关事实，如价格、产地、原料、规格、名称、用途等，而且是药品陈列创意的说明，是对陈列的进一步解释。文字说明要精炼、隽永，使顾客顷刻间了解记忆下来，在阅读后回味无穷，难以忘怀，并能转化为直接的购药行为。

6. 取放方便陈列药品原则

现代人生活节奏快，时间观念强。适应于这一要求，药品陈列要为顾客提供一种或明或暗的有序的购物引导。速购药品放在最明显、最易选购的位置，如药店入口附近；选购药品摆放在比较安静、不易受到打扰、光线充足的位置上，便于顾客仔细观看，慢慢挑选；特殊管理药品、贵细药品可以摆放在距出售一般药品稍远、环境幽雅的地方，以显示药品管理的严格性，满足顾客的购药心理需求。

药品陈列位置适中，便于取放。不要将药品放在顾客手拿不到的位置。放在高处的药品即使顾客费了很大的劲拿下来，如不满意，很难再放回原处，影响顾客的购药兴趣和陈列布局的美观性。药品陈列要安全稳定，排除倒塌现象。体积大、质重的药品一般放于货架下部，而体积小、质轻的药品应放在上部。既可避免头重脚轻造成顾客视觉上的不舒服，又有利于保护陈列器具。同时药品堆叠高度适度，以免坍塌，不仅损失药品，而且影响顾客心情，甚至可能砸伤顾客。

7. 满储陈列药品原则 药品陈列种类与数量要充足，以满足顾客的购买基本需求。药品满储是吸引顾客、提高销售额的重要手段之一，药品品种单调、货架空荡的药店，顾客是不愿进来的。要及时补货，避免出现"开天窗"脱销的局面。

8. 整洁美观陈列药品原则 陈列的药品要清洁、干净，没有破损、污物、灰尘、不合格的药品应及时从货架上撤下来。每种药品都有其陈列优点，药品陈列应设法突出其药品质量四性（安全性、稳定性、有效性、均一性）。大胆采用多种艺术造型、艺术方法、运用多种装饰衬托及陈列器具，使陈列药品美观大方。

9. 陈列药品原则 "先进先出，先产先出"原则"FIRST IN，FIRST OUT"。

10. 及时检查与评估陈列药品原则 为了确保药品陈列有效，药店要经常检查与评估药品陈列情况。评估内容包括：陈列位置是否处于销售频率高的位置；此陈列位置是否占药店中的优势性位置；陈列药品位置的大小、规模是否与经营规模相适应；是否可见清楚、简单的销售信息；价格折扣标志是否明显突出、醒目并便于阅读和选取；药品是否便于拿

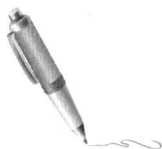

取；陈列的药品是否稳固；是否便于迅速售后补货；陈列的药品是否整洁等等。

（二）药品的摆放与陈列注意事项

药品的摆放与陈列体现公司及门店风格，药品陈列应与企业文化、门店环境、整体气氛保持一致。突出企业特色，树立企业形象，突出良好的门店形象，使顾客无论是否得到"有形"药品，均能得到"无形"药品，即顾客对门店及企业的良好感觉，从而提高回头率。药品陈列必须满足：

（1）首先药品与非药品要分开存列。（挂非药品区绿牌）。

（2）处方药与非处方药要分开陈列。（挂处方药区绿牌和非处方药区绿牌）。

（3）在处方药与非处方药这两大块中再分口服药与外用药、注射剂。口服药与外用药、注射剂再按剂型或用途分柜或分层存放，或按功能与主治分类。各柜台用绿色及时贴标示，如：抗菌消炎药、消化系统药、妇科用药、儿科用药等等。

（4）易串味药要有专用柜台。（用绿色及时贴标明：易窜味柜）。

（5）拆零药品要集中放于拆零专柜或抽屉，要有拆零的工具药勺和药袋等。（用绿色及时贴标明拆零专柜）并保留原包装的标签或说明书。

（6）危险品不能陈列，必须陈列时应该用空包装。

（7）中药饮片装斗前应做质量复核，不得错斗、串斗，防止混药，饮片斗前应写正楷通用名。（挂绿色牌：中药饮片区）。

（8）需要冷藏或阴凉处储存的药品要陈放在 $2 \sim 10℃$ 的冰柜里。

（9）在一个比较隐蔽的角落设不合格药品柜。（贴红色不合格药品柜及时贴）。

（10）大型零售企业，到货设待验区、验收区，挂黄色牌。

医院陈列药品分类可按以下原则：药品、非药品分开；处方药、非处方药分开；按剂型分开；按作用用途分开；按使用的频次分开。

在掌握以上原则的基础上，根据本单位的用药习惯来确定药品的分类情况，是药剂人员业务水平的体现。先按注射剂、口服剂、外用剂大类分区，然后将注射剂按冷藏、高危、易混淆、其他分类，再按药理学分类；口服先按剂型如片剂、胶囊剂、颗粒剂等分区，再按药理学分类。

二、药品陈列的常见形式

药店里的药品陈列形式可分为五种：交易药品的陈列，如摆放药品的货架、货橱、柜台等；样品药品的陈列，如样品橱、橱顶、平台等；储备药品的陈列；展览药品的陈列；推销药品的陈列。

1. 交易药品的陈列形式 交易药品的陈列，不论是何种药品，都具有待售、陈列、流动大、更换快等特点。因此，药店经理在摆放药品时要做到：整洁、美观、丰满、定位。整洁，要按药品大类、分类、细类，及其规格、用途、价格等方面的特征，分门别类陈列摆放，使之一目了然。在药品整齐的基础上药店经理还应勤加整理，保持药品的清洁；美观，摆放药品时应力求格调一致，色彩搭配。摆放的方法要尽可能归类摆放或适度穿插排列，在不影响美观的前提下，应将滞销的药品搭配在旺销的药品之中，以利于销售；丰满，要做到药品多而不挤，少而不空，及时加货，不留空位，丰富多彩，方便顾客的选购；定位，要固定药品的摆放货位，这样既便于销售又易于管理。当然，药品定位不是永久不变的，而是应随季节变化和需求量的变化，做适当的调整。

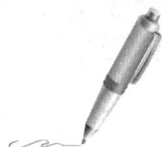

2. 样品药品的陈列形式 样品药品陈列给人以醒目、明了的感觉。如样品柜、平台的特点是一种局部陈列，具有一定的向导与美化药店的功能。由于陈列空间的范围较小，它只能容纳少量药品的陈列，因此，在陈列内容上，应从新产品、流行药品的颜色款式中，选择适量的样品；在陈列表现形式上，要力求简洁、明快、醒目；在陈列手法上，要顾及四面展示的效果，除沿着样品橱柜要考虑背景设计外，大都以采用无景象衬托的陈列为主，再辅之支架道具的配合，构成一个陈列体的立体画面。橱柜顶陈列是一种较传统的陈列手法，在大型药店里可以见到。它起着一种标志柜组经营范围的作用，使顾客进入商场后一目了然。橱柜顶陈列除了选择实物作为样品外，还可以通过广告牌或广告灯箱上的图画和文字来代替实物陈列，这样可以避免实物样品受潮、积灰、变色、变质。

3. 储备药品的陈列形式 储备药品的陈列形式是指已进入销售现场但未摆上货架和柜台的备售药品。

此类药品虽无需进行陈列，但也要注意摆放整齐，以利于药店经理自身管理药品。另外，切忌在通道口和药店的安全出口处堆放储备药品。

4. 展览药品的陈列形式 展览药品陈列是指专供顾客参观浏览的陈列，因此，担负此项工作的人员必须有某种程度的专业技巧，但这并不意味着药店经理不能胜任此事。展览药品陈列最主要的重点是必须引起顾客的注意，使其产生兴趣、联想，从而刺激顾客的购买欲望。

（1）中心陈列法即以整个展览空间的中心为重点的陈列品编组法。把大型的陈列品放置于醒目的中心位置，小件展品按类别组合在靠墙四周的展台展架上，使顾客一进入展览空间就能看到大型主体展品。它对于展览主题的表达非常有利，具有突出、明快的效果。

（2）线型陈列法以货架、柜台各层的展览空间为基础，将药品排列成一条平行线。可采用垂直、竖立、平卧、倾斜或平等排列的形式，视药品形状和摆放货位空间的大小，有顺序地排成直线。这种方法能统一、直观、真实、整齐地表现出展品的丰富内容，使顾客一目了然，并具有强烈的感染力。线性陈列法有梯形法、悬挂法、堆叠法、道具法、配套陈列法。

梯形法：即以阶梯式样品陈列的方法。如：小型的药品应摆在前方（距离眼睛最近），大型药品摆在后方；较便宜的药品应摆在前方（容易拿取），较昂贵的药品摆在后方；暗色系的药品摆在前方，明亮色系的药品在后方；季节、常用药品及新药品在前方，一般药品在后方。这种陈列方法的层次感非常强。

悬挂法：即运用悬挂的方法陈列药品。销售现场陈列和橱窗陈列，大都借助此法展示药品。销售现场陈列，药品一般都悬挂在货架上层装置的木档上，或在货架前位空间装置一根棒物，将具有代表性的药品悬挂起来，以吸引顾客的视线。在悬挂时，应注意上下左右的间隔位置，以不影响货架陈列药品的视线为宜；橱窗和样品橱的陈列，悬挂也是一种主要的方法。也可悬挂一张网，将陈列样品、pop 以及一些硬性中、小件药品装置在网上。

堆叠法：即是将样品由下而上堆叠起来的陈列方法。堆叠使药品个体相叠后的体积升高，从而突出该陈列品的形象。堆叠的具体方法有三种：一是直接堆叠；二是组合堆叠，盒装的药品，可采取由底层向上逐层递减堆成山字形或其他形状；三是衬垫堆叠，在每层加放一块玻璃衬垫板，使陈列药品堆叠成所设想的形状。

道具法：即是利用各种材料制作的支架、托板、码台和模型来陈列药品的方法。药品

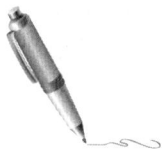

陈列的诸多形式，往往都需要借助道具，用于药品陈列的道具，由于其类型的多种多样，因而具有很大的灵活性，能充分展示各种药品的特点。

配套陈列法：将关联药品组合成一体的系列化陈列。将相关药品组合于同一展览空间内，提高顾客的想象力。

5. 推销药品的陈列形式 推销陈列的目的主要是利于顾客的"比较权衡"，使其对药品产生信赖感。

（1）依种类分类陈列。大多数的药店在做推销陈列时，都是依照药品种类来分类的。因为以种类来分，无论是统计还是进货都很方便。

（2）依原料分类陈列。如将以人参为原料制成的各种药品放在一块。虽然药品按原料进行分类，但是顾客在购买时，却往往不受这种陈列方式的影响，这是因为大多数顾客在购买这类药品时，都是在计划范围内选购，原料只不过是一个参考因素，主要还要看价格和实用程度。

（3）依使用方式分类。如将药品按外用与内服进行分类。这种分类陈列的方式，对顾客来说非常方便。因为他们在购买药品时的目的是为了满足某一用途、某一需要，而药品中能满足此需要的有很多，而这种方法有助于其在短时间内找到所需的药品。

（4）依使用对象分类。这是根据不同顾客的需要而进行的分类。即将药品按其主要使用对象的年龄进行分类。但大多数药品并没有比较明显的限定使用对象的年龄。

（5）依使用价格分类。虽然顾客购买药品一般都把药品的质量放在首位，但有些时候，仍会考虑药品的价格。因此将某些药品按价格分类将会方便顾客的比较选择。

三、药品陈列的艺术

陈列柜陈列药品是利用柜面和柜内陈列药品，其中柜面陈列可以放置小型陈列用具，亦可直接摆放有造型的药品，以小药品居多。陈列柜分前开、后开、前后开、敞开等款式。

陈列架陈列药品分为柜台式封闭销售的货架陈列和开架式敞开销售的货架陈列，有托架、柜型架、台型架、框形架、立架、挂具型等款式。

陈列台陈列药品分箱型台、平台阶、梯形台阶、桌形台等款式，利用台面陈列展示药品。

地面陈列药品将药品摆放于地面供顾客选用。将小件药品在离地面10cm以上堆成立体状态以吸引视线。

各种陈列药品用具都有标准型及异型两种。标准型制造方便，价格低廉，适用范围广，经济实用，但缺乏变化性，显得单调乏味；异型用具按具体药品的特性制成，艺术性强，与药品高度和谐统一，受顾客喜爱，但成本较高。现代化药店应根据经营的需要，采用不同的陈列用具，使药品的陈列多样化，避免呆板的平面陈列。

为了诱导顾客的购买欲望和动机，满足顾客的关心、兴趣、联想、欲望、比较、信赖、购买、满足购买心理。通过药品陈列来调节顾客心理以最终达到顾客满意，利于药品的销售。

集中陈列药品是按药品规格大小、价格高低、使用对象、产地等顺序进行陈列药品，便于指导顾客选购。规格由大到小，价格由贱到贵，使用对象如老人用药、小儿用药、妇科用药等。并可采用纵向分段陈列，将货架沿纵向分成若干段，每段陈列不同的药品，以

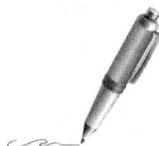

表现出药品的色彩调节作用，给顾客以品种多的感觉；也可横向分段陈列，每层陈列不同药品，以突出中间段的药品，或者将两种方式结合起来灵活采用。

特殊陈列药品有橱窗陈列、专柜陈列、功能陈列、主题式陈列、端架陈列、量感陈列、质感陈列、黄金陈列、集中陈列、悬挂陈列等。

橱窗陈列是利用药品或空包装盒，采用不同的组合排列方法展示季节性、广告支持、新药品及重点促销的药品，方式有综合式橱窗陈列（横向、纵向、单向）；系统式橱窗陈列；主题式橱窗陈列：节日陈列（以节日为主题）、事件陈列、场景陈列（诱发顾客购买行为，吸引过往观众的注意力）；季节性橱窗陈列。

专柜陈列：按品牌设立：一般为同一厂商的各类药品的陈列。如史克专柜、立达专柜。

功能陈列：将相同或关联功能的药品陈列为同一专柜。如男性专柜、减肥专柜、糖尿病专柜。

利用柱子的"主题式"陈列：一般而言，柱子太多的店铺会导致陈列的不便，但若将每根柱子作"主题式"陈列，不但特别而且能营造气氛。

端架陈列：指双面的中央陈列架的两头展示季节性、广告支持、特价药品、利润高的药品、新药品及重点促销的药品。端架陈列可进行单一大量的药品陈列，也可几种药品组合陈列于端架，展示的药品在货架上应有定位。架上、中、下分段陈列，上段是感觉性陈列，"希望顾客注意"的药品、一些推荐药品、有意培养的药品采用此段陈列；中段（黄金段）药品陈列是人眼最易看到、最易拿取的位置，陈列具差异化，有特色的药品或高利润的药品、自有品牌药品、独家代理或经销药品、广告药品、重点推荐的药品采用此段陈列；中段是陈列价格较便宜、利润较少、销售量稳定的药品；下段是陈列周转率高、体积大、重的药品。

对于敞开式销售来说，中等身材的顾客主动注视及伸手可及的范围，约从地板开始 60~180cm，这个空间称为药品的有效陈列范围。其中最易注视的范围为 80~120cm，称为黄金地带。黄金线指：男性：85~135cm，女性：75~125cm；次要高度：男性：70~85cm 或 135~145cm，女性：60~75cm 或 125~135cm。60cm 以下，180cm 以上是顾客不易注视接触的看见，60cm 以下常用于陈列购买频率极低的药品或作为库存空间；180~210cm 常作为库存空间以补充量感陈列的货源；210~260cm 虽难以吸引近距离注视，但可吸引远距离注视，具一定展示诱导功能，可作为装饰陈列或广告空间。另外，为方便顾客取放药品，货架上陈列的药品与上隔板应有一定距离，通常以手能伸进去拿出药品为宜，太宽了影响货架使用率，太窄了顾客难以拿取药品。

量感陈列药品如堆头陈列、多排面陈列、岛型陈列等。量感陈列产生"数大就是美"的视觉美感及"便宜"、"丰富"等刺激购买的冲动，它分为规则陈列和不规则陈列两种。规则陈列是将药品整整齐齐地码放成一定的立体造型，药品排列井然有序，通过表现药品的"稳重气息"，使顾客对药品的质量放心来扩大销售。不规则陈列，则是将药品随意堆放于篮子、盘子等容器里，不刻意追求审判的秩序性。这种陈列给顾客一种便宜、随和的印象，易使顾客在亲切感的鼓舞下触摸挑选药品，通常用于小件日用品的摆放。适合于量感陈列的药品具体来说有：特价药品或具有价格优势的药品、新上市的新药品、新闻媒介大量宣传的药品。对于采用量感陈列的药品，在卖场药品数量不足时，可在适当位置用空的包装盒做文章，设法使陈列量显得丰富。

质感陈列药品着重强调药品的优良品质特色，以显示药品的高级性，适合于品牌、高

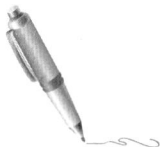

档珍贵药品。陈列量极少，甚至一个品种只陈列一件，主要通过陈列用具、光、色的结合，配合各种装饰品或背景来突出药品极富艺术魅力的个性特色。

集中焦点陈列药品是利用照明、色彩、形状、装饰，制造顾客视线集中方。顾客是药品陈列效果的最终评判者，陈列应以视线移动为中心，从各种不同的角度，设计出吸引顾客、富于魅力的陈列法则，并且将陈列的"重点面"面向顾客流量最多的通道。"重点面"可以是药品的正面，也可以是药品的侧面。确定"重点面"的因素可以来自多方面：以可见药品的最大形象、能显示丰富感来决定；以可见药品内部结构、能识别质地、结构来确定；以容易陈列能简化操作、省工省时的面来决定；以顾客重视的面来决定。

突出陈列药品是将价格高低不同厂家的同类药品放在一起。陈列时着重突出某一种或几种药品，别的药品起辅助性作用。着重陈列的药品有：药店的主力药品、流行性、季节性药品、反映药店经营特色的药品、名贵药品等。这些药品或者应占用较大比例的陈列空间，或者要用艺术手法着重渲染烘托气氛，抑或是陈列于比较显眼的位置上。还有一种突出陈列，是将某些药品陈列在特殊的位置—货架侧面、收银台等，如润喉片、创可贴等。这是小药品可采用的一种形式，用以活跃店内陈列气氛，吸引顾客，但不可过多，以免形成障碍，影响顾客的视野及行动路线。

悬挂式陈列药品是将无立体感的药品悬挂起来陈列，产生立体效果，增添其他特殊陈列方法所没有的变化。

除去外包装的陈列是瓶装药品（如药酒、口服液等）除去外包装后的陈列，吸引顾客对药品的内在质地产生直观的感受，激发购买欲望。

易被盗药品陈列在视线易及或可控位置。

科学的、匠心独具的药品陈列艺术，可以使药品具有生命力、具有自我推销的能力。因此，需掌握药品各种陈列类型和技巧，广拓思路，加以灵活综合地运用，以收到药品零售的良好效果。

重点小结

药品分类是正确合理陈列药品的基础，药品陈列是一门艺术，在保证药品质量的前提下，药品陈列的直观感和美观性影响顾客的购买力。

影响药品质量的因素有：环境因素主要有日光、空气、湿度、温度、时间。紫外线加速药品的氧化、分解等；氧气易使药品发生氧化作用；二氧化碳被吸收药品发生碳酸化；药品吸收空气中的水分引湿或药品中的水分散发入空气中风化；温度过高加速药物变质；疫苗、菌苗温度过高失效、温度过低冻结；药典对药品规定有效期。人为因素有人员设置、药品质量监督管理情况、药学人员对药品质量以及保管养护技能的重视程度、责任心、身体和精神状态等。药品因素有酯、酰胺键水解；酚类、烯醇类、芳胺类氧化。药品包装材料影响药品质量。

掌握易受光线、湿度、温度影响而变质的药品的各种因素，保证药品在保管期间不发生变异现象，这是学习和工作的关键。外观检查变质药品，杜绝变质药品出库，对保障药品的安全性和有效性至关重要。只有掌握了特殊管理药品、高危药品、危险品的药品性质才能正确保管和使用此类药品。

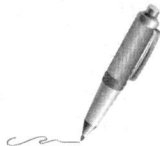

目标检测

扫码"练一练"

一、单项选择题

1. 下列因素中，不归属影响药品质量的环境因素的是
   A. 日光　　　　　　　　　B. 空气　　　　　　　　　C. 库房温度
   D. 药品包装材料　　　　　　　　　　　　　　　　　　E. 包装车间湿度

2. 下列药品中，保管中最易受潮变质的是
   A. 多酶片　　　　　　　　B. 硝苯地平片　　　　　　C. 维拉帕米片
   D. 艾司唑仑片　　　　　　E. 甲氧氯普胺片

3. 下列因素中，归属影响药品质量的人为因素的是
   A. 包装材料　　　　　　　B. 药品剂型　　　　　　　C. 包装车间湿度
   D. 药品贮存时间　　　　　E. 药品质量监督管理情况

4. 下列药品中，应该贮存在棕色玻璃瓶内的药品是
   A. 硫酸镁　　　　　　　　B. 硫糖铝片　　　　　　　C. 西咪替丁片
   D. 硝酸甘油片　　　　　　E．兰索拉唑胶囊

5. 以下有关项目中，可作为药品外观质量检查的主要内容的是
   A. 药品性状　　　　　　　B. 药品外包装　　　　　　C. 药品中包装
   D. 药品内包装　　　　　　E. 药品有效期

6. 以下所列药物中，不容易受湿度影响而变质的药品是
   A. 胃蛋白酶　　　　　　　B. 阿卡波糖　　　　　　　C. 阿司匹林片
   D. 过氧化氢溶液　　　　　E. 氨苄西林胶囊

7. 以下所列药物中，不容易受光线影响而变质的药品是
   A. 异烟肼片　　　　　　　B. 氨茶碱片　　　　　　　C. 碳酸氢钠片
   D. 硫酸亚铁片　　　　　　E. 氢化可的松注射液

8. 以下所列药品库房温度范围中，对应"在冷处贮存"的环境是
   A. $-4 \sim 0℃$　　　　　　　B. $2 \sim 10℃$　　　　　　　C. 不超过20℃
   D. 不超过30℃　　　　　　E. 不超过20℃、遮光

9. 下列药品中，不归属易爆炸品的是
   A. 乙醚　　　　　　　　　B. 硝酸铵　　　　　　　　C. 苦味酸
   D. 硝化纤维　　　　　　　E. 高锰酸钾

10. 重组人红促素是需要特殊贮存的药品，特殊条件是
    A. 遮光　　　B. 密闭　　　C. 低温　　　D. 15℃以上　　　E. 不宜振摇

11. 下列药品中，最容易吸湿的是
    A. 叶酸　　　B. 乙醇　　　C. 甘油　　　D. 维生素D　　　E. 鱼肝油乳

12. 下列数值中，表示规范的药品库房的相对湿度的是
    A. 20% ~30%　　B. 30% ~40%　　C. 45% ~50%　　D. 35% ~75%　　E. 55% ~75%

13. 下列适宜冷冻的药品是
    A. 胰岛素制剂　　　　　　B. 人血白蛋白　　　　　　C. 卡前列甲酯栓
    D. 甘露醇注射液　　　　　E. 破伤风免疫球蛋白

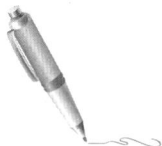

14. 进行药品外观质量检查的技术依据和标准是

    A. 对照比较法   B. 合格品与样品对照法

    C. 合格品与产品对照比较法   D. 合格品与标准对照比较法

    E. 合格品与不合格品对照比较法

15. 下列维生素类药品中，最应该在凉暗处贮存的是

    A. 维生素 B_1 片   B. 维生素 B_6 片   C. 维生素 C 片

    D. 维生素 AD 制剂   E. 复合维生素 B 片

16. 下列危险品中，归属易爆的品种是

    A. 乙醚   B. 黄磷   C. 松节油   D. 硝化纤维   E. 金属钾与钠

17. 下列药品中运输过程需要冷链的药品不包括

    A. 胰岛素制剂   B. 狂犬疫苗   C. 破伤风抗毒素

    D. 双歧三联活菌制剂   E. 人乙型肝炎免疫球蛋白

18. 卡前列甲酯栓是需要特殊贮存的药品，特殊条件是

    A. 遮光、密闭   B. 遮光、密闭、低温

    C. 遮光、密闭、0℃以下   D. 遮光、密闭、5℃以下

    E. 遮光、密闭、低于 -5℃

19. 药品包装标明"药品贮存于凉暗处"的贮存环境是

    A. 不超过 20℃   B. 不超过 15℃

    C. 不超过 20℃、遮光   D. 不超过 15℃、遮光

    E. 不超过 24℃、遮光

20. 标明"药品贮存于阴暗处"的环境温度是控制

    A. 25℃以下   B. 20℃以下   C. 10℃以下   D. 2℃~10℃   E. 20℃~4℃

二、配伍选择题

[1-3]

A. 复方氨基酸注射液   B. 氨苄西林胶囊   C. 卡前列酯栓

D. 胃蛋白酶片剂或散剂   E. 胰岛素制剂（包括胰岛素笔芯）

1. 需要冷冻的药品是

2. 宜在凉暗处贮存的药品是

3. 在运输过程需要冷链的药品是

[4-5]

A. 片剂   B. 注射剂   C. 颗粒剂

D. 糖浆剂   E. 胶囊剂

4. 包装严密、药液澄明度好、色泽均匀、无变色、沉淀等现象

5. 完整、性状与色泽均匀、表面光滑、无磨损与污垢、硬度适中

[6-9]

A. 药品风化失去结晶水   B. 紫外线加速药品的氧化

C. 药品吸收空气中的水分引湿   D. 药品吸收二氧化碳发生碳酸化

E. 药品放置处温度过高会很快失效

6. 肾上腺素置日光下迅速变色是由于

7. 夏季应用脊髓灰质炎疫苗效果较差是由于

8. 硫酸钠放置时间越长其质量变化越大是由于

9. 磺胺嘧啶注射液开封后久置容易出现浑浊是由于

[10 - 12]

A. 胃蛋白酶　　　　　　　B. 阿扑吗啡、水杨酸钠　　　　C. 牛痘疫苗

D. 青霉素类、头孢菌素类　　E. 硫酸阿托品、硫酸可待因

10. 容易水解的药物

11. 容易氧化的药物

12. 容易引湿的药物是

三、多项选择题

1. 空气对药物质量影响很大的环境因素主要是因为空气中含有

　　A. 氧气　　　　　　　　　B. 二氧化碳　　　　　　　　C. 氮气

　　D. 二氧化硫　　　　　　　　　　　　　　　　　　　E. 二氧化氮

2. 以下有关影响药物的环境因素的叙述中正确的是

　　A. 空气　　　　　　　　　B. 日光　　　　　　　　　C. 照明、光照强度

　　D. 温度过高与过低　　　　E. 湿度过大与过小

3. 下列有关危险品保管方法的叙述中正确的是

　　A. 分类堆放　　　　　　　B. 库内严禁烟火

　　C. 一般不得与其他药品同库贮存

　　D. 包装或封口坚实、牢固、密封　　E. 天气晴朗打开门窗；雾天、雨天紧闭门窗

4. 以下所列药品属于危险品管理的是

　　A. 炭粉　　　　　　　　　B. 乙醇　　　　　　　　　C. 苯酚

　　D. 氯己定　　　　　　　　E. 甲醛溶液

5. 以下药品保管方法适于保管受湿度影响而变质的药品是

　　A. 设置除湿机、排风扇　　B. 控制室温不超过 20℃

　　C. 控制药库湿度 45% ~75%　　D. 不得与其他药品同库贮存

　　E. 门窗粘贴黑纸、悬挂黑布帘

6. 下列危险品的主要特征及性状正确的是

　　A. 具有强腐蚀性　　　　　B. 具有强吸湿性　　　　　C. 具有剧烈毒性

　　D. 具有强膨胀性　　　　　E. 易受光、热、空气等影响而引起自燃

7. 下列药品变化的事例中，其主要影响因素属于温度的是

　　A. 胃蛋白酶结块　　　　　B. 维生素 C 注射液变色

　　C. 脊髓灰质炎疫苗室温放置失效

　　D. 牛痘疫苗放置其间冻结或析出沉淀

　　E. 青霉素加水溶解后，室温放置 24 小时大部分失效

8. 下列药品中见光易变质的药品是

　　A. 肝素　　B. 硫糖铝　　C. 肾上腺素　　D. 硝酸甘油　　E. 聚维酮碘

9. 下列药品中属于腐蚀性药品是

　　A. 苯酚　　B. 冰醋酸　　C. 松节油　　D. 硝化纤维　　E. 高锰酸钾

10. 药品的日常管理与使用环节中应注意区分易混淆的形似、音似药品，下列药物中属于抗肿瘤药的是

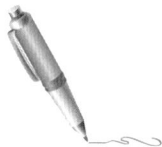

A. 氟胞嘧啶　　B. 阿糖腺苷　　C. 氟尿嘧啶　　D. 阿糖胞苷　　E. 氟哌啶醇

11. 在药品保管中实施药品外观检查的重要内容是

　　A. 形态　　　　B. 颜色　　　　C. 嗅味　　　　D. 溶解度　　　　E. 药物含量

12. 下列药品中不能受潮的常用药品是

　　A. 氯化钾片　　　　　　B. 碳酸氢钠片　　　　　　C. 胃蛋白酶片

　　D. 复方碳酸钙片　　　　E. 亚硝酸异戊酯吸入剂

13. 下列药品中应该贮存在冷处的药品是

　　A. 酵母　　　　　　　　B. 胃蛋白酶　　　　　　　C. 人血液制品

　　D. 双歧三联活菌　　　　E. 胰岛素制剂（包括胰岛素笔芯）

14. 下列药品中应该归属极毒及杀害性药品是

　　A. 汞制剂　　　　　　　B. 氰化钾　　　　　　　　C. 硫酸钡

　　D. 苦味酸　　　　　　　E. 亚砷酸及其盐

15. 医疗机构调剂部门应实行专用处方、专用账册、专册登记、专柜加锁、专人负责管理的药品是

　　A. 麻醉药品　　　　　　　　　B. 第一类精神药品

　　C. 第二类精神药品　　　　　　D. 贵重药品

　　E. 高危药品

16. 高警示药品一旦使用不当可对人体造成严重伤害甚至死亡。下列注射液属于高警示药品的有

　　A. 50% 葡萄糖注射液　　　　　B. 胰岛素注射液

　　C. 10% 氯化钾注射液　　　　　D. 阿托品注射液（5mg/ml）

　　E. 地塞米松注射液

17. 下列药物中，易受光线影响而变质，需要遮光保存的药物有

　　A. 肾上腺素　　　　　　　B. 维生素 K_1　　　　　　C. 维生素 B_6

　　D. 碳酸钙　　　　　　　　E. 甲钴胺

四、简答题

药品陈列的常见形式有哪些？

　　　　　　　　　　　　　　　　　　　　　　　　　　　　　（冉启文）

实训六　零售药店药品摆放与陈列实训

一、实训目的

　　能根据药店的实际空间和药品的实际高度、药店大门所向位置、进店顾客的方向、货架的面积及层高，合理正确有艺术性和专业性的陈列药品，使进店顾客在较短时间内很容易找到或引领找到所需药品，达到顾客满意度高，药店效益最大的目的。

二、实训原理

　　根据零售药店药品摆放与陈列原则，灵活创新性地陈列药店所有药品，采用陈列药品的基本艺术，满足陈列的药品符合现行版 GSP 规定的十个要求。

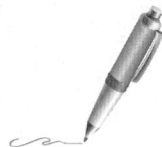

三、实训器材

店面空间（一般 2.7m 高度）、固定式货架或可变式货架（离地面 10cm 以上）、分区标牌、标签、照明器材（多种颜色）、不同剂型的药品、可关闭的药品柜、人字梯、皮尺等。

四、实训方法或操作步骤

（1）测量店面的长宽高，测量货架或货柜的长宽高。

（2）根据药品陈列的有效范围和黄金线规划，定置货架或货柜的摆放方向及数量。

（3）根据药品的保存属性、功能和管理类别对货架或货柜进行分区，并挂上不同颜色的标识标牌，必要时进行编号。

（4）按分区归类陈列药品。

（5）检查陈列药品：陈列位置是否处于销售频率高的位置；此陈列位置是否占药店中的优势性位置；陈列药品位置的大小、规模是否与经营规模相适应；是否可见清楚、简单的销售信息；价格折扣标志是否明显突出、醒目并便于阅读和选取；药品是否便于拿取；陈列的药品是否稳固；是否便于迅速售后补货；陈列的药品是否整洁等等。

（6）调整陈列药品位置，使进店顾客在较短时间内很容易找到或引领找到所需药品，达到顾客满意度高，药店效益最大的目的。

五、考核方式

（1）顾客能否第一时间获得所需药品。

（2）药品周转频率。

（3）陈列药品的效益。

（4）药品月报损率。

（5）店员单品营销额。

六、思考题

药品陈列的意义是什么？

（冉启文）

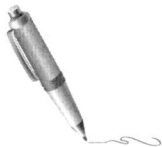

第九章

家庭常用医疗器械的选购及使用指导

扫码"学一学"

第一节 常用卫生材料的使用及一次性无菌医疗器械的使用

扫码"看一看"

学习目标

知识要求　**1. 掌握**　常用卫生材料的选购和使用。

　　　　　2. 熟悉　材料介绍。

　　　　　3. 了解　一次性无菌医疗器械的使用。

技能要求　具备对常用卫生材料的使用及一次性无菌医疗器械的使用进行药学服务的基本技能。

案例导入

案例：患者，女，35 岁，在家不小心摔倒，出现皮肤擦伤，出血，来药店买消毒液、棉棒、无菌纱布等。

讨论：作为药师的你应告知患者如何选购，伤口如何进行正确的处理？

一、材料介绍

1. 创面损伤　各种烧伤、烫伤、溃疡、褥疮、伤口创面敷料、生物流体敷料膜、创面修复膜、伤骨愈膜、硅凝胶、胶原蛋白海绵、疤痕膜、疤痕贴片、冷热敷膏药等。

2. 功能敷料　液状敷料、壳聚糖、甲壳素、输液膜、产科断脐、生物止血膜等。

3. 生物材料　生物降解材料、介入材料、载药材料、药物缓释制剂等。

4. 手术用品　PVC 医用手套、手术包、产包、手术衣（帽）、手术薄膜/垫单/洞巾等。

5. 粘贴材料　医用橡皮膏、透气胶带、医用无敏胶带/纸基胶带、手术用防粘连冲洗液等。

6. 护创材料　医用棉球 、棉签、绷带、创可贴、急救包、脱脂棉、脱脂纱布、纱布垫等。

7. 医用纺织品　医用床单、被面、防护服、防护口罩、隔离衣、台布、围兜、围裙、隔帘等。

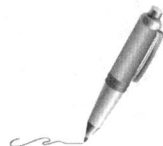

8. 医用非织造布　各种医用（水刺、热扎、纺粘、弹力、平纹、巴布、吸水棉）无纺布、亲水无纺布、SMS 无纺布、熔喷无纺布、卷材、片材及后处理无纺布系列产品。

9. 敷料机械　湿纸巾包装机、医用创可贴机、输液贴机、切片机、复卷机、超声波口罩机、医用纱布折叠机、包棉机、床垫机等加工设备。

二、选购和使用

1. 医用纱布选购和使用注意事项

（1）首先要看成品的包装标识和产品说明书：成品一般有两种方式，一种是非无菌方式，另一种是无菌方式。要求产品说明书或成品包装上写明是以无菌还是非无菌方式出厂的。

（2）无菌方式包装的医用纱布可以直接使用，而以非无菌方式包装的纱布必须经高温高压蒸汽或环氧乙烷等方法消毒后方可使用。

（3）对于用无菌方式包装的医用纱布，包装标志中必须写明灭菌有效期、出厂日期或生产批号、包装破损禁用说明或标识、一次性使用说明或禁止再次使用标识。如发现包装破损或超过有效期，则不再选购或使用。

（4）购买医用纱布时要看产品的外观。产品应柔软，无臭、无味，色泽纯白，不含有其他纤维和加工物质，在紫外灯光下不应显示强蓝色的荧光。

2. 医用棉花的选购和使用注意事项　同医用纱布。

3. 医用绷带的分类、用途及选购和使用注意事项

（1）医用绷带的分类：医用绷带分全棉纱布绷带和弹性绷带两种。

（2）医用绷带的用途：无论是纱布绷带还是弹性绷带，其用途主要是包扎或固定。

（3）全棉纱布绷带：主要用于医院外科及家庭的体外创口敷药后的包扎、固定。

（4）弹性绷带：主要用于下肢静脉曲张、骨伤科等患者的固位包扎，以改善血液循环，防止肢体肿胀。也能替代手术后的多头腹带，用于人体不同部位的加压包扎或一般创伤包扎。

（5）医用绷带的选购和使用注意事项：①一般都以非灭菌医疗产品出售。若使用医用绷带于创口部位时，应考虑与创口隔离使用；②选购医用绷带时要看产品的外观。产品应洁白、无黄斑、无污染、无严重织疵或断丝。

4. 医用橡皮膏选购注意事项　应选购洁净不渗膏、膏布卷齐平整的橡皮膏。

5. 创可贴选购和使用注意事项

（1）选购首先要看产品的包装标识和产品说明书。包装上应有"无菌"字样或图形符号、一次性使用说明或图形符号、包装破损禁用说明或标识。

（2）启封后切忌用手接触中间复合垫。

三、一次性无菌医疗器械的使用

一次性使用无菌医疗器械是指无菌、无热原、经检验合格，在有效期内一次性直接使用的医疗器械，用后即扔，作为医疗垃圾处理。

一次性使用无菌医疗器械的优点：使用方便，杜绝二次污染，价格低。

从 20 世纪 80 年代以来，全球一次性医疗器械产业蓬勃发展，过去十多年来，全球一次性医疗器械产业获得了前所未有的发展，欧美发达国家一次性医疗器械销售额占其医疗器械市场总销售额的 45% 左右。

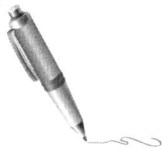

一次性使用无菌医疗器械产品（注、输器具）包括：一次性使用无菌注射器、一次性使用输液器、一次性使用输血器、一次性使用静脉输液针、一次性使用无菌注射针。

严格按产品使用说明使用一次性无菌医疗器械器材，一次性使用无菌医疗用品只能一次性使用。

使用前先检查小包装，不得使用小包装已破损、标识不清、不洁净，过期或已淘汰的一次性无菌医疗器械器材。

对于使用过的一次性无菌医疗器械器材，必须按《医疗废物管理规定》损毁处理，禁止重复使用和回流市场。

发现不合格一次性无菌医疗器械器材或质量可疑产品时，应立即停止使用封存。

拓展阅读

家庭如何处理日常比较小的伤口

各种外伤，不论大小，日常生活中或多或少都会遇到，在遇到外伤时，可用以下方法处理。

各种外伤，不论伤口大小、深浅，都要进行及时正确地处理，若处理不当，会引起伤口出血、感染、化脓，严重会得破伤风、断肢，甚至威胁生命。伤口处理正确，能使其迅速愈合；反之，可能化脓感染，经久不愈，甚至因并发全身感染、气性坏疽、破伤风等危及生命。因此，对于创伤的伤口，一定要进行严格认真的处理。

处理伤口的步骤：

1. 消毒：皮肤出现伤口，完整性遭到破坏，细菌便有了可乘之机，为减少细菌的入侵，对伤口要进行认真的消毒。

2. 止血：可根据具体情况及时止血。

3. 包扎：伤口包扎得当，可使其少出血，少化脓，少痛苦。扎时要做到快、准、轻、牢。快，动作迅速敏捷；准，部位准确、严密；轻，动作要轻，不碰伤口；牢，包扎牢靠，松紧适当。

岗位对接

本任务是药学类专业学生必须掌握的内容，为成为能够胜任在医疗机构或社会药房为患者提供专业药学咨询服务及用药指导的药学服务人员奠定坚实的基础。

本任务对应岗位包括执业药师、中、西药药师、药品销售岗位等。

重点小结

1. 医用纱布、医用棉花、医用绷带的选购和使用注意事项。
2. 创可贴选购和使用注意事项。

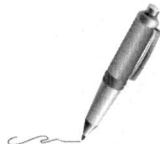

目标检测

一、单项选择题

1. 无菌方式包装的医用纱布常用消毒方式

    A. 环氧乙烷　　　　B. 煮沸消毒　　　　C. 紫外线照射　　　D. 酒精消毒

2. 购买医用纱布在紫外灯光下不应显示的荧光

    A. 绿色　　　　　　B. 红色　　　　　　C. 强蓝色　　　　　D. 黄色

3. 主要用于医院外科及家庭的体外创口敷药后的包扎、固定的是

    A. 弹性绷带　　　　B. 创可贴　　　　　C. 胶布　　　　　　D. 全棉纱布绷带

4. 主要用于下肢静脉曲张、骨伤科等患者的固位包扎

    A. 弹性绷带　　　　　　　　　　　　　　B. 创可贴

    C. 胶布　　　　　　　　　　　　　　　　D. 全棉纱布绷带

二、多项选择题

1. 一次性无菌医疗器械的使用注意事项

    A. 使用前先检查小包装

    B. 不得使用小包装已破损的器械

    C. 标识不清、不洁净不能使用

    D. 过期或已淘汰的一次性无菌医疗器械器材不能使用

2. 一次性使用无菌医疗器械产品（注、输器具）包括

    A. 一次性使用无菌注射器　　　　　　　B. 一次性使用输液器

    C. 一次性使用输血器　　　　　　　　　D. 一次性使用无菌注射针

3. 创可贴选购和使用注意事项

    A. 选购首先要看产品的包装标识和产品说明书

    B. 包装上应有"无菌"字样或图形符号

    C. 包装破损禁用说明或标识。

    D. 启封后切忌用手接触中间复合垫

4. 医用绷带的用途

    A. 包扎　　　　　　B. 固定　　　　　　C. 止血　　　　　　D. 复位

5. 无菌方式包装的医用纱布，包装标志中必须写明

    A. 灭菌有效期

    B. 出厂日期或生产批号

    C. 包装破损禁用说明或标识

    D. 一次性使用说明或禁止再次使用标识

6. 购买医用纱布时要看产品的外观，产品应

    A. 柔软　　　　　　B. 无臭　　　　　　C. 无味　　　　　　D. 色泽纯白

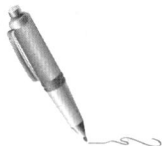

第二节　体温计、血压计、便携家用血糖分析仪的使用

扫码"学一学"

扫码"看一看"

学习目标

知识要求　**1. 掌握**　体温计、血压计、便携家用血糖分析仪使用方法。
　　　　　　2. 熟悉　体温计、血压计的注意事项。
　　　　　　3. 了解　体温计、血压计的类型。
技能要求　具备对体温计、血压计、便携家用血糖分析仪的使用的药学服务基本
　　　　　技能。

案例导入

案例：　患者,男, 56 岁, 高血压、糖尿病, 来药店买血压计、血糖仪。
讨论：作为药师的你应告知患者如何选购, 使用?

一、体温计的使用

（一）常用体温计

1. 水银体温计

据计量专家介绍，最常见的体温计是玻璃体温计，它可使随体温升高的水银柱保持原有位置，便于使用者随时观测。由于玻璃的结构比较致密，水银的性能非常稳定，所以玻璃体温计具有示值准确、稳定性高的特点，还有价格低廉、不用外接电源的优点，深受人们特别是医务工作者的信赖。但玻璃体温计的缺陷也比较明显，易破碎，存在水银污染的可能，测量时间比较长，对急重病患者、老人、婴幼儿等使用不方便，读数比较费事等。

使用方法：使用前先将体温计的水银汞柱甩到35℃以下；将体温计水银端放在腋下最顶端（即腋窝深处），用上臂将体温计夹紧，以免脱位或掉落；测量 5～10min；取出体温计，读取温度数据后，用卫生纸擦拭体温计，以便下次或他人使用。

读数方法：一手拿住体温计尾部，即远离水银柱的一端，使眼与体温计保持同一水平，然后慢慢地转动体温计，从正面看到很粗的水银柱时就可读出相应的温度值。读数时注意千万不要用手碰体温计的水银端，这样会影响水银柱而造成测量不准。

注意事项：（1）腋下如有汗液，需擦干再量。（2）若测量时间未到，松开腋下，则需重新测量，时间应重新计算。（3）在测量体温前凡影响实际体温的因素（如饮开水或冷饮等）均应避免，喝热饮、剧烈运动、情绪激动及洗澡需待 30min 后再测量。（4）玻璃体温计最高温度值是 42 ℃，因此在保管或清洁时温度不可超过 42 ℃，不可将体温计放入热水中清洗或用于测量水及其他物体的温度。

特别注意事项：玻璃体温计易破碎，存在水银（汞）污染的可能。

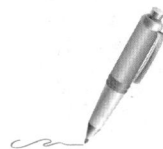

2. 电子式体温计

随着科学技术的发展，目前已经出现很多类型的新式体温计。电子式体温计利用某些物质的物理参数（如电阻、电压、电流等）与环境温度之间存在的确定关系，将体温以数字的形式显示出来，读数清晰，携带方便。其不足之处在于示值准确度受电子元件及电池供电状况等因素影响，不如玻璃体温计。

使用方法：

（1）用棉花棒或卫生纸蘸取酒精擦拭消毒电子体温计感温头和量温棒部分，为避免电子体温计机件受损，请勿以酒精或其他溶液接触电子体温计感温头及量温棒以外的部件。

（2）按电子体温计 ON/OFF 按钮，打开电子体温计电源，电子体温计显示屏显示" " 约 2 秒，然后显示上次的电子体温计测量温度约 2 秒后显示 L℃，其中℃闪烁，表示电子体温计可以测量温度了。

（3）测腋窝温度：电子体温计测温前，手臂自然下垂，将腋窝紧闭 1min，使腋窝温度稳定；将体温计的感温头置入腋窝中央并夹紧约 1min，待电子体温计显示屏℃符号停止闪烁，即表示电子体温计腋窝温度已测量完成。

（4）测口腔温度：电子体温计测量前将双唇闭上约 1min，使口腔内温度平稳，将体温计的感温头置于舌下内侧根部，和舌头密接后，将双唇紧闭约 1min，待电子体温计显示屏℃符号停止闪烁，即表示电子体温计口腔温度已测量完成。

（5）如果温度 > 37.5℃，则听到电子体温计短促的报警声：Bi－Bi－Bi－Bi（每 0.125s 响一次），表示电子体温计测量完成并警示已发烧了。

如果温度≤37.5℃，则听到电子体温计较慢的声音：Bi－Bi－Bi－Bi（每 0.5s 响一次），表示电子体温计测量完成并且体温正常。

注意事项：

（1）请勿摔打和弯曲体温计。

（2）体温计的消毒应采用医用酒精或一次性塑料薄膜套，不能用高温消毒。

（3）请勿让体温计接触化学溶剂或稀释剂。

（4）请勿让阳光直射体温计。

（5）除了更换电池，请勿拆卸体温计。

（6）安全性检查：按下开关，体温计发出蜂鸣音，同时显示器显示"188.8"，则表示正常，否则为不正常。

（7）保养：每次使用完毕，请将体温计擦拭干净放入透明外壳中，待下次使用。

（8）远离磁场、强电环境。

3. 耳式体温计

体温计一般在腋下、口腔、直肠等处使用，在实际应用中，人们普遍感觉不方便或不舒服。耳式体温计是通过测量耳朵鼓膜的辐射亮度，非接触地实现对人体温度的测量。只需将探头对准内耳道，按下测量钮，仅有几秒钟就可得到测量数据，非常适合急重病患者、老人、婴幼儿等使用。但在使用初期，使用者由于不太熟悉这种操作方式，可能会得到几个不同的测量数据，一般来讲实测最大值即是所要数据。使用者熟悉后会比较满意这种体温计。

4. 多功能红外体温计

多功能红外体温计既可以测量耳温，也可以测量额温，双功能模式，适应不同情况下

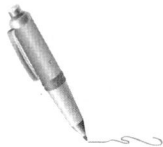

测量使用。

（1）10个月以前宝宝以及有中耳炎的用户比较特别，因为10个月前的宝宝耳朵以及耳道小加上耳道较成人更弯曲，故耳温测量起来更困难。这种情况下可以使用多功能体温计的额温功能，额温在前额处采集体温方便且简单；中耳炎的用户因为耳道里有液体会大大影响耳温计的精度故中耳炎的用户不适合用耳温计。

（2）在室温超出25℃及室温低于20℃时，额温计易受环境温度影响，包括出汗、吹风、开空调等都会对额部采集温度产生一定的影响。在如此情况下建议使用多功能体温计的耳温功能。

使用方法：

耳温测量——移除头盖，按扫描键启动，将测量探头置入耳道，按压扫描一次，听到"哗"的声音，测量完成。

额温测量——盖上头盖，按扫描键启动，将测量探头平贴于一端太阳穴，按住扫描键不放，沿额头移到另一端太阳穴。听到"哗"声后，测量完成。

二、血压计的使用

1. 血压计的类型

市场上卖的血压计主要分为水银柱式血压计和电子（无液）血压计两大类。水银柱式血压计体积较大，携带不方便。

电子血压计体积小，携带方便，使用亦方便，几乎所有的人都可以自己使用，作为自我简单检查血压的工具很受高血压患者的欢迎。

2. 水银血压计使用方法

（1）多取坐位，测量血压前应静坐15min，并褪去多余的衣袖，最多保留一件薄衣。

（2）将袖带缚于上臂，其下缘要距肘窝2~3cm，不可过紧或过松。将听诊器胸件放在肘部肱动脉搏动处。

（3）向气袖内充气，待肱动脉搏动消失，再将水银柱升高20~30mmHg。此时，听诊器听不到任何声音。

（4）放开气球阀门处向外缓慢放气，使气袖内压力降低，水银柱缓慢下降。当气袖内的压力等于或稍低于收缩压时，可以听到脉搏动音，听到第一个声音所对应的血压计读数值即为收缩压。

（5）继续放气，在气袖内压力低于收缩压而高于舒张压的这段时间内，心脏每收缩均可听到一次动脉搏动音。当气袖内压力等于或稍低于舒张压时，血流又复通畅，涡流消失，则声音突然减弱，很快消失，声音消失前最后一声动脉搏动音所对应的血压计读数值即为舒张压。

（6）测量完后要将气放尽，然后血压计右倾，使水银全部回到水银槽内，关闭开关。整理气袖，合上血压计。

注意事项：

（1）因为血液流向的关系，通常左手与右手所量出的血压会有些差异，通常右手的血压值会略高于左手，但差异在10~20mmHg都属正常，不过，记录时应以高的测量数据为准。若两手相差超过40~50mmHg，可能是血管出现阻塞问题，最好请教医师查明原因。

（2）测量血压不宜只算一次，应在一天之中多量几次血压，并且加以记录，以便了解

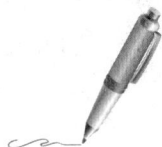

自己血压在一天之内的变化。

（3）最好在自己家中心情放松的情况下测量血压，因有些人在医疗院所量血压时，会因面对身穿白衣的医护人员造成心情紧张，从而使血压升高，医学称"白衣高血压症"，在家中测量血压能克服此情况发生。

（4）传统水银式血压计会受热胀冷缩的影响，平均每半年应校正归零一次。

3. 电子血压计的使用

（1）上臂式。

1）室内要保持安静，室温最好保持在20℃左右。

2）在测量前，受检者要精神放松，最好休息20~30min，排空膀胱，不饮酒、咖啡和浓茶，并要停止吸烟。

3）受测者取坐位或仰卧位均可，受测的手臂应放在与右心房同一水平（坐时手臂应与第四肋软骨同一水平上，卧时则放在腋中线水平），并外展45°将衣袖上卷至腋窝，或脱掉一侧衣袖，以便于测量。

4）量血压前，应先将血压计袖带内的气体排空，再将袖带平整地缚于上臂，不可过松或过紧，以免影响测量值的准确性。气袋中部对准肘窝的肱动脉（大部分的电子血压计都在袖带上用箭头标出了这个位置），袖带下缘距肘窝2~3cm。

5）开启电子血压计，并在测量完毕后记录血压测量结果。

6）第一次测量完成后应完全放气，至少等1cm后，再重复测量1次，取2次的平均值为所得到的血压值。此外，如果要确定是否患高血压，最好还要在不同的时间里进行测量，一般认为至少有3次不同时间的测血压值，才可以定为高血压。

7）如果需要每天观察血压变化，应在同一时间，采用相同体位，用同一血压计测量同一侧手臂的血压，这样测得的结果才更为可靠。

（2）腕式。

1）检查前的准备工作：在测量血压前必须在安静环境下休息5~10min，使身心放松，呼吸、心率平稳，然后再开始测量。

2）体位、姿势和操作：被检者取端坐姿势。一般测量左腕，使腕式血压计与心脏保持同一水平，袖带气囊紧贴皮肤，下缘距手掌弯横纹1cm，不要过紧或过松。测量开始后，不要说话，不能有体动。

3）续数：人类血压是一个变化的参数，每次测量结果会有少许差异，可在松袖带后间隔30~60s再次测量一到两次，取平均值。

三、便携家用血糖分析仪使用

血糖仪的操作基本上分五个步骤：

第一步：打开电源，一部分是直接按电源开关，一部分直接插试纸自动开机的。

第二步：编码调节。血糖仪的编码调节方式分为以下三种。

（1）手动输入试纸校正码 如利舒坦血糖仪、强生血糖仪。

（2）用密码芯片插入机器自动记录试纸校正码 如罗氏活力型血糖仪，艾因坦血糖仪。

（3）免调码，无需手动或插入芯片，仪器自动识别 如拜耳拜安捷2、艾科乐舒型血糖仪。

第三步：采血、吸血：采血用随血糖仪配好的采血笔直接采血就可以，然后血滴靠近

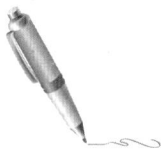

试纸，试纸大部分都是虹吸的，放到试纸吸血区就会直接吸进。

第四步：显示结果：吸血之后，就会呈现倒计时，显示测试结果，从 5s 到 30s 不等。

第五步：完成测试，关机。主流的血糖仪拔出试纸自动关机，一部分早期产品还需要关闭电源键。关机可减少电池消耗和机器损耗。

拓展阅读

自我血糖监测的注意事项

（1）采血前：按说明书操作；适宜温度下测量；清洁采血部位后将其所在手臂自然下垂片刻。

（2）采血过程中：部位:手指侧面,经常轮换；一次性吸取足量血(除某些满足吸二次血样仪器)；测试中不得按压移动试纸、血糖仪等。

（3）采血后：仪器定期校正；试纸保存；干燥原装容器；采血针丢弃在专用容器中,防止扎伤；及时正确记录结果。

岗位对接

本任务是药学类专业学生必须掌握的内容，为成为能够胜任在医疗机构或社会药房为患者提供专业药学咨询服务及用药指导的药学服务人员奠定坚实的基础。

本任务对应岗位包括执业药师、西药药师、药品销售岗位等。

扫码"练一练"

目标检测

一、单项选择题

1. 水银体温计的使用方法错误的是

A. 使用前先将体温计的水银汞柱甩到 35℃ 以下

B. 将体温计水银端放在腋下最顶端（即腋窝深处）

C. 测量 1~2 分钟

D. 读取温度数据

2. 在测量体温时，喝热饮、剧烈运动、情绪激动及洗澡需待多少分钟后再测量

A. 30　　　　　B. 40　　　　　C. 50　　　　　D. 60

3. 温度大于多少时，则听到电子体温计短促的报警声

A. 37.0 ℃　　　B. 37.5℃　　　C. 38.0℃　　　D. 38.5℃

4. 至少有多少次不同时间的测血压值，才可以定为高血压

A. 1　　　　　B. 2　　　　　C. 3　　　　　D. 4

二、多项选择题

1. 电子式体温计的使用方法

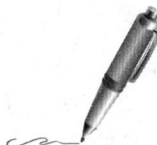

  A. 取酒精擦拭消毒电子体温计感温头和量温棒部分

  B. 按电子体温计 ON/OFF 按钮，打开电子体温计电源

  C. 将体温计的感温头置入腋窝中央并夹紧约 1 分钟

  D. 电子体温计显示屏℃符号停止闪烁，即表示电子体温计腋窝温度已测量完成

2. 额温多功能红外体温计使用方法

  A. 装电池

  B. 拨开头发，擦除汗水

  C. 对准额头正中央，测量距离为 3 ~ 5cm

  D. 点按"开关/测量"键测量体温

3. 额温多功能红外体温计注意事项

  A. 产品在被测环境放置 20 分钟

  B. 拨开头发，擦除汗水

  C. 对准额头正中央，测量距离为 3 ~ 5cm

  D. 产品在被测环境放置 30 分钟

（高爱平）

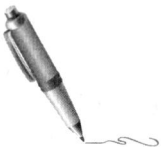

常用医学检查指标的正常参考范围及其临床意义

医学检查	检查指标	正常值	临床意义
血常规	红细胞计数	新生儿 $(6.0\sim7.0)\times10^{12}/L$ 婴儿 $(5.2\sim7.0)\times10^{12}/L$ 儿童 $(4.2\sim5.2)\times10^{12}/L$ 成人男 $(4.0\sim5.5)\times10^{12}/L$ 成人女 $(3.5\sim5.0)\times10^{12}/L$	病理性增多见于频繁呕吐、出汗过多、大面积烧伤，常继发于慢性肺心病、肺气肿、高原病、肿瘤、慢性骨髓功能亢进 病理性减少见于消化道溃疡等各种原因引起的出血、再生障碍性贫血、骨髓性贫血、缺铁性贫血、巨幼细胞贫血、肾性贫血等
	血红蛋白	男性 $120\sim160g/L$ 女性 $110\sim150g/L$ 新生儿 $170\sim200g/L$	极重度贫血，Hb 含量 $<30g/L$ 重度贫血，Hb 含量 $30\sim60g/L$ 中度贫血，Hb 含量 $60\sim90g/L$ 轻度贫血，Hb 含量 $>90g/L$ 且低于正常参考的下限
	白细胞计数	成人末梢血 $(4.0\sim10.0)\times10^{9}/L$ 成人静脉血 $(3.5\sim10.0)\times10^{9}/L$	病理性白细胞增高见于急性感染、化脓性炎症、尿毒症等中毒、白血病、严重组织损伤、急性大出血等 病理性白细胞减少见于再生障碍性贫血、某些传染病、物理化学损害、脾功能亢进、过敏性休克等
	白细胞分类计数	中性粒细胞 $0.5\sim0.7$ (50%~70%) 嗜酸性粒细胞 $0.01\sim0.05$ (1%~5%) 嗜碱性粒细胞 $0\sim0.01$ (0~1%) 淋巴细胞 $0.20\sim0.40$ (20%~40%) 单核细胞 $0.03\sim0.08$ (3%~8%)	中性粒细胞增减临床意义与白细胞计数相同 嗜酸性粒细胞减少见于伤寒、副伤寒、大手术后；增多见于过敏性疾病、皮肤病、寄生虫病、血液系统疾病等 嗜碱性粒细胞减少见于速发型过敏反应如过敏性休克，药物如肾上腺皮质激素使用过量等；增多见于血液系统疾病如慢性粒细胞白血病，创伤及中毒，恶性肿瘤，过敏性疾病等 淋巴细胞减少多见于传染病的急性期、放射病、细胞免疫缺陷病；增多见于传染病、血液系统疾病、移植排斥反应 单核细胞增多见于传染病或寄生虫病、血液系统疾病

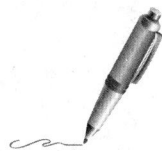

续表

医学检查	检查指标	正常值	临床意义
血常规	血小板计数	$(100 \sim 300) \times 10^9/L$	血小板计数增高见于慢性粒细胞性白血病、急性出血和溶血后、急性化脓性感染、真性红细胞增多症 血小板计数减低：①骨髓造血功能受损，如再生障碍性贫血、急性白血病；②血小板破坏过多，如脾功能亢进；③血小板消耗过多，如弥散性血管内凝血等
	红细胞沉降率	男 40% ~ 50% 女 35% ~ 45%	增快见于：①炎症，比如结核病、急性细菌性感染所致炎症；②组织损伤及坏死；③恶性肿瘤；④各种原因造成的高球蛋白血症；⑤贫血
尿常规	尿液酸碱度	晨尿 pH5.5 ~ 6.5 随机尿 pH4.5 ~ 8.0	尿 pH 的降低见于：呼吸性或代谢性酸中毒、糖尿病酮症酸中毒、痛风、尿酸盐或胱氨酸结石、尿路结核、肾炎、失钾性的代谢性碱中毒、严重腹泻；服用药物如氯化钙、氯化铵等 尿 pH 增高见于：呼吸性或代谢性碱中毒、肾小管性酸中毒、长期呕吐、感染性膀胱炎；服用碱性药物如碳酸氢钠
	尿比重	成人晨尿 1.015 ~ 1.025 成人随机尿 1.003 ~ 1.030（一般为 1.010 ~ 1.025） 新生儿 1.002 ~ 1.004	增高：可见于急性肾小球肾炎、心力衰竭、高热、脱水、糖尿病、妊娠高血压综合征等 降低：慢性肾炎、慢性肾功能不全、尿毒症多尿期、肾小管功能异常、肾小球损害性疾病等
	尿蛋白	阴性 <100mg/L <150mg/24h 尿	病理性蛋白尿主要见于各种肾小球、肾小管间质疾病、遗传性肾病、肾血管疾病和其他肾脏病
	尿隐血	尿血红蛋白 试管法阴性 尿肌红蛋白 试管法阴性	尿血红蛋白阳性：心瓣膜手术、严重烧伤、剧烈运动、肌肉和血管组织严重损伤、经尿道前列腺切除术等；肾炎、肾结石、肿瘤、感染、疟疾；微血管性溶血性贫血、溶血性尿毒症、肾皮质坏死 尿肌红蛋白阳性：创伤挤压综合征、电击伤、烧伤、手术创伤及痉挛；原发性肌肉疾病如肌肉萎缩、皮肌炎及多发性肌炎、肌营养不良；局部缺血性肌红蛋白尿如心肌梗死、动脉阻塞；代谢性疾病如肌糖原累积病、糖尿病酸中毒

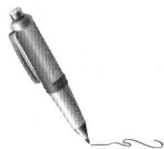

医学检查	检查指标	正常值	临床意义
尿常规	尿沉渣白细胞	干化学试带法：阴性 镜检法：正常人混匀1滴尿WBC < 0～3个/HPF，离心尿WBC < 0～5个HPF 全自动尿有形成分分析仪法（混匀尿）：男WBC < 0～12个/μl，女WBC < 0～26个/μl	增多见于泌尿系统感染、慢性肾盂肾炎、膀胱炎、前列腺炎；女性白带混入尿液时，也可发现较多的白细胞。另由药物所导致的过敏反应，尿中会出现多量嗜酸性粒细胞
	尿沉渣管型	0或偶见（0～1个/HPF透明管型）	异常见于急性肾小球肾炎、慢性肾小球肾炎、肾病综合征、急性肾盂肾炎、慢性肾盂肾炎等
	尿沉渣结晶	正常尿液中有少量磷酸盐、草酸盐和尿酸盐等结晶	亮氨酸、酪氨酸结晶常见于严重肝病患者；胆红素结晶，可见于黄疸、急性肝萎缩、肝硬化、肝癌等；脂肪醇结晶，可见于膀胱尿潴留、前列腺增生症等；尿酸盐结晶常见于痛风
	尿葡萄糖	阴性 成人 < 0.56～5.0mmol/24h尿 新生儿 < 1.11mmol/L 儿童 < 0.28mmol/L	血糖增高性糖尿见于内分泌疾病、心肌梗死、肥胖 血糖正常性糖尿见于肾性肾小球肾炎、肾病综合征 肾性糖尿属血糖性糖尿（范右尼综合征）
	尿酮体	阴性	增多见于糖尿病酮尿及非糖尿病性酮尿：如婴儿、儿童急性发热，伴呕吐、腹泻中毒；肺炎、伤寒等疾病，妊娠期、禁食、呕吐、麻醉后等
	尿胆红素	阴性	阳性：各种原因所致的肝细胞性及阻塞性黄疸
	尿肌酐	成人男（女）7.1（5.3）～17.7（15.9）mmol/24h尿	增加：糖尿病等内分泌与代谢系统疾病、伤寒等消耗性疾病 减少：严重进行性肌萎缩，贫血、急性肾小球肾炎等疾病、重度充血性心功能不全等
	尿尿酸	磷钨酸还原法：1.5～4.4mmol/24h尿	增多见于：①痛风；②肺炎、子痫等③肝豆状核变性，使用肾上腺皮质激素等；④粒细胞性白血病、骨髓细胞增生不良、溶血性贫血、恶性贫血、甲状腺功能亢进等 减少见于：①高糖，高脂肪饮食；②肾功能不全，痛风发作前期

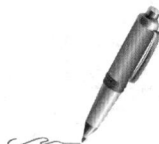

续表

医学检查	检查指标	正常值	临床意义
尿常规	尿淀粉酶	0～1200U/L 80～300 苏氏单位/小时	增高：急性胰腺炎、慢性胰腺炎急性发作、胰腺癌、胰腺囊肿、胰腺导管阻塞、急性胆囊炎、胃溃疡、腮腺炎等、胰头癌、流行性腮腺炎 减少：见于重症肝炎、肝硬化、严重烧伤、糖尿病等
粪常规	粪外观	黄（褐）色软便 饮食、药物可能影响颜色	稀糊状或水样便：见于各种肠道感染性或非感染性腹泻 米泔水样便：见于霍乱、副霍乱 黏液便：见于小肠炎症、大肠炎症 胨状便：见于过敏性肠炎、慢性菌痢等 脓血便：见于细菌性痢疾、溃疡性结肠炎 乳凝块便：常见于儿童消化不良 鲜血便：主要见于痔疮、肛裂、息肉等下消化道出血 柏油样黑便并有光泽：上消化道出血 白陶土样便：见于各种病因的阻塞性黄疸 细条便：主要见于直肠癌
	粪隐血	阴性	消化道溃疡、消化道肿瘤、肠结核、急性白血病等
	粪胆原	阳性	粪胆原增加：见于溶血性黄疸、阵发性睡眠性血红蛋白尿症 粪胆原减少：见于阻塞性黄疸
	粪便细胞显微镜检查	红细胞　　　　无 白细胞　　　　无或偶见 上皮细胞　　　偶见 细菌　　　　　正常菌群 真菌　　　　　少量 寄生虫卵　　　无致病性虫卵	红细胞增多见于痢疾、溃疡性结肠炎、结肠癌等 白细胞增多见于肠道炎症如细菌性痢疾，肠道反应性疾病 吞噬细胞增多见于急性肠炎和痢疾 上皮细胞增多为肠壁炎症的特征，如结肠炎 真菌增多见于大量或长期应用广谱抗生素，引起真菌的二重感染

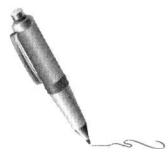

续表

医学检查	检查指标	正常值	临床意义
肝功能	丙氨酸氨基转移酶	速率法 成人＜40U/L	增高：肝胆疾病如传染性肝炎、肝癌、胆管炎等；心肌炎，胰腺炎、急性心肌梗死等
	天门冬氨酸氨基转移酶	速率法 成人＜40U/L	增加：心肌梗死、肝脏疾病、肾炎、肺栓塞等
	γ–谷氨酰转移酶	男 11～50U/L 女 7～32U/L	增高见于肝胆疾病、胰腺疾病、其他疾病（脂肪肝、心肌梗死）、药物（苯妥英钠、苯巴比妥或乙醇）
	碱性磷酸酶	女 1～12 岁＜500U/L 大于 15 岁 40～150U/L 男 1～12 岁＜500U/L 12～15 岁＜750U/L 大于 15 岁 40～150U/L	增高见于肝胆疾病、骨骼疾病、药物（他汀类）
	总蛋白、白蛋白和球蛋白	总蛋白（TP）双缩脲法 新生儿46～70g/L，成人 60～80g/L 白蛋白（ALB）溴甲酚氯法 新生儿 28～44g/L，成人 35～55g/L 球蛋白（GLO）20～30g/L A/G 比值（1.5～2.5）：1	总蛋白降低见于多种慢性消耗性疾病以及营养不良；增加见于呕吐、腹泻、休克、高热等各种原因脱水，多发性骨髓瘤，巨球蛋白血症等 白蛋白降低见于：慢性肝炎、结核、营养不良等；增加见于严重脱水时，所致血浆浓缩等 球蛋白减少见于应用糖皮质类肾上腺皮质激素；增高见于疟疾、麻风病等炎症或慢性感染性疾病、风湿热等自身免疫性疾病、骨髓瘤等
	胆红素	总胆红素： 新生儿 0～1 天 34～103μmol/L，1～2 天 103～171μmol/L，3～5天 68～137μmol/L 成人 3.4～17.1μmol/L 结合胆红素 0～6.8μmol/L 非结合胆红素 1.7～10.2μmol/L	①根据总胆红素值判定有无黄疸、发生程度及演变过程 ②根据临床检测值推断黄疸发生病因 ③根据总胆红素、结合胆红素、非结合胆红素值判定黄疸类型 ④根据结合胆红素与总胆红素比值协助鉴别黄疸类型 ⑤总胆红素降低的原因多为缺铁性贫血或导致血红蛋白降低的其他原因

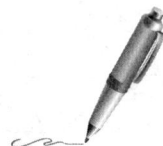

续表

医学检查	检查指标	正常值	临床意义
肾功能	血清尿素氮	成人 3.2～7.1mmol/L 婴儿、儿童 1.8～6.5mmol/L	增高可见慢性肾炎、严重肾盂肾炎等肾脏疾病；泌尿道结石、前列腺疾病等所致的尿道梗阻；脱水、水肿等。减少见于急性肝萎缩、中毒性肝炎、类脂质肾病等
	血肌酐	男 59～104μmol/L 女 45～84μmol/L 小儿：24.9～69.7μmol/L	增高见于肾脏疾病（急慢性肾小球肾炎、慢性）、休克、心力衰竭等
乙型肝炎血清免疫学检查	乙型肝炎病毒表面抗原	阴性	阳性见于慢性或迁延性乙型肝炎活动期，与乙肝病毒感染有关的肝硬化等，慢性 HBsAg 携带者，即肝功能已恢复正常而 HBsAg 尚未转阴
	乙型肝炎病毒表面抗体	阴性	阳性见于乙型肝炎恢复期、接种乙肝疫苗所产生的效果
	乙型肝炎病毒e抗原	阴性	阳性见于乙型肝炎活动期，在乙型肝炎病情加重前，HBeAg 即有助于预测肝炎病情；HBsAg 和 HBeAg 均为阳性的妊娠期妇女，可将乙型肝炎病毒传播给新生儿，感染阳性率为 70%～90%
	乙型肝炎病毒e抗体	阴性	阳性见于 HBeAg 转阴的患者；部分慢性乙型肝炎、肝硬化、肝癌患者可检出；在 HBeAg 和抗-HBs 阴性时，如能检出抗-HBe 和抗-HBc，也能确诊为近期感染乙型肝炎病毒
	乙型肝炎病毒核心抗体	阴性	阳性见于乙型肝炎病毒传染性强；慢性活动性乙型肝炎患者；高滴度表示正在感染 HBV，低具有流行病学的意义滴度表示既往感染过 HBV
备注			"大三阳"：血清中检出乙型肝炎病毒表面抗原、e抗原、核心抗体同为阳性。说明 HBV 在人体内复制活跃、带有传染性。 "小三阳"：血清中检出乙型肝炎病毒表面抗原、e抗体、核心抗体同为阳性。说明 HBV 在人体内复制减少、传染性小。

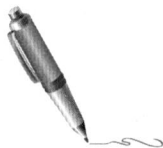

其他常用血生化检查

医学检查	检查指标	正常值	临床意义
其他常用血生化检查	血糖	邻甲苯胺法 空腹成人：3.9~6.1mmol/L 餐后2小时<7.8mmol/L	增高：胰岛素分泌不足导致的糖尿病、甲状腺功能亢进、肾上腺皮质功能亢进、颅内出血等 降低：常见于胰岛B细胞瘤、肾上腺皮质功能减退、甲状腺功能减退、长期营养不良、肝癌等
	糖化血红蛋白	高效液相法 4.8%~6.0%	增高：见于糖尿病、高血糖 降低：见于贫血、红细胞更新率增加等
	总胆固醇	<5.2mmol/L	增高：动脉粥样硬化斑块；肾病综合征、甲状腺功能减退症、糖尿病和胆总管阻塞等 降低：严重肝衰竭、甲状腺功能亢进症、贫血、感染等
	三酰甘油	0.56~1.70mmol/L	增高：动脉硬化、高脂血症、糖尿病、甲状腺功能减退症等 降低：甲状腺功能亢进症、肾上腺皮质功能减退症、肝功能严重障碍等
	低密度脂蛋白胆固醇	2.1~3.1mmol/L	增高见于高脂蛋白血症、肾病综合征、慢性肾功能衰竭、肝病和糖尿病等 减低见于营养不良、慢性贫血、骨髓瘤、严重肝病等
	高密度脂蛋白胆固醇	直接遮蔽法 1.20~1.65mmol/L	降低：动脉硬化及高脂血症、脑血管病、冠心病、高脂蛋白血症Ⅰ型和Ⅴ型。其他疾病：重症肝硬化、重症肝炎、糖尿病、肾病综合征、慢性肾功能不全、创伤、心肌梗死、甲状腺功能异常、尿毒症

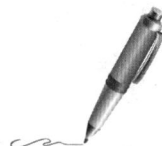

目标检测参考答案

第一章 绪　　论

一、单项选择题

1. A　　2. D　　3. E　　4. D　　5. C

二、多项选择题

1. ABCDE　　　2. ABCDE

第二章 药品调剂

第一节 处方调剂

一、单项选择题

1. D　　2. D　　3. B　　4. A　　5. D　　6. E

二、多项选择题

1. ABCD　　　2. ACDE　　　3. ABC　　　4. AB　　　5. ABCD

6. ADE　　　7. CD　　　8. ACE　　　9. ACD

第二节 药学计算

一、单项选择题

1. C　　2. D　　3. B　　4. D

二、多项选择题

1. ABCDE　　　2. ABCDE　　　3. ABCD　　　4. ABCE　　　5. ABCDE

第三章 用药咨询与健康教育

一、单项选择题

1. D　　2. C　　3. C　　4. A　　5. E　　6. B　　7. D　　8. B　　9. E　　10. D

11. A

二、多项选择题

1. BCDE　　　2. ABE

第四章 用药安全

一、单项选择题

1. D　　2. B　　3. B　　4. D　　5. E　　6. A　　7. B　　8. A　　9. A　　10. D

11. A　　12. B

二、多项选择题

1. ABCD　　　2. ABCD

第五章 常见病症的自我药疗与用药指导

第一节 发热的自我药疗及用药指导

一、单项选择题

1. A　　2. D　　3. B

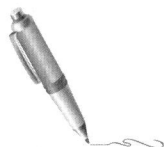

二、配伍选择题

［1-5］ADEBC

第二节 疼痛的自我药疗及用药指导

一、单项选择题

1. A   2. C   3. D

二、配伍选择题

［1-5］ADEBC

第三节 咳嗽的自我药疗及用药指导

一、单项选择题

1. A   2. C   3. B   4. B   5. B   6. B   7. C

二、多项选择题

1. ABCE   2. AC

第四节 上感与流感的自我药疗及用药指导

一、单项选择题

1. E   2. C   3. A   4. B   5. B   6. C   7. B   8. C

二、多项选择题

1. BC   2. ABC

第五节 过敏性鼻炎的自我药疗及用药指导

一、单项选择题

1. E   2. C   3. A   4. B   5. B   6. C   7. B   8. C

二、多项选择题

1. BC   2. ABC

第六节 沙眼的自我药疗及用药指导

一、单项选择题

1. E   2. C   3. C

二、多项选择题

1. ABCDE   2. BC

第七节 口腔溃疡的自我药疗及用药指导

一、单项选择题

1. C   2. E   3. D   4. C

二、多项选择题

1. ABCD   2. ABCDE

第八节 消化不良的自我药疗及用药指导

一、单项选择题

1. C   2. A   3. B   4. A

二、多项选择题

1. ABDE   2. AC

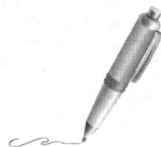

第九节　腹泻的自我药疗及用药指导

一、单项选择题

1. A　　2. D　　3. B　　4. B　　5. D

二、多项选择题

1. ABE　　　　2. AE

第十节　手足真菌感染的自我药疗及用药指导

一、单项选择题

1. C　　2. B　　3. D　　4. E

二、多项选择题

1. ABCDE　　　　2. BC

第六章　常见疾病的药物治疗与用药指导

第一节　高血压的药物治疗与用药指导

一、单项选择题

1. D　　2. B　　3. E　　4. E　　5. C　　6. A

二、多项选择题

1. BCDE　　　　2. AB　　　　　3. ABCDE

第二节　血脂异常的药物治疗与用药指导

一、单项选择题

1. B　　2. A　　3. C

二、多项选择题

1. ABCD　　　　2. CDE

第三节　糖尿病的药物治疗与用药指导

一、单项选择题

1. C　　2. B　　3. C　　4. A

二、多项选择题

1. ABC　　　　2. ADE

第四节　骨质疏松症的药物治疗与用药指导

一、单项选择题

1. A　　2. E　　3. C

二、配伍选择题

1. B　　2. A　　3. B　　4. E

第五节　消化性溃疡的药物治疗与用药指导

单项选择题

1. D　　2. B　　3. C　　4. C　　5. E　　6. A　　7. C　　8. B　　9. A　　10. C
11. E　　12. C　　13. C　　14. A　　15. A

第六节　慢性阻塞性肺疾病的药物治疗与用药指导

单项选择题

1. B　　2. D　　3. C　　4. C　　5. C　　6. D　　7. E　　8. E　　9. C　　10. A
11. C　　12. C　　13. D　　14. A

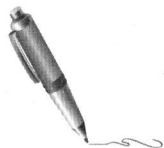

第七章　临床常见药物的中毒与解救

一、单项选择题

1. E　　2. D　　3. B　　4. B　　5. B　　6. D　　7. A　　8. B　　9. E　　10. C

二、配伍选择题

1 – 3. ACE　　　4 – 6. DBE　　　7 – 11. DCAEB

三、多项选择题

1. BDE　　　　2. ACD　　　　3. ACDE　　　　4. CDE　　　　5. ABCD

第八章　药品管理

一、单项选择题

1. D　2. A　3. E　4. D　5. A　6. D　7. C　8. B　9. A　10. E
11. C　12. D　13. C　14. E　15. D　16. C　17. D　18. E　19. C　20. B

二、配伍选择题

［1~3］CAE　　［4~5］BA　　　［6~9］BEAD　　　［10~12］DBA

三、多项选择题

1. AB　　　　2. ABCDE　　　3. ABCD　　　4. ABC　　　5. AC
6. ACE　　　7. CDE　　　　8. ACDE　　　9. AB　　　　10. CD
11. ABCD　　12. ABCD　　　13. CDE　　　14. ABE　　　15. AB
16. ABCD　　17. ABCE

第九章　家庭常用医疗器械的选购及使用指导

第一节　常用卫生材料使用及一次性无菌医疗器械的使用

一、单项选择题

1. A　　2. C　　3. D　　4. A

二、多项选择题

1. ABCD　　　2. ABCD　　　3. ABCD　　　4. AB　　　5. ABCD
6. ABCD

第二节　体温计、血压计、便携家用血糖分析仪的使用

一、单项选择题

1. C　　2. A　　3. B　　4. C

二、多项选择题

1. ABCD　　　2. ABCD　　　3. ABC

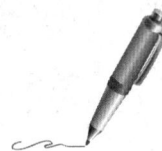